介入诊疗防护与安全指南

Guidelines for Radiation Protection and Safety in Interventional Radiology

刘长安　编著

尉可道　审校

北京大学医学出版社

JIERU ZHENLIAO FANGHU YU ANQUAN ZHINAN

图书在版编目（CIP）数据

介入诊疗防护与安全指南 / 刘长安编著．—北京：北京大学医学出版社，2016.6

ISBN 978-7-5659-1355-6

Ⅰ．①介…　Ⅱ．①刘…　Ⅲ．①放射医学—辐射防护—指南　Ⅳ．① R14-62

中国版本图书馆 CIP 数据核字（2016）第 050514 号

介入诊疗防护与安全指南

编　　著：刘长安

出版发行：北京大学医学出版社

地　　址：(100191) 北京市海淀区学院路 38 号　北京大学医学部院内

电　　话：发行部 010-82802230；图书邮购 010-82802495

网　　址：http://www.pumpress.com.cn

E-mail：booksale@bjmu.edu.cn

印　　刷：中煤（北京）印务有限公司

经　　销：新华书店

责任编辑：张凌凌　　责任校对：金彤文　　责任印制：李　啸

开　　本：710mm×1000mm　1/16　印张：13　字数：266 千字

版　　次：2016 年 6 月第 1 版　2016 年 6 月第 1 次印刷

书　　号：ISBN 978-7-5659-1355-6

定　　价：55.00 元

序

　　核能和核技术研究成果已广泛地应用于医学领域，取得了巨大的经济效益和社会效益，为人类的健康做出了重大贡献。迈入 21 世纪十多年间，电离辐射研究的新成果进一步推动了医学诊断和治疗的深入发展。同时，人们进一步认识到，电离辐射的医学应用为人类健康带来福音的同时也会对人体产生有害影响。为趋利避害而形成了新的交叉学科——医用辐射防护学，其研究为电离辐射在医学中的进一步应用提供了更加有力的安全保障，使两者相互促进，彰善瘅恶。

　　本书编者刘长安研究员就是致力于医用辐射防护学，并卓有建树的学者。

　　一年前，刘长安研究员出版了《放射诊断中的医疗照射防护》一书，全面论述了在放射诊断中接受医疗照射的患者（也包括照顾和抚慰患者的人员和生物医学研究中的志愿者）辐射防护的基本要求和实用方法。本书命名为《介入诊疗防护与安全指南》，针对介入放射学（诊断和治疗）领域中电离辐射防护与安全所涉及患者医疗照射和放射性工作人员职业照射等种种问题，讨论问题更加专一，内容阐述更加翔实，对临床实践更有针对性和指导性。这两本书，各具特色，相辅相成，是医用辐射防护学的一对"姊妹篇"，相映生辉。

　　介入放射学是在 20 世纪 70 年代初期以 Seldinger 技术为基础而发展起来的一个微创医学的分支学科。它是以医学影像诊断技术为基础，在影像设备导向下，利用经皮穿刺，并经导管和其他介入器材或药物对一些疾病进行非手术治疗，或用于获取组织或其他标本进行医疗诊断的兼容并包的一门独立临床学科。医学影像设备的导向是完成介入诊断和治疗的关键，它包括 X 射线透视机、DSA、CT、超声成像仪和 MRI 设备。然而，到目前为止，在临床实践中，仍然以 X 射线透视和 DSA 设备的介入放射程序的广泛应用为主。因此，本书集中讨论 X 射线透视和 DSA 设备为导向的介入放射学的防护与安全等诸多问题。

　　本书正文共分 8 章。其中第 1 ~ 4 章阐述介入放射学基础知识，第 5 ~ 8 章涉及介入放射学临床实践中放射防护相关问题，对患者和工作人员的相关放射防护展开详尽论述。

　　《介入诊疗防护与安全指南》一书是作者阅读了国内外大量科学文献资料，经过融会贯通，加以整理，使当今介入放射学辐射防护领域中理论、技术、方法、挑战和进展都在本书中加以体现，并指出所存在的一些问题和可能的解决办法。毫不夸张地讲，在介入放射学辐射防护领域中，这是国内实属少见的一本有很大参考价值的专著。

该书资料新颖，内容丰富，体现理论与实践结合，基础与应用结合，全面与重点结合，对于从事介入放射学临床、科研和防护工作的相关专业人员是一本有参考价值的专著。

　　我相信，本书的出版对于介入放射学中辐射防护与安全知识普及和提高，对于在这个领域中的医疗照射和职业照射防护的改善，将会起到促进作用。

　　当笔者要结束本序，完成刘长安研究员对我的拜托之时，突闻刘长安研究员离世的噩耗……我从刘长安研究员追悼会现场归来，坐在桌前，思绪难平：刘长安研究员面带笑容、手托书稿走到我面前，拜托我为他写序的场景还历历在目；书中字行句间语言朴实，内容明晰，闪耀着作者的才华、睿智和博学；他讲述编写本书的努力和艰辛，满意和不足，体现了交出成果的作者惯有的心情；他最后说，太累了，该歇息一下了。然而，他真的休息了……长安走了，太不应该了！我怎么也想不通。

　　我真诚地向学界同仁们推荐这本书，让我们阅读这本书，做好医学防护工作。让我们留存这本书，永远记住刘长安研究员。

尉可道

2015 年 10 月 29 日

前　言

　　介入放射学（interventional radiology）是在 X 射线透视或计算机体（断）层摄影（CT）影像系统引导、定位、监控和记录下，经皮穿刺或通过人体固有孔道将特制的导管或器械插至病变部位，对各种疾病进行侵入性诊断或微创治疗操作的一系列技术。

　　与开放性手术相比，介入放射学程序具有微创、费用低廉、很少需要全身麻醉、术后疼痛较轻、恢复快、无需住院或住院时间短等众多优势，导致公众和医院对介入放射学程序的需求激增。从 20 世纪 60 年代后期开始，尤其是最近三十多年来，X 射线透视引导介入操作（fluoroscopically guided interventions，FGI）在全球得到日益广泛的推广应用，程序种类和应用范围、设备数量和诊疗频率都在迅速增长。

　　国内介入放射学方面的教材、专著、指南和专家共识琳琅满目，令人遗憾的是，对于辐射风险及其防护，或只字不提，或轻描淡写。介入放射学的辐射防护与安全议题，同样需要指南和专家共识，我们尝试迈出艰难的第一步。

　　本书较系统、全面地论述了介入放射学实践（尤其是 X 线透视引导介入操作）中辐射防护与安全的基本理念和实用技术，旨在为医患双方辐射风险的有效管控提供适用且合理可行的指南。

　　全书共分 8 章。主要内容包括：辐射防护的基本原则，辐射剂量学及其应用，透视引导介入操作可能诱发的辐射健康效应，介入设备和设施的辐射安全考虑，接受介入诊疗的患者的辐射防护与安全指南，介入诊疗工作人员的辐射防护与安全指南，辐射防护教育培训，辐射防护质量保证大纲（计划）。本书可供参与介入诊疗工作的放射医师、临床医师、护士、放射技师以及医院管理人员、医学辐射防护工作者和医学生参阅，也可作为相关培训项目的试用教材。

　　CT 引导的介入操作（CT guided interventions，CTGI）主要由放射科实施。由于CTGI 技术发展太快，很难对其中所涉及的辐射防护问题提出专门的建议，本书不做详细讨论。然而，本书针对 FGI 程序的辐射防护与安全建议，大多数也适用于 CTGI实践。超声和磁共振（MR）等非电离辐射成像设备引导下的介入程序，不存在电离辐射防护问题，本书不予讨论。

　　资深辐射防护专家、80 高龄的尉可道研究员审阅了全部书稿，并为本书作序。在此致以诚挚的感谢！

　　由于编者实践经验、认识水平、学术素养和文字表达能力的局限性，书中难免有疏漏或错误。恳请您将阅读中发现的问题随时反馈给我们，以便我们知错改错，在

可能的重印或再版时予以纠正。也欢迎大家通过我的博客进行交流与讨论，博客地址
http://blog.sina.com.cn/caliunirp。

刘长宏

2015 年 6 月

目　录

导　论

1.1　范围

介入放射学（interventional radiology）是在医学影像设备引导、定位、监控和记录下，经皮穿刺或通过人体固有孔道将特制的导管或器械插至病变部位，对各种疾病进行侵入性诊断或微创治疗操作的一系列技术[1-4]。

核医学治疗和放射治疗中，电离辐射用于治疗目的，患者受到的照射属于治疗性照射。然而，应当认识到，患者在介入诊断或介入治疗程序中受到的 X 射线照射均为诊断性照射，X 射线本身并非用于治疗目的，仅仅是作为引导、定位、监控和记录程序实施的一种影像工具。

绝大多数介入放射学操作中以 X 射线透视作为主要的影像引导工具，因此本书只讨论 X 射线透视引导介入（fluoroscopically guided intervention，FGI）程序所涉及的辐射防护与安全问题，并提供详细的建议和指南。

CT 引导的介入程序（computed tomography guided intervention，CTGI）主要由放射科实施。CT 与透视之间的界限已日渐模糊：CT 机持续出束时可用于实时引导介入程序；透视系统的 C 形臂机架也可在影像采集过程中快速旋转，对所获数据进行 CT 图像重建。由于 CTGI 技术发展太快，很难对其提出专门的建议[3]，本书不做详细讨论。然而，本书针对 FGI 程序的辐射防护与安全建议，大多数也适用于CTGI 实践。

超声和磁共振等非电离辐射成像设备引导下的介入程序，也属于介入放射学的范畴，因为不存在电离辐射防护问题，本书不予讨论。

与开放性手术相比，透视引导介入程序具有费用低廉、微创、很少需要全身麻醉、术后疼痛较轻、恢复快、无需住院或住院时间短等诸多优势，导致公众和医院对介入放射学程序的需求激增。从 1960 年代后期开始，尤其是最近三十多年来，FGI 在全球得到日益广泛的推广应用，程序种类和应用范围（参见表 1-1，仅为说明性的举例，而非详尽清单）、设备数量和诊疗频率都在迅速增长[1-3,5-6]。

表 1-1　透视引导介入（FGI）程序种类举例 [3,6]

器官系统或部位（涉及医师的专业 / 科室）	程序类型
中枢神经系统 （放射学，神经外科，神经内科）	诊断性血管造影术 栓塞术 血栓溶解术
胸部 （放射学，血管外科，内科）	活检术 胸腔穿刺术 胸管置入术 肺血管造影术 肺栓塞术 血栓溶解术 肿瘤消融术
心脏 （心血管内科，心外科）	诊断性血管造影术 经皮冠状动脉腔内成形术 支架置入术 导管射频消融术 起搏器置入术 置入型心律转复除颤器置入术 先天性心血管病和瓣膜病的介入治疗
胃肠道 （放射学，消化科）	经皮胃造瘘术 经皮空肠造瘘术 活检术 支架置入术 诊断性血管造影术 栓塞术
肝胆系统 （放射学，消化科）	活检术 经皮肝穿刺胆道造影 经皮穿刺胆汁引流术 内镜逆行胰胆管造影 经皮胆囊造口术 取石术 支架置入术 经颈静脉肝内门体分流术 化疗栓塞术 肿瘤消融术
肾和泌尿道 （放射学，泌尿科）	活检术 肾造瘘术 输尿管支架置入术 取石术 肿瘤消融术 经皮肾镜取石术 肾内支架置入术

续表

器官系统或部位（涉及医师的专业 / 科室）	程序类型
生殖系统 （放射学，妇科，产科）	诊断性血管造影 栓塞术 子宫输卵管造影术
肌肉骨骼系统 （放射学，骨科，神经外科，麻醉科，神经内科）	活检术 经皮椎体成形术 椎体后凸成形术 栓塞术 肿瘤消融术 神经阻滞术
血管系统 （放射学，心内科，血管外科，肾内科，神经外科）	诊断性血管造影术 诊断性静脉造影术 血管成形术 支架置入术 栓塞术 移植支架置入术 静脉通路 下腔静脉滤器置入术 动脉瘤腔内修复术
其他 （放射学）	体液收集抽吸 脓肿 / 囊肿穿刺引流术

尽管 FGI 最早是由放射医师开展起来的，但心脏病医师也在早期即涉足该领域，并且至今在世界范围内，绝大多数的心血管介入诊疗仍由他们完成。FGI 也越来越多地受到其他专科医师（如血管外科、神经内科、神经外科、泌尿科、消化科、骨科、创伤科、麻醉科、疼痛科、妇产科和儿科医师等）的关注，许多 FGI 程序在放射科之外的临床科室推行，越来越多未经辐射防护与安全方面适当培训的临床医师已经或即将成为"介入医师"。这些介入医师中有很多人并不了解这些操作可能导致辐射损伤，也不清楚减少其发生的简单措施。很多患者也未被告知辐射风险，当其接受复杂的介入诊疗程序，受照剂量可能导致辐射损伤时，也未对其进行随诊。其中一些患者出现了皮肤辐射损伤，而儿童或较年轻患者将来罹患癌症的风险也有所增加。介入医师可能会因受到超过个人剂量限值的照射面临工作限制或者遭受辐射损伤（例如辐射性白内障，皮肤辐射损伤），其他相关工作人员也因此会受到较高剂量的照射 [1-3,6]。

1.2 辐射防护的概念体系

1.2.1 基本构成

防护与安全（protection and safety）是指保护人员免受电离辐射或放射性物

质的照射和保持实践中源的安全，包括为实现这种防护与安全所采取的措施，如使人员的辐射剂量和风险保持在可合理达到的尽量低的水平（as low as reasonably achievable，ALARA）并低于规定约束值的各种方法或设备，以及防止事故和缓解事故后果的各种措施等[7-10]。

基本的辐射防护结构除了包括科学判断以外还要求包括社会判断。因为辐射防护的主要目的是提供保护人类的适当标准而不过分限制有益的引起照射的实践。进一步还必须假定即使很低的辐射剂量也可能产生某些有害健康的效应。由于确定性效应（组织反应）存在阈剂量，故可以通过限制个体的剂量来避免这种效应。另一方面，对于随机性效应（主要包括辐射致癌和遗传效应），假定任何照射都会引起效应。没有祈求阈剂量的存在，所以随机性效应是无法完全避免的。辐射防护的基本结构旨在使剂量保持在有关的阈剂量以下以防止确定性效应（组织反应）的发生，同时，应在考虑社会因素的基础上，保证采取所有合理的措施将随机性效应的风险限制在可以接受的水平[7-8]。

辐射防护体系应做到利多于害，应使防护的安排达到最大的净利益，限制由于个人与整个社会的利益矛盾时可能出现的不公平[7-8]。

为了制定切实可行的防护和安全要求，国际放射防护委员会2007年建议书[8]和《国际电离辐射防护与辐射源安全的基本安全标准》（以下简称IBSS）2014年正式版[9]对三种不同类型的辐射照射情况进行了区分：计划照射情况、应急照射情况和现存照射情况。

介入放射学的应用属于计划照射情况。计划照射情况（planned exposure situation）包括计划运营源的常见情况，以及退役、放射性废物处置和以前占有土地的恢复。运营的实践是计划照射情况。由于能够在启动有关活动之前进行防护和安全准备，并全程置于监管控制之下，因此，能够从一开始就限制相关照射及其发生的可能性。在计划照射情况中，控制照射的主要办法是进行设施、设备和操作程序的良好设计以及开展培训。

在介入放射学设施日常运行中，可合理预期某种程度的照射发生（"正常照射"）。另外，如果照射不能预料肯定发生，但可能因或许发生但未必一定发生的事故或事件或一系列事件而导致，则这种照射被称为"潜在照射"，由于在授权或许可时已考虑了其发生的可能性，潜在照射仍应视为计划照射情况的一部分。

人员受到的照射（正常照射和潜在照射）可分为三类：职业照射、医疗照射和公众照射[7-10]。介入放射学实践中，这三种照射类型均应考虑：参与介入诊疗的工作人员在履行职责期间受到的职业照射；接受介入诊疗程序的患者受到的医疗照射；公众照射（辐射源对公众成员的照射，不包括任何职业照射或医疗照射）。不同照射类型的防护与安全要求不同，因而，应当对个人所受照射类型进行恰当的划分。例如，参与FGI程序的护士所受照射属于职业照射；在放射技师使用移动式X射线机在病房内对患者进行床旁X射线摄影时，病房护士偶尔受到的照射应当考虑为公众照射而非职业照射[4]。怀孕放射工作人员的胚胎和胎儿的照射应当作为公众照射进行管理[8-11]。

1.2.2 辐射防护的基本原则

1.2.2.1 概述

辐射防护的三项基本原则是：实践的正当性，防护最优化，应用剂量限值[6-11]。其中，实践的正当性和防护最优化这两项原则是辐射源相关的，适用于所有照射情况（计划、应急和现存照射情况）；应用剂量限值这一项原则是个人相关的，仅适用于计划照射情况中的职业照射和公众照射，不适用于患者所受医疗照射[8-9,11]。

与职业照射和公众照射不同，医疗照射通常旨在使受照患者个人直接获益，患者自身同时是危害和利益的接受者，受到的辐射剂量主要取决于具体临床需要。如果该程序具备正当性，而且防护是最优化的，患者剂量将会是符合医学目标的尽可能低的水平，任何进一步减少照射的做法可能影响患者的诊断或治疗效果，弊大于利。因此，剂量限值不适用于医疗照射，虽然对慰问、照顾患者的人员或研究中的志愿者应给予剂量约束[1-3,7-12]。

1.2.2.2 实践的正当性

电离辐射医学应用的正当性判断，涉及对医疗照射、职业照射和公众照射这三种人员受照类型的考虑[4]。

对职业和公众照射而言，实践应具备正当性。正当性分析，一方面是判断应用特定放射诊疗程序时，对接受该程序的个人和社会预期产生的利益是否超过该程序产生的危害（包括辐射危害）的过程，确保放射诊疗程序对患者利大于弊，净利益为正，是电离辐射医学应用的首要目标，另一方面应恰当地考虑降低对放射工作人员和其他个人的辐射照射危害[4]。

医疗照射在本质上是患者在不同程度知情同意情况下自愿接受的，患者个人是直接健康利益的受益者，同时也是辐射危害的承受者。需要在三个不同层次上考虑医疗照射的正当性[4,8-9,12]。

在第一个层次上，也是最基本的层次，医疗活动中恰当地应用电离辐射被普遍认为益处大于危害，当前已将其正当性视为理所当然的[4,8-9,12]。

但在第二个层次上，需要卫生主管部门会同适当的专业机构证明特定放射诊疗程序具有一般正当性。本层次的正当性，旨在判断某种放射诊疗程序是否有助于改善诊断和治疗效果，是否可以提供受照者的必要医学信息。所有新型医疗照射的技术和方法，使用前均应进行正当性判断。已判断为正当的医疗照射类型，当取得新的或重要的证据并需要重新判断时，应对其重新进行正当性判断[4,8-9,12]。

在第三个层次上，应证明应用于患者个体的特定放射诊疗程序是正当的（利大于弊）。医生应当仔细权衡医疗照射预期产生的诊断或治疗效益与其可能造成的辐射危害，并考虑可利用的不涉及电离辐射的替代技术（例如超声、MR 等）的临床效能、利益和风险。对于患者可能受到较高辐射剂量和辐射风险的程序，例如 CT 检查或介入放射学程序，医生必须逐例分析判断其施用于具体患者的正当性。下列因素均应纳入考虑范围：拟定程序和备选程序的详细情况，患者个人的特性，患者预期受到的剂量，既往或预期的检查、治疗资料的有效性等。预先确定参考规范和患者类别有助于加快正当化判断进程 [4,8-9,12]。

对个体患者医疗照射第三层次的正当性未考虑职业照射。如果拟议的放射诊疗程序对患者而言是正当的，参与实施该程序的特定工作人员应当遵循职业辐射防护最优化和职业照射剂量限值（详见表 6-5）的要求 [4]。

1.2.2.3 防护和安全的最优化

防护最优化在适用于工作人员和公众成员的照射时，是一个在考虑经济、社会和环境因素之后，确保遭受照射的可能性、受照的人数以及个人所受剂量的大小均保持在可合理达到的尽可能低（ALARA）的水平的过程。这意味着防护与安全水平将为在普遍情况下尽可能最佳的水平 [4,9]。

在诊断放射学、介入放射学和核医学诊断程序中，医疗照射防护最优化的目标是将患者受到的辐射照射保持在达成诊断或介入目标所需要的合理可行尽量低（ALARA）的水平 [2,4]。然而，仅是出于减少患者剂量的目的而过度牺牲影像质量的做法是不可取的，因为这样做会对医疗效能带来实质性的损害。

在核医学治疗和放射治疗程序中，医疗照射的防护最优化的目标则有所不同：对患者计划靶组织施予所需的足以有效的剂量的同时，将患者正常组织所受照射保持在与之相称的合理可行尽量低（ALARA）的水平。ALARA 仅适用于正常组织。对计划靶组织的剂量过低与剂量过高同样有害：剂量过高会伤及患者；剂量过低将不能杀死所有癌细胞，导致肿瘤复发 [2,4]。

最优化是一个需要作出定性和定量判断的前瞻性且反复进行的过程，应以适当的方法将一切有关因素加以考虑，以实现下列目标：相对于主导情况确定出最优化的防护与安全措施，确定这些措施时应考虑可供利用的防护与安全选择以及照射的性质、水平和可能性；根据最优化的结果制定相应的准则，据此采取预防事故和减轻事故后果的措施，从而限制照射水平及受照的可能性 [7-8,12]。

剂量约束（dose constraint）适用于医用辐射实践中的职业照射和公众照射，但不适用于因自身诊断或治疗目的接受放射诊疗程序的患者的照射。在计划阶段为防护最优化目的使用剂量约束，由此产生的预期结果是在考虑经济、社会和环境因素的情况下将所有照射控制在合理可行尽量低的水平。剂量约束针对每个受控源单独确定，并作为为最优化目的确定方案范围的边界条件，以确保个人受到的来自所有受控源计划运行的总剂量不超过剂量限值。剂量约束不是剂量限值；超过剂量约束不代表未遵守监管要求，但这可能导致采取后续行动[4,7-10]。

在应用患者辐射防护的最优化原则时，患者自身同时是危害和利益的接受者，受到的辐射剂量主要取决于临床需要。与职业照射和公众照射不同，对患者的个人剂量约束是不适用的，因为这样做可能影响患者的诊断或治疗效果，使得弊大于利。但是，对患者所接受辐射照射剂量水平需要实施有效管理，使其与临床目标所需的影像质量水平相称。在诊断放射学、介入放射学和核医学诊断程序的照射中，使用诊断参考水平（或医疗照射指导水平）来达到防护最优化的目的（详见本书8.8.2内容）。诊断参考水平（diagnostic reference level，DRL）是调查水平的一种形式，可作为影像质量和患者剂量最优化的重要辅助工具。当施行某种检查时，如果受检者的剂量或活度经常显著超过相应DRL，则应实施本地核查，对该医疗过程和设备进行检查，以判断防护是否已达到适当的最优化；如果欠最优化，则应在确保获取必需的诊断信息的同时，尽量降低患者所受照射。反之，如果剂量或活度经常显著低于相应DRL，而照射不能提供有用的诊断信息和给患者带来预期的医疗利益，就应对所获影像的质量进行地区性核查，按照需要采取纠正行动[4,7-10,12]。

1.2.2.4 剂量限值

剂量限值（dose limit），是指受控源计划照射使个人所受到的有效剂量或剂量当量不得超过的值。剂量限值对个人剂量提供了一个明确的界限，其目的是防止受到来自所有受控源的计划照射产生过分的个人危害。剂量限值适用于计划照射情况中的职业照射和公众照射，不适用于患者所受医疗照射[7-10]。

公众照射的剂量限值为：①年有效剂量，1mSv；②特殊情况下，在单一年份中可适用一个更高的有效剂量数值，条件是5个连续年的年平均剂量不超过1mSv；③眼晶状体的年当量剂量：15mSv；④皮肤的年当量剂量：50mSv[4,9]。

职业照射剂量限值参见本书6.6.2内容及表6-5的说明。GB 18871—2002[10]规定的职业照射眼晶状体剂量限值为每年150mSv（采纳参考文献[7]、[13]的数值）。IBSS 2011年暂行版[14]和2014年正式版[9]已采纳ICRP的建议[15]，大幅度降低了工作人员眼晶状体当量剂量限值：连续5年期间年平均20mSv（5年内100mSv），并且任何单一年份内50mSv。在介入放射学实践中，如果工作人员未采取有效的眼防护措施，眼晶状体剂量有可能会超过新的剂量限值。

参考文献

[1] International Commission on Radiological Protection. Avoidance of radiation injuries from medical interventional procedures. ICRP Publication 85. Ann ICRP, 2000, 30（2）：1-67.

［2］ International Commission on Radiological Protection. Radiological protection in cardiology. ICRP Publication 120. Ann ICRP, 2013, 42（1）：1-125.

［3］ National Council on Radiation Protection and Measurements. Radiation dose management for fluoroscopically guided interventional medical procedures. NCRP Report No. 168. Bethesda: NCRP, 2010.

［4］ International Atomic Energy Agency. Radiation protection and safety in medical uses of ionizing radiation. Draft Safety Guide No. DS399. 2014-11-25 [2015-03-03]. http://www-ns.iaea.org/downloads/standards/drafts/ds399.pdf.

［5］ United Nations Scientific Committee on the Effects of Atomic Radiation. Sources and effects of ionizing radiation, UNSCEAR 2008 Report. Vol I. New York: United Nations, 2010.

［6］ International Commission on Radiological Protection. Radiological protection in fluoroscopically guided procedures outside the imaging department. ICRP Publication 117. Ann ICRP, 2010, 40（6）：1-102.

［7］ 国际放射防护委员会. 国际放射防护委员会 1990 年建议书. 国际放射防护委员会第 60 号出版物. 李德平，孙世荃，陈明焕，等，译. 北京：原子能出版社：1993.

［8］ 国际放射防护委员会. 国际放射防护委员会 2007 年建议书. 国际放射防护委员会第 103 号出版物. 潘自强，周永增，周平坤，等，译. 北京：原子能出版社，2008.

［9］ EU, FAO, IAEA, ILO, OCED/NEA, PAHO, UNEP, WHO, Radiation protection and safety of radiation sources: international basic safety standards. IAEA Safety Standards Series No. GSR Part 3. Vienna: International Atomic Energy Agency, 2014.

［10］ 中华人民共和国国家质量监督检验检疫总局. 电离辐射防护与辐射源安全基本标准：GB 18871—2002. 北京：中国标准出版社，2002.

［11］ International Atomic Energy Agency. Diagnostic radiology physics: a handbook for teachers and students. Vienna: IAEA, 2014.

［12］ International Commission on Radiological Protection. Radiological protection in medicine. ICRP Publication 105. Ann ICRP, 2007, 37（6）：1-63.

［13］ FAO, IAEA, ILO, OCED/NEA, PAHO, WHO. International basic safety standards for protection against ionizing radiation and for the safety of radiation sources. Safety Series No. 115. Vienna: IAEA, 1996.

［14］ International Atomic Energy Agency. Radiation protection and safety of radiation sources: international basic safety standards-interim edition. IAEA Safety Standards Series GSR Part 3（Interim）. Vienna: IAEA, 2011.

[15] 国际放射防护委员会．关于组织反应的声明及正常组织器官的早期和晚期辐射效应：辐射防护中的组织反应阈剂量．国际放射防护委员会第 118 号出版物．刘强，李峰生，高玲，等，译．北京：中国原子能出版社，2014.

2

辐射剂量学量及其应用

2.1 基本量、防护量和实用量

2.1.1 概述

进行电离辐射危害评价，必要的先决条件是对辐射照射进行量化测量。吸收剂量 D 是一个基本的剂量学量。辐射防护中最重要的剂量学量是组织或器官平均吸收剂量 D_T，它是单位质量中平均总授予能量。

电离辐射的效应不仅取决于吸收剂量，而且取决于辐射的类型和能量，因而有必要应用辐射权重因数 w_R，由吸收剂量用辐射权重因数加权而得到组织或器官中的当量剂量 H_T。

接受某种辐射照射后，单位吸收剂量引起的随机性效应的发生概率不仅与该种辐射的权重因数 w_R 有关，还取决于受到照射的器官或组织的放射敏感性，考虑到不同器官或组织发生辐射随机性效应的不同敏感性，也有必要应用组织权重因数 w_T 这一参数，由当量剂量用组织权重因数 w_T 加权并对各组织器官求和而得到有效剂量 E。

吸收剂量 D、组织或器官平均吸收剂量 D_T、当量剂量 H_T 和有效剂量 E 之间的关系见图 2-1[1]。

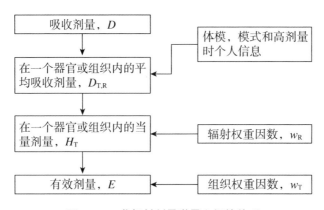

图 2-1　一些辐射剂量学量之间的关系

防护量（protection quantity）主要用于确定剂量限值，以保证随机性效应的发生率保持在可合理接受的水平以下，同时组织反应（确定性效应）得以避免。与人体相关的防护量（当量剂量和有效剂量）在实际工作中是不能被直接测量的。防护体系中还包含一些可以测量的运行实用量（operational quantity），以此为基础，可对当量剂量和有效剂量进行评估。

2.1.2　吸收剂量

在放射生物学、临床放射学和辐射防护中，吸收剂量 D 是一个基本的剂量学物理量，适用于所有类型的电离辐射和任何一种照射几何条件，定义为：

$$D = \frac{d\bar{\varepsilon}}{dm} \tag{2-1}$$

式中 $d\bar{\varepsilon}$ 为电离辐射授予某一体积元中的物质的平均能量，dm 是在这个体积元中的物质的质量。

吸收剂量的 SI 单位是焦耳每千克（J·Kg^{-1}），专用名称为戈[瑞]（Gy）。1Gy=1 J·Kg^{-1}。对于诊断放射学和介入放射学中的患者照射，也常用毫戈（mGy）和微戈（μGy）。1Gy=1000mGy，1mGy=1000μGy。

吸收剂量是根据授予能 ε 这个随机量的平均值导出的，它并不能反映出组织中相互作用事件的随机涨落。尽管它是对物质中任意一点定义的，但它的值是对某一质量元 dm 求平均获得的，因而是对物质的很多原子或分子求平均而获得的一种平均值[1]。

2.1.3　组织或器官平均吸收剂量

在实际辐射防护应用中使用吸收剂量时，剂量是在组织体积内求平均的。在组织或器官平均吸收剂量 D_T，定义为：

$$D_T = \frac{\varepsilon_T}{m_T} \tag{2-2}$$

式中 ε_T 是在组织或器官 T 中平均总授予能量，m_T 是该组织或器官的质量。

对于低剂量情况，假定某一特定器官或组织内吸收剂量的平均值与该组织内的随机性效应的辐射危害相关联，而这对辐射防护来讲其精度是足够的。对组织或器官内的吸收剂量求平均，再对人体不同器官和组织内的加权平均剂量求和，构成了用于限制低剂量情况下随机性效应的防护量的定义基础[1]。

吸收剂量求平均是在某一特定器官（例如肝），或组织（例如肌肉），或组织的敏感区域（如骨骼的骨内膜表面）的质量范围内完成的。采用该平均剂量值来代表器官、组织或组织区域中所有区域内吸收剂量时，其代表性程度对于外照射来讲取决于照射的均匀性和辐射入射到人体上的范围。在低剂量范围内，剂量分布的均匀性还与微剂量学特性有关。对于低贯穿性或有限射程的辐射（如低能光子或带电粒子），还有分布很宽的组织和器官（如红骨髓、淋巴结、皮肤），在特定器官或组织内吸收剂量的分布将会是更加不均匀的。在人体很小的局部受到照射的情况下，即使平均的器官或组织剂量或者有效剂量低于剂量限值（适用于职业照射和公众照射，但不适用于医疗照射），还是可以出现组织反应（确定性效应）。例如，适用于局部皮肤剂量的专门限值，就是考虑到了低贯穿性辐射条件下的照射情况[1]。

在医用 X 射线成像期间，接受诊断放射学或介入放射学程序的患者器官或组织吸收剂量通常不能直接测量，因而，使用一些可测量的外照射辐射场表征量来帮助管理患者剂量[2]。虽然往往包括一些简单的量，如体表处或模体内的组织等效物的吸收剂量，但是也有许多是非常复杂的量，这依赖于 X 射线设备的种类（如 CT，见参考文献 [3]）。近年来，由实际测量一些量而导出组织或器官吸收剂量的方法学已经取得了重大进展，具有大批量的数据可利用，特别是国际辐射单位与测量委员会（ICRU）第 74 号报告[4] 和国际原子能机构（IAEA）技术报告丛书第 457 号[5]。联合国原子辐射影响问题科学委员会（UNSCEAR）2008 年报告提供了详细综述[6]。

2.1.4　当量剂量

当量剂量 $H_{T,R}$ 定义为：

$$H_{T,R} = w_R \cdot D_{T,R} \tag{2-3}$$

式中 $D_{T,R}$ 为辐射种类 R 在某个组织或器官 T 上产生的平均吸收剂量，w_R 为辐射种类 R 的辐射权重因数。当辐射场由具有不同 w_R 值的不同辐射种类组成时，当量剂量为：

$$H_T = \sum_R w_R \cdot D_{T,R} \tag{2-4}$$

辐射权重因数 w_R 是对组织或器官的吸收剂量乘以的因数，用以反映低剂量辐射诱发随机效应的相对生物效能，计算结果为当量剂量。与国际放射防护委员会（ICRP）1990 年建议书[7] 相比，ICRP 2007 年建议书[1] 推荐的一些辐射种类的 w_R 数值有所改变；所有能量的光子的 w_R 仍为 1，没有变化。

《国际电离辐射防护和辐射源安全的基本安全标准》（IBSS）1996 年版[8] 和我国基本安全标准 GB18871—2002（CBSS）[9] 采纳的是 ICRP1990 年建议书[7] 的 w_R 数值。IBSS 2014 年[10] 已经采纳 ICRP 2007 年建议书[1] 推荐的 w_R 数值。

因为 w_R 是无量纲的，当量剂量的单位与吸收剂量相同，为焦耳每千克（J·Kg^{-1}），为避免与吸收剂量混淆，其特定名称为希［沃特］（Sv）。1Sv=1J·Kg^{-1}。也常用毫希（mSv）和微希（μSv），1Sv = 1000mSv。1mSv = 1000μSv。诊断放射学和介入放射学中所用的 X 射线光子，辐射权重因数为 1，因此，吸收剂量与当量剂量在数值上相等[2]。

当量剂量是对组织或器官所受剂量的量度，用以反映所造成损害的大小。当量剂量不能用于量化高的剂量或用于就有关确定性效应的任何医学治疗的必要性做出决定。任何辐射类型对特定组织产生的当量剂量的数值均可直接进行比较[10]。

2.1.5　有效剂量

身体的不同组织和器官受到的辐射照射所产生损害的概率不同，严重程度也不同。ICRP 将损害的概率和严重程度之综合称为"危害（detriment）"。为了反映身体所有器官或组织的当量剂量所致随机性效应的合并危害，将各器官和组织的当量剂量乘以相应的组织权重因数 w_T，并对全身的结果求和，以给出有效剂量 E。有效剂量 E 定义为：

$$E = \sum_T w_T \cdot H_T \tag{2-5}$$

式中 H_T 为组织 T 中的当量剂量，w_T 为组织 T 的组织权重因数。从当量剂量的定义可得出：

$$E = \sum_T w_T \cdot \sum_R w_R \cdot D_{T,R} \tag{2-6}$$

组织权重因数 w_T 是为辐射防护的目的，辐射防护系统所给出的组织或器官的当量剂量所乘的因数（无量纲），用以说明不同组织和器官对发生随机性效应的不同敏感性[10]。ICRP 2007 年建议书[1]提出了新的组织权重因数 w_T（表 2-1），与1990 年建议书[7]相比最明显的变化是乳腺、性腺和对其余组织的处理，这些 w_T 的变化是，乳腺由 0.05 变为 0.12，性腺由 0.20 变为 0.08，其余组织由 0.05 变为 0.12（利用新的相加体系）。

表 2-1　不同组织或器官的组织权重因数 w_T

组织或器官	w_T（ICRP1990 年建议书）[7]	w_T（ICRP2007 年建议书）[1]
（红）骨髓、结肠、肺、胃	0.12	0.12
乳腺	0.05	0.12
性腺	0.20	0.08
膀胱、食管、肝、甲状腺	0.05	0.04
骨表面、皮肤	0.01	0.01

续表

组织或器官	w_T（ICRP1990 年建议书）[7]	w_T（ICRP2007 年建议书）[1]
脑、唾液腺		0.01
其余组织	0.05 [a]	0.12 [b]
总计	1.00	1.00

注：[a] 为进行计算用，表中其余组织或器官包括肾上腺、脑、外胸区域、小肠、肾、肌肉、胰、脾、胸腺和子宫；在上述其余组织或器官中有一单个组织或器官受到超过 12 个规定了权重因数的器官的最高当量剂量的例外情况下，该组织或器官应取权重因数 0.025，而余下的上列其余组织或器官所受的平均当量剂量亦应取权重因数 0.025。[b] 其余组织的 w_T（0.12）适用于以下所列每个性别的 13 个器官和组织的算术平均值：肾上腺、胸腔外区、胆囊、心脏、肾、淋巴结、肌肉、口腔黏膜、胰、前列腺（男性）、小肠、脾、胸腺和子宫/子宫颈（女性）。

　　IBSS1996 年版 [8] 和 CBSS[9] 采纳的是 ICRP1990 年建议书 [7] 的 w_T 数值。IBSS 2014 年版 [10] 已经采纳 ICRP 2007 年建议书 [1] 推荐的 w_T 数值。

　　由于 w_T 无量纲，有效剂量的单位与当量剂量相同，为焦耳每千克（$J \cdot Kg4^{-1}$），其特定名称为希 [沃特]（Sv）。

　　有效剂量是对剂量的量度，但并不仅基于物理学特性，它还用以反映该剂量可能导致的辐射危害的大小。任何辐射类型和照射模式产生的有效剂量的数值均可直接进行比较 [10]。但是，有效剂量不可用于量化高的剂量或用于就有关确定性效应（组织反应）的任何医学治疗的必要性做出决定 [10]。采用有效剂量来评估确定性效应是不合适的，此时，必须估计相应器官或组织的吸收剂量，同时把适当的相对生物效能（RBE，见参考文献 [1]、[10]）作为评估任何辐射效应的基础 [1]。

　　有效剂量在职业和公众照射防护中的主要的和基本的用途包括，用于计划目的和防护最优化的前瞻性剂量评价，以及用于验证是否符合剂量限值要求，或者与剂量约束值或参考水平进行比较的回顾性剂量评价 [1]。

　　有效剂量是以参考人（为所有年龄、男女各占一半的群体）为基础的用于辐射防护的量，因此不应该用于流行病学评价，也不应当用于具体个人照射和风险的回顾性调查。众所周知，特定器官和组织比其他器官和组织的辐射敏感性高，辐射风险的差异受年龄和性别的影响。因此，为了评估辐射风险，应当采用吸收剂量，并结合应用最合适的生物动力学、生物效能以及作为器官、年龄、性别的特定风险信息。对受照个体中的癌症诱发概率的评估，需要采用器官或组织剂量，而不是有效剂量 [1-3]。

　　医务人员应当注意，采用有效剂量评价患者的照射，要受到严格限制。有效剂量只是在一定范围内比较和评价医疗程序与随机性效应相关剂量的工具，如不同的诊断检查和介入程序之间剂量大小的比较（不同程序类型所涉受照组织和器官可能不同，唯一可行的方法是用有效剂量进行比较），不同医院和国家使用类似技术和程序之间的比较，以及使用不同的技术进行相同医学检查之间的比较 [1-3]。

当器官和组织只是部分受照，或接受非常不均匀照射时（尤其是 X 射线诊断和介入放射学程序），采用有效剂量来评价和解释患者的医疗照射是很成问题的[1-3]。有效剂量不适用于放射治疗，因为非常高的吸收剂量会影响单个的组织或器官[12]。

UNSCEAR 强调，不应使用患者的有效剂量来评估患者或患者群组的危害，因为患者的特定人群与 ICRP 用以推导危险系数的全体人口之间的人口学数据（健康状况、年龄和性别）是有差异的。然而，为了诊断放射学和介入放射学程序比较的目的，UNSCEAR 仍推荐用有效剂量的形式来汇总调查结果[6]。

对于患者的照射计划和利益 / 风险分析而言，特别是旨在进行风险评估时，受照组织中的吸收剂量或当量剂量可能是更合适的量[1-3]。

2.1.6 运行实用量

与人体相关的防护量（当量剂量和有效剂量）实际上是无法直接测量的。因此，利用运行实用量来评价有效剂量或组织或器官中的平均当量剂量，这些量的用途，在于为人员在大多数受照条件下的受照或潜在受照相关的防护量的值提供一种保守的估计。它们常在实际规程或导则中得到使用。

剂量当量（dose equivalent）是 ICRU 所使用的一个量，用以定义运行实用量——周围剂量当量、定向剂量当量和个人剂量当量。组织中某点处的剂量当量 H 是 D、Q 和 N 的乘积，即：

$$H = D \cdot Q \cdot N \tag{2-7}$$

式中，D 是该点处的吸收剂量，Q 是辐射的品质因数，N 是其他修正因数的乘积。剂量当量的单位与当量剂量相同，为焦耳每千克（$J \cdot Kg^{-1}$），其特定名称为希[沃特]（Sv）[8-9]。

辐射场中某点处的周围剂量当量 $H^*(d)$ 定义为相应的扩展齐向场在 ICRU 球内逆齐向场的半径上深度 d 处所产生的剂量当量。对强贯穿辐射，采用深度 $d=10mm$ 的 $H^*(10)$。在外照射监测中使用时，用作有效剂量的可直接测量的替代量[1,10]。

辐射场中某点处的定向剂量当量 $H'(d, \Omega)$ 是相应的扩展场在 ICRU 球内，沿指定方向 Ω 的半径上深度 d 处产生的剂量当量。对弱贯穿辐射的场所监测，推荐采用深度 $d = 0.07mm$ 的 $H'(0.07, \Omega)$，用作皮肤当量剂量的可直接测量的替代量[1,10]。在监测眼晶状体的剂量时，ICRU 推荐采用深度 $d = 3mm$ 的 $H'(3, \Omega)$[1]。

外照射的个人监测通常是由在人体上佩戴个人剂量计来进行的，考虑到上述情况，针对该种应用定义了个人剂量当量 $H_p(d)$，其真值是由佩戴剂量计的部位附近的照射情况来确定的。

个人剂量当量 $H_p(d)$ 为人体某一指定点下面适当深度 d 处的软组织内的剂量当量，"指定点"通常是个人剂量计佩戴的位置，"软组织"通常被解释为 ICRU 球。在外照射的个人监测中用作组织或器官内当量剂量或（当 $d = 10mm$ 时）有效剂量的一个直接可测量的替代量的参数。用于全身监测时，建议的强贯穿辐射的 d 值为 10mm，而弱贯穿辐射的 d 值为 0.07mm。对于有效剂量评价，推荐使用 d 值为 10mm 的 $H_p(10)$。对于任何辐射类型，d 值为 0.07mm 的 $H_p(0.07)$ 用于皮肤、手和足的剂量监测。d 值为 3mm 的 $H_p(3)$ 用于眼晶状体的剂量监测[1,10]。

2.2 用于职业性外照射评估的量

2.2.1 外照射剂量评价的一般考虑

个人剂量限值包括应用于全身的有效剂量和针对特定组织的当量剂量。有效剂量限值表示这样一种水平，超过此水平，则认为电离辐射引起随机性效应的风险是不可接受的。对于眼晶状体、皮肤、手和足的局部照射而言，这种有效剂量的限值不足以保证避免发生有害的组织反应（确定性效应），眼晶状体剂量对有效剂量没有贡献，而皮肤、手和足很可能受到局部照射，因此需要对这些组织分别规定当量剂量限值[1,7-10]，可用于提示受照剂量是否接近组织反应的阈值。对于诊断和介入放射学中使用的 X 射线能量水平，以 mGy 表示的吸收剂量数值与以 mSv 表示的当量剂量数值实际上是相等的。

对辐射防护中不同的任务需要不同的运行实用量。这包括用于控制工作场所辐射和确定控制区或监督区的场所监测，以及控制和限制个人受照的个人监测。利用场所监测仪进行的测量应在自由空气中进行，而个人剂量计则应佩戴在人体上。作为结果，在给定的情形下，自由空气的场所监测仪所"看到"的辐射场与佩戴在人体上的个人剂量计所"看到"的辐射场是不同的，因为在人体表面的辐射场会受到辐射在人体中散射和吸收的严重影响。采用不同的运行实用量就反映了这些差别，ICRP 的建议见表 2-2。

表 2-2　外照射监测不同运行实用量的用途[1]

任务	运行实用量	
	场所监测	个人监测
控制有效剂量	周围剂量当量 $H^*(10)$	个人剂量当量 $H_p(10)$
控制皮肤、手足及眼晶状体剂量	定向剂量当量 $H'(0.07, \Omega)$	个人剂量当量 $H_p(0.07)$

眼晶状体受照剂量监测所用的定向剂量当量 $H'(3, \Omega)$ 和个人剂量当量 $H_p(3)$ 没有包括在表 2-2 的方案中，是因为 ICRP 2007 年建议书考虑这些量在实际当中很少使用，很少有能测量这些量的设备，通过监测 $H_p(0.07)$ 或 $H_p(10)$ 也可以达到同样的监测目的[1]。由于日益认识到辐射诱发白内障的阈剂量远远低于早先的估计值，甚至没有阈值；一些职业群体（尤其是介入放射学工作人员）在没有采取充分眼防护措施的情形下存在显著的晶状体浑浊的风险[12]；IBSS 2011 年暂行版[13] 和

2014 年正式版 [10] 已采纳 ICRP 的意见 [12]，大幅度降低了职业照射眼晶状体当量剂量限值，由每年 150mSv 降低为每年 20mSv。H_p（3）的监测近年来逐渐受到重视，国际电工委员会（IEC）标准规定了 H_p（3）剂量计的性能要求 [14]，已经有几种型号的 H_p（3）剂量计投入商业使用。

2.2.2　诊断与介入放射学中职业照射监测与评价

诊断与介入放射学中所用的 X 射线光子通常贯穿能力较强，建议使用深度 d 为 10mm 的 H_p（10）来评价有效剂量，意在提供避免低估或过度高估的有效剂量估计值。高估的情况很大程度上是由于在 kV 范围的 X 射线束较低的光子贯穿性所致。如果使用防护服或甲状腺屏蔽，H_p（10）与有效剂量之间的相关性更为复杂（参见下文）。深度 d 为 0.07mm 的 H_p（0.07）可用于估计皮肤和手足的当量剂量 [15]。

对于眼晶状体的监测，深度 d 为 3mm 的 H_p（3）可用于估计眼晶状体的当量剂量。但是，H_p（3）在常规个人监测中尚未得到广泛应用。在需要评估眼剂量的场合，例如，在介入放射学程序中，可考虑将 H_p（0.07）或 H_p（10）作为可接受的运行实用量（表 2-3）。

表 2-3　光子辐射所致眼晶状体剂量的监测 [16]

影响因素	说明
A（能量和角度）	光子平均能量是否低于 40keV？ 是↓　　　　　　　　　否↓ 用 H_p（0.07），不用 H_p（10）　　辐射是否主要为正面照射，或受照个人是否在辐射场中移动 　　　　　　　　　　　　　　是↓　　　　　　　　　否↓ 　　　　　　　　　　　　H_p（0.07）或 H_p（10）　　用 H_p（0.07），不用 H_p（10）
B（几何条件）	是否为均匀辐射场？ 是↓　　　　　　　　　否↓ 可用躯干监测数据　　　　必须监测靠近眼位置的剂量
C（防护设备）	是否使用防护设备（如铅眼镜、悬吊屏、床侧屏蔽）？ 使用眼防护　　　　　　　　使用躯体防护（如铅围裙） 必须监测靠近眼位置的剂量和防护设备（或同等防护当量的材料）之下的剂量。否则，应当使用考虑了屏蔽效能的合适的校正因子　　因躯体屏蔽不能提供眼部防护，佩戴在铅围裙之内的剂量计读数会低估眼晶状体剂量 必须考虑另行监测靠近眼位置的剂量

诊断与介入放射学工作人员的适用剂量限值包括有效剂量、眼晶状体当量剂量、皮肤和手足的当量剂量。工作人员佩戴的剂量计可能会用于估算其中一个或多个量。根据被监测者具体工作类型和受照方式的不同，可能需要在体表能代表受照情况的位置上佩戴一个剂量计或者两个以上的剂量计[15]。

对于在诊断与介入放射学实践中仅利用一个剂量计进行个人监测的场合，IAEA建议[15]：

（a）如果工作人员从不穿着防护服，剂量计应佩戴在躯体前面肩与腰之间的位置；

（b）如果工作人员有时穿着防护服，在穿着防护服时，剂量计应佩戴在防护服之内躯体前面肩与腰之间的位置；

（c）如果工作人员经常穿着防护服，剂量计应佩戴在防护服之外躯体前面肩部或领部；

（d）在辐射经常或主要来自人员身体某一侧的场合，例如介入放射学程序（主要来自左侧），则除了上述（a）至（c）的指南之外，剂量计应佩戴在躯体前面最靠近辐射源的一侧。

在使用两个剂量计进行个人监测的情况下，例如，对介入放射学操作时经常穿戴防护服的工作人员，一个剂量计应佩戴在防护服（包括甲状腺屏蔽）之外躯体前面肩部或领部最靠近辐射源的一侧。另一个剂量计应佩戴在防护服之内躯体前面肩与腰之间的位置，最好在最靠近辐射源的一侧[15]。

专用剂量计，例如用于监测手指剂量的指环式剂量计，应该遵循专门的佩戴指南。

当使用防护服时，可能无法直接估算有效剂量：

1．佩戴在防护服之内的单个剂量计报告的 $H_p(10)$，可提供防护服覆盖的身体部分对有效剂量贡献的良好估算，但会低估未被防护服覆盖的身体部分（甲状腺，头颈部，四肢）的贡献。

2．佩戴在防护服之外的单个剂量计报告的 $H_p(10)$，可能会显著高估有效剂量，应当用合适的算法，对防护服所提供的防护进行校正。

3．佩戴两个剂量计（一个剂量计在防护服之内，另一个在防护服之外）时，应当使用合适的算法，由所报告的两个 $H_p(10)$ 数值得到有效剂量的估算值[15, 17-19]。

由于 $H_p(3)$ 剂量计尚未普遍可及，利用佩戴在衣领或颈部水平的一个能报告 $H_p(0.07)$ 或 $H_p(10)$ 的剂量计，可提供对眼晶状体当量剂量的近似估算。在解释剂量估算值时，应当考虑是否佩戴铅眼镜这一重要因素的影响[15-16]。

2.3 透视引导介入程序中患者剂量的评估

空气比释动能（air kerma）是 X 射线光子在单位质量的空气中释放出来的全部电子的初始动能之和，其单位为戈瑞（Gy）或毫戈瑞（mGy）。对于 X 射线透视引导介入（FGI）程序中应用的光子能量，除了次级电子未平衡的位置（例如，在交界面附近的空气中），空气比释动能的数值与自由空气吸收剂量数值是相同的。大多数早年文献以空气吸收剂量表述测量结果。然而，空气吸收剂量的测量是难以实施的，尤其是在交界面附近。实际上，量值传递及测量的物理量是空气比释动能，而不是空气吸收剂量。因此，ICRU 推荐使用空气比释动能（不用空气吸收剂量），也应用于在空气中所测量的其他量，例如入射表面空气比释动能（不用入射表面空气剂量）以及比释动能 - 面积乘积（不用剂量 - 面积乘积，DAP）[4]。

入射空气比释动能（incident air kerma，K_i）是指在患者或模体不存在的情况下，在入射 X 射线束中心轴与患者或模体表面所占空间位置交点处的空气比释动能，单位是戈瑞（Gy）或毫戈瑞（mGy）。它仅包含初始入射 X 射线的贡献，不包括患者或模体表面的反散射（backscatter）辐射的贡献。可利用曝光参数的记录值和管输出量 $Y(d)$ 测量值计算得到 K_i，$Y(d)$ 可用校准过的电离室来测量。K_i 的数值随着焦点皮肤距离（FSD）的减小而增大[4-5,20]。

入射表面空气比释动能（entrance surface air kerma，K_e）是指在入射 X 射线束中心轴与患者或模体表面位置交点处的空气比释动能。它不仅包含初始入射 X 射线的贡献还包含患者或模体表面的反散射辐射的贡献，单位是戈瑞（Gy）或毫戈瑞（mGy）。K_e 可以通过放置在患者体表有代表性位点的小型剂量计（例如热释光剂量计）来直接测量，或者通过 K_i 与反散射系数（B）的乘积得出，即：$K_e = K_i \cdot B$。反散射系数取决于 X 射线能谱、照射野大小、患者（或模体）的厚度和组分。在诊断与介入放射学中，反散射系数的典型值范围为 1.2 ～ 1.6[4-5,20]。K_e 的数值也随着焦点皮肤距离（FSD）的减小而增大。

对于 X 射线透视的模体剂量测量，可用水模体，最好用 PMMA（聚甲基丙烯酸甲酯）模体，测量入射表面空气比释动能率 $\dot{K}_e$。要求探测器对直接辐射和反散射辐射均有响应（如电离室）。如果探测器对反散射辐射无响应（如固体探测器），则可用测入射空气比释动能率 $\dot{K}_i$ 乘以适当的反散射系数计算出 $\dot{K}_e$。通常某些半导体探测器对反散射辐射没有响应，在使用前应予以确认[5]。

ICRU 推荐用 K_i 和 K_e 来建立 X 射线摄影程序的诊断参考水平，或用于介入程序中患者峰值皮肤剂量的评估[4]。

峰值皮肤剂量（peak skin dose，PSD）是指 FGI 程序中患者任何部位的皮肤累积受到的最高吸收剂量值。峰值皮肤剂量主要包括初始入射 X 射线的贡献，也会有一些散射线的贡献[2-3]。自动曝光控制（AEC）系统通过对到达影像接收器的 X 射线强度的采样来自动决定曝光量，从而获得预定图像质量。由于投照方向和患者衰减的不断改变，导致管电流和管电压的持续变化。此外，受主射束照射的患者解剖区域也在变化，不同组织的衰减系数各异。事先可能无法准确预计最大入射皮肤剂量发生的解剖位置，因此，很难实现对 PSD 的直接监测。在一些程序中（例如心血管介入），放置在患者皮肤上的剂量计可能并不处于所有投照方向的初始射束中。

在这些情况下，需要评估空气比释动能 - 面积乘积（kerma-area product，P_{KA}）[5,18,21-22]。

P_{KA} 是 X 射线束的横截面积与该横截面积上的平均空气比释动能的乘积，常用单位为 $Gy \cdot cm^2$，可作为 X 射线束授予患者总能量（与辐射的随机性效应相关）的替代测量，其测量结果通常不包括散射线 [4-6,18,20-22]。可使用安装在 X 射线管组件出口上（准直器与患者之间）的大面积透射电离室（P_{KA} 测量仪）进行 P_{KA} 测定。P_{KA} 测量仪不会干扰检查过程，可提供实时剂量信息。如果所使用的 X 射线设备是现代化的数字系统，则可利用 X 射线发生器的数据及数字记录夹板位置数据来计算 P_{KA}。由于剂量随测量位置与 X 射线源距离的增加而依反平方律减少，同时照射野面积随距离增加呈平方律增加，使得在任何距离测出的 P_{KA} 数值保持恒定，在 X 射线源与患者之间的任何指定位置进行测量所得 P_{KA} 是相同的（图 2-2）。使用床下管床上探测器的几何结构时需要考虑床衰减，必须对电离室进行现场校准。床上管几何布局时 P_{KA} 读数的不确定性约 6%；使用床下管几何布局时如果没有进行电离室的校准，P_{KA} 读数的不确定性可高达 20%。电离室的结构中经常包含高原子序数的元素，其校准依赖于射束能量，因此，对于使用附加铜滤过的透视设备，仪器校准尤为重要 [4-6]。

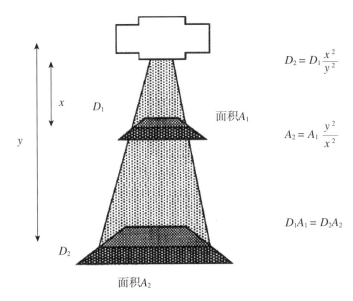

$$D_2 = D_1 \frac{x^2}{y^2}$$

面积 A_1

$$A_2 = A_1 \frac{y^2}{x^2}$$

$$D_1 A_1 = D_2 A_2$$

面积 A_2

图 2-2 比释动能 - 面积乘积（或剂量 - 面积乘积）测量的示意 [23]

不同设备显示的 P_{KA} 单位可能有差异，应注意其换算关系（表 2-4）。

表 2-4　P_{KA} 的单位换算

设备使用单位	换算为 $Gy \cdot cm^2$
$dGy \cdot cm^2$	除以 10
$cGy \cdot cm^2$	除以 100
$mGy \cdot cm^2$	除以 1000
$\mu Gy \cdot m^2$	除以 1 000 000

P_{KA} 易于测量，作为评估随机性效应风险的一个良好指标，可结合使用有效剂量转换系数（DCCE）推导有效剂量 E。DCCE 取决于患者的受照部位和介入程序类型，是对拟人数字模体实施模拟介入程序做蒙特卡罗器官剂量计算导出的。美国国家辐射防护与测量委员会（NCRP）第 160 号报告给出的成年人 DCCE 汇总于表 2-5[24]。已有研究表明，儿童的 DCCE 取决于年龄和程序类型，年龄越小，DCCE 越大，总体而言儿童的 DCCE 为成人的 1.33 ～ 16.4 倍[25]。

表 2-5　透视引导下诊断和介入程序成年有效剂量的转换系数 [24]

组 / 亚组	程序	有效剂量转换系数（DCCE） $[mSv \cdot (Gy \cdot cm^2)^{-1}]$
泌尿系统检查	膀胱内压描记法，膀胱造影术，排泄性尿路造影，排尿式膀胱 - 尿道造影，尿道造影	0.18
内镜逆行胰胆管造影（ERCP）		0.26
关节造影		0.1
骨科手术		0.01
椎体成形术		0.2
妇产科手术	骨盆测量	0.29
	子宫输卵管造影	0.29
非心血管诊断程序		
外周血管	动脉造影术（所有类型）	0.26
	外周静脉造影术 / 静脉造影术	0.1
	颈总动脉和脑血管造影术	0.087
肾	顺行肾盂造影术，逆行肾盂造影术	0.18
	肾血管造影术，腹主动脉造影术	0.26
	胸主动脉造影术，主动脉弓造影术	0.12

续表

组 / 亚组	程序	有效剂量转换系数（DCCE）[mSv·(Gy·cm²)⁻¹]
外周神经系统	颈椎	0.13
	胸椎	0.19
	腰椎	0.21
其他	肺血管造影术，腔静脉造影术	0.12
非心血管介入程序		
经皮腔内血管成形术（PTA）		0.26
支架置入	肾 / 内脏 PTA 和支架置入术，回肠 PTA 和支架置入术，胆管扩张和支架置入术	0.26
	颈动脉支架置入	0.087
下腔静脉滤器置入	肝单纯滤器置入	0.26
栓塞术	化疗栓塞术，盆腔动脉栓塞术，盆腔静脉栓塞术：卵巢静脉栓塞术，其他肿瘤栓塞术	0.26
	肺血管造影和滤器置入，支气管动脉栓塞术	0.12
	溶栓治疗	0.26
	经颈静脉肝内门体分流术（TIPS）	0.26
心脏程序		
诊断性冠状动脉造影		0.12
介入治疗程序	血管成形术	0.20 ~ 0.26
	经皮冠状动脉腔内成形术（PTCA）	0.18 ~ 0.28
	栓塞术	0.26
	心脏射频消融术	0.1 ~ 0.23

皮肤损伤与 PSD 有关，遗憾的是，目前尚无很好的实时测量或计算 PSD 的方法。规定的患者入射参考点（patient entrance reference point，PERP）的空气比释动能测量数据可用于 PSD 的粗略估算[18,22,26]。对于床下 X 射线管布局的介入设备，PERP 在床上 1cm 处；对于床上 X 射线管布局的介入设备，PERP 在床上 30cm 处；对于等中心透视 C 形臂介入设备，PERP 位于 X 射线束基准轴上，距等中心向焦点方向 15cm 处；对于非等中心 C 形臂介入设备，PERP 位于制造商定义的代表基准轴与患者表面交点的一个点（应在随机文件中说明）[26]。PERP 在早年的标准中被

称为介入参考点（IRP）[27]。由于 PERP 是相对于透视设备机架的固定空间位置而不是患者位置定义的，当机架运动时，PERP 相对于患者的位置发生相应改变。取决于患者成像部位的身体厚度、检查床的高度和射束角度，PERP 可能在患者体外，或与患者皮肤重合，或者位于患者体内。

参考点空气比释动能（reference point air kerma，$K_{a,r}$）为介入操作中与透视设备机架有关的空间中某个特定点（患者入射参考点）的累积空气比释动能，不包括反散射 [18,21-22,26,28]。$K_{a,r}$ 可作为在介入操作中所有受照皮肤区域累计受到的总吸收剂量的近似估计。PERP 经常接近患者皮肤，但很少位于入射皮肤表面。在绝大多数（并非全部）的介入操作过程中，X 射线束相对于患者进行周期移动，使患者不同部位的皮肤受到照射，剂量得以分散。因此，基于 $K_{a,r}$ 的测量数据，一般情况下可能会过高估计皮肤损伤的风险。然而，如果机架移动减少乃至不变，则会增加皮肤损伤的风险。已报道的皮肤损伤，绝大多数有清晰的病变边界，提示在术中绝大部分的透视或影像采集期间射束移动有限，应引起高度重视 [18]。

如果 $K_{a,r}$ > 500mGy，可利用 $K_{a,r}$ 测量数据和公式（2-8）估算峰值皮肤剂量 PSD：

$$PSD\ (mGy) = 206 + 0.513 \times K_{a,r}\ (mGy) \tag{2-8}$$

式中：PSD 为峰值皮肤剂量；$K_{a,r}$ 为参考点空气比释动能。皮肤剂量的合理估算应考虑机架移动、患者身材及患者相对于机架的位置 [22]。

一般认为 P_{KA} 不能直接用于组织反应（确定性效应）的评估，在介入程序中 P_{KA} 与患者个人的 PSD 相关性很差，小照射野高剂量情况下 P_{KA} 值可能与大照射野低剂量情况下的 P_{KA} 值相同，利用 P_{KA} 数据估计皮肤剂量的潜在误差至少为 30% ~ 40%[18]。但是，如果无法测量 $K_{a,r}$，在一定条件下（P_{KA} > 50Gy·cm^2），可利用测得的 P_{KA} 估算 PSD 的近似值，见公式（2-9）：

$$PSD\ (mGy) = 249 + 5.2 \times P_{KA}\ (Gy \cdot cm^2) \tag{2-9}$$

式中：PSD 为峰值皮肤剂量；P_{KA} 为假定患者体表 100cm^2 的照射野面积时比释动能 - 面积乘积。应根据实际照射野的大小进行修正 [22]。

P_{KA} 和 $K_{a,r}$ 均忽略了来自患者的反散射影响。反散射依赖于射束能量、照射野面积和患者厚度等因素，可使皮肤剂量增加 20% ~ 60%[4,18,20,29]。透视引导介入程序中的患者剂量测量规程，包括剂量学量的选择、使用模体测量和患者测量的具体方法，可参阅参考文献 [4]、[5]。

过去要求 P_{KA}、$K_{a,r}$ 显示值与真值的偏差不超过 ±50%[27]，对于新的介入设备，有关标准要求显示值与真值的偏差不超过 ±35%[26,28]。

符合 IEC 60601-2-43：2010 标准要求的一些新介入设备可提供包括 $K_{a,r}$、P_{KA} 增量、每次照射水平等信息的辐射剂量结构报告（RDSR），有助于实时创建皮肤剂量分布图[18,21,26]。

　　剂量测量胶片（例如放疗的慢速胶片）是一种大面积剂量计，可提供大范围皮肤剂量分布情况的信息。但是，由于需要冲洗处理，无法用于介入操作过程中的实时监测，只能用于操作结束后的评估，应用价值受限。辐射变色胶片（例如 Gafchromic 介质）可铺设于床上患者体表，它对 X 射线照射迅速响应，无需冲洗自动变暗，可在正常周围光线条件下观察；如果在介入操作过程中疑有高皮肤剂量，则可以从患者身下取出胶片，与校准的标准剂量条带比较即可迅速进行剂量评价[30-31]。

　　透视时间无法提供关于患者皮肤剂量率、照射野尺寸和分布以及影像采集模式剂量贡献的任何信息，与 $K_{a,r}$ 之间的相关性很差。因此，在可能会产生高辐射剂量的 FGI 程序中，不应将透视时间作为唯一的患者剂量评估指标[18,21-22,30]。

　　必须强调，不应将有效剂量 E 用于单个患者或一组患者随机性风险的定量评估。但是，如果一个 FGI 程序 E 可能超过 100mSv，则应仔细评估总体利益风险比，仅当可预期获得非常显著的个人利益时，方可判定该程序具有正当性[18]。

参考文献

[1] 国际放射防护委员会. 国际放射防护委员会 2007 年建议书. 国际放射防护委员会第 103 号出版物. 潘自强，周永增，周平坤，等，译. 北京：原子能出版社，2008.

[2] International Commission on Radiological Protection. Radiological protection in medicine. ICRP Publication 105. Ann ICRP, 2007, 37（6）：1-63.

[3] 国际放射防护委员会. 多排探测器计算机 X 线体层摄影患者剂量控制. 国际放射防护委员会第 102 号出版物. 岳保荣，牛延涛，主译. 北京：人民军医出版社，2011.

[4] International Commission on Radiation Units and Measurements. Patient dosimetry for X rays used in medical imaging. ICRU Report 74. Bethesda: ICRU, 2005.

[5] International Atomic Energy Agency. Dosimetry in diagnostic radiology : an international code of practice. Technical Reports Series No.457. Vienna: International Atomic Energy Agency, 2007.

[6] United Nations Scientific Committee on the Effects of Atomic Radiation. Sources and effects of ionizing radiation, UNSCEAR 2008 Report. Vol I. New York: United Nations, 2010.

[7] 国际放射防护委员会. 国际放射防护委员会 1990 年建议书. 国际放射防护委员会第 60 号出版物. 李德平，孙世荃，陈明焌，等，译. 北京：原子能出版社：1993.

[8] FAO, IAEA, ILO, OCED/NEA, PAHO, WHO. International basic safety standards

for protection against ionizing radiation and for the safety of radiation sources. Safety Series No. 115. Vienna: IAEA, 1996.

[9]　中华人民共和国国家质量监督检验检疫总局 . 电离辐射防护与辐射源安全基本标准 : GB 18871—2002. 北京 : 中国标准出版社 , 2002.

[10]　EU, FAO, IAEA, ILO, OCED/NEA, PAHO, UNEP, WHO. Radiation protection and safety of radiation sources: international basic safety standards. IAEA Safety Standards Series No. GSR Part 3. Vienna: International Atomic Energy Agency, 2014.

[11]　强永刚 . 医学辐射防护学 . 2 版 . 北京 : 高等教育出版社 , 2013.

[12]　国际放射防护委员会 . 关于组织反应的声明及正常组织器官的早期和晚期辐射效应 : 辐射防护中的组织反应阈剂量 . 国际放射防护委员会第 118 号出版物 . 刘强 , 李峰生 , 高玲 , 等 , 译 . 北京 : 中国原子能出版社 , 2014.

[13]　International Atomic Energy Agency. Radiation protection and safety of radiation sources: international basic safety standards - interim edition. IAEA Safety Standards Series GSR Part 3（Interim）. Vienna: IAEA, 2011.

[14]　International Electrotechnical Commission. Radiation protection instrumentation-passive integrating dosimetry systems for environmental and personal monitoring of photon and beta Radiation. IEC 62387: 2012. Geneva: IEC, 2012.

[15]　International Atomic Energy Agency. Radiation protection and safety in medical uses of ionizing radiation, Draft Safety Guide No. DS399. 2014-11-25 [2015-03-03]. http://www-ns.iaea.org/downloads/standards/drafts/ds399.pdf.

[16]　International Atomic Energy Agency. Implications for occupational radiation protection of the new dose limit for the lens of the eye, TECDOC No. 1732. Vienna: IAEA, 2013.

[17]　National Council on Radiation Protection and Measurements. Use of personal monitors to estimate effective dose equivalent to workers for eXternal exposure to low-LET radiation. NCRP Report No. 122. Bethesda: NCRP, 1995.

[18]　National Council on Radiation Protection and Measurements. Radiation dose management for fluoroscopically guided interventional medical procedures. NCRP Report No. 168. Bethesda: NCRP, 2010.

[19]　孔燕 , 卓维海 , 陈波 . 介入放射学工作人员个人剂量监测方法研究进展 . 中华放射医学与防护杂志 , 2011, 31（5）: 614-616.

[20]　International Commission on Radiological Protection. Radiological protection in fluoroscopically guided procedures outside the imaging department. ICRP Publication 117. Ann ICRP, 2010, 40（6）: 1-102.

[21]　International Commission on Radiological Protection. Radiological protection in

cardiology. ICRP Publication 120. Ann ICRP, 2013, 42（1）：1-125.

[22] Stecker MS, Balter S, Towbin RB, et al. Guidelines for patient radiation dose management. J Vasc Interv Radiol, 2009, 20: S263-S273.

[23] World Health Organization. Efficacy and radiation safety in interventional radiology. Geneva: WHO, 2000.

[24] National Council on Radiation Protection and Measurements. Ionizing Radiation EXposure of the Population of the United States. NCRP Report 160. Bethesda: NCRP, 2009.

[25] Karambatsakidou A, Sahlgren B, Hansson B, et al. Effective dose conversion factors in paediatric interventional cardiology. Br J Radiol, 2009, 82: 748-755.

[26] International Electrotechnical Commission. Medical electrical equipment. Part 2-43: Particular requirements for the safety of X-ray equipment for interventional procedures. IEC 60601-2-43: 2010. 2nd ed. Geneva: IEC, 2010.

[27] U.S. Food and Drug Administration（FDA）. Performance standards for ionizing emitting product: fluoroscopic equipment. 21 CFR Part 1020.32. 2013-04-01. http://www.accessdata.fda.gov/scripts/cdrh/cfdocs/cfcfr/CFRSearch.cfm?fr=1020.32.

[28] International Electrotechnical Commission. Medical electrical equipment. Part 2-43: Particular requirements for the safety of X-ray equipment for interventional procedures. IEC 60601-2-43: 2000. Geneva: IEC, 2000.

[29] International Commission on Radiological Protection. Avoidance of radiation injuries from medical interventional procedures. ICRP Publication85. Ann ICRP, 2000, 30（2）：1-67.

[30] International Atomic Energy Agency. Patient dose optimization in fluoroscopically guided interventional procedures. IAEA-TECDOC-1641. Vienna: IAEA, 2010.

[31] International Atomic Energy Agency. Diagnostic radiology physics: a handbook for teachers and students. Vienna: IAEA, 2014.

3

电离辐射的健康效应

3.1 辐射诱发生物学损伤的可能机制

辐射能杀死细胞。在细胞分裂期间，由辐射引起的染色体畸变会损失一部分染色体脱氧核糖核酸（DNA），从而导致细胞死亡。染色体畸变率与剂量成正比，DNA 没有受到关键损伤的那些细胞，保留其分裂能力。存活细胞的 DNA 会在分子水平上发生变化（突变）。对 DNA 的主要损伤基本上来自自由基的化学损伤，而自由基来自水的辐解作用。电离粒子也可与 DNA 双螺旋体直接作用，对 DNA 造成损伤（不多见）[1,2]。

虽然 DNA 的损伤有多种类型，但最重要的 DNA 损伤形式是 DNA 链断裂。这些断裂可能会影响螺旋体的一股（单股断裂，SSB）或同一位置处的两股（双股断裂，DSB）。在未受照时，DNA 中的 SSB 也是经常发生的，并可很容易地被特定酶系统有效修复。然而，许多 DSB 则较复杂，并且不易修复，这就导致很大一部分损伤得不到正确修复（错误修复）。这些错误修复的断裂会导致染色体畸变和基因突变 [1,2]。

从细胞和分子生物学角度存在有力的证据，即单个细胞中的 DNA 辐射损伤可导致一个仍可增殖的转化细胞。尽管机体防御机制通常非常有效，这类损伤仍然小概率发生，并且由于与辐射没有必然关联的其他因素的促进，而导致恶性肿瘤发生。低剂量时这种损伤的概率是很低的，因此，辐射致癌的概率也很低，在绝大多数情况下，仅在少数的照射时发生。如果这种初始损伤发生在性腺的生殖细胞，则可能会发生遗传效应 [1-3]。

3.2 电离辐射健康效应的分类

电离辐射对生物机体健康的影响称为健康效应（health effect）。在受照人群中，可观察到两种基本类型的生物学效应，即：①大量杀死细胞（确定性效应）；②突变，这可导致癌症和遗传效应（随机性效应）的发生 [2]。

确定性效应（deterministic effect）是由细胞群损伤所致的通常情况下存在阈剂量的一种辐射效应，受照剂量低于剂量阈值时不出现效应，超过阈值时，剂量越高则效应的严重程度越大 [4]。阈剂量并不是一个绝对数值，会随个体差异有些变化（图 3-1）。由于日益认识到其中有些效应并不是仅在受照时决定的，在受辐射照射之后也可被修饰，因此，国际放射防护委员会（ICRP）在 2007 年之后的新出版物中采用"组织反应（tissue reaction）"这一术语替代"确定性效应"（或用作同义词）[5,6]。

随机性效应（stochastic effect）包括辐射致癌和遗传效应，这种效应的发生概率是辐射剂量的函数，随辐射剂量的增加效应的发生概率增大，但其（如果发生）的严重程度与剂量无关。一般认为，在辐射防护感兴趣的低剂量范围内，这种效应的发生不存在阈剂量[1-5]。

确定性效应与随机性效应的特征性差异如图 3-1 所示。

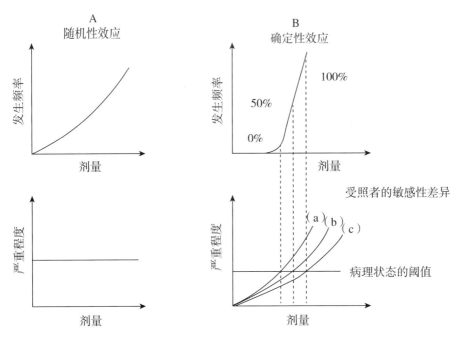

图 3-1　随机性效应和确定性效应的剂量 - 效应关系的特征性差异 [7]

3.3　确定性效应（组织反应）

器官或组织受到高剂量照射后会观察到可检出的组织效应（确定性效应），主要是电离辐射照射引起细胞死亡的结果。只有当受照组织中的大部分细胞被射线杀死，并且损失的细胞也不能由细胞增殖来补偿时，才会发生这种效应。但是，细胞杀伤无法解释所有的组织反应，非致死效应、分子细胞信号转导干扰也在决定组织响应中扮演了重要角色。由于炎症过程和（如果广泛损伤的话）系统水平的继发现象（如发热、脱水、菌血症等）会使组织的功能损失更为复杂[2,4-7]。

通常认为，电离辐射诱发确定性效应（组织反应）存在真实的阈剂量。ICRP 2007 年建议书的基本判断是，无论是低传能线密度（linear energy transfer，LET）辐射还是高 LET 辐射，在吸收剂量低于 0.1Gy 时，组织或器官不会出现临床功能损伤，不存在确定性效应风险。该判断既适用于单次急性照射，也适用于每年反复持续小剂量照射的情况[5]。

为辐射防护目的定义的阈剂量是指在 1% 受照个人中诱发特定的、可检出的组织反应所需剂量[5-6]。ICRP 第 118 号出版物从辐射防护的角度对正常组织和器官的早期和晚期辐射效应的阈剂量提供了最新的评估。阈剂量的评估是以发病率和死亡率为终点，对受到急性照射、分割照射或慢性照射后的所有器官系统进行的。器官系统包括造血系统、免疫系统、生殖系统、循环系统、呼吸系统、肌肉骨骼系统、内分泌系统和神经系统，以及消化道和泌尿道、皮肤和眼。以 1% 的发病率和 1% 的死亡率表示的成人阈剂量分别列于表 3-1 和表 3-2。

表 3-1　成人受到急性、分割、迁延或慢性照射后导致组织或器官约 1% 发病率的阈剂量[6]

效应	器官 / 组织	产生效应所需时间	急性照射（Gy）	多次分割（2Gy分割）或等剂量迁延照射（Gy）	多年照射的（慢性）年剂量率（Gy/年）
暂时性不育	睾丸	3 ~ 9 周	~ 0.1	NA	0.4
永久不育	睾丸	3 周	~ 6	< 6	2.0
永久不育	卵巢	< 1 周	~ 3	6.0	> 0.2
造血抑制	骨髓	3 ~ 7 天	~ 0.5	~ 10 ~ 14	> 0.4
口干燥症	唾液腺	1 周	NA	< 20	NA
吞咽困难、狭窄	食管	3 ~ 8 个月	NA	55	NA
消化不良、溃疡	胃	2 年	NA	50	NA
狭窄	小肠	1.5 年	NA	45	NA
狭窄	结肠	2 年	NA	45	NA
肛管直肠功能障碍	直肠	1 年	NA	60	NA
肝大、腹水	肝	2周~3个月	NA	< 30 ~ 32	NA
皮肤红斑明显期	皮肤（大面积）	1 ~ 4 周	< 3 ~ 6	30	NA
皮肤烧伤	皮肤（大面积）	2 ~ 3 周	5 ~ 10	35	NA
暂时性脱发	皮肤	2 ~ 3 周	~ 4	NA	NA
晚期皮肤萎缩	皮肤（大面积）	> 1 年	10	40	NA
5 年时毛细血管扩张	皮肤（大面积）	> 1 年	10	40	NA
白内障（视力减弱）	眼	> 20 年	~ 0.5	~ 0.5	数年累积~ 0.5
急性肺炎	肺	1 ~ 3 个月	6 ~ 7	18	NA
水肿	喉	4 ~ 5 个月	NA	70	NA

效应	器官/组织	产生效应所需时间	急性照射（Gy）	多次分割（2Gy分割）或等剂量迁延照射（Gy）	多年照射的（慢性）年剂量率（Gy/年）
肾衰竭	肾	>1年	7～8	18	NA
纤维化/坏死	膀胱	>6个月	15	55	NA
狭窄	输尿管	>6个月	NA	55～60	NA
骨折	成人骨	>1年	NA	50	NA
骨折	生长中的骨、	<1年	NA	25	NA
	肌肉	几年	NA	55	NA
内分泌异常	甲状腺	>10年	NA	>18	NA
内分泌异常	垂体	>10年	NA	<10	NA
麻痹	脊髓	>6个月	NA	55	NA
坏死	脑	>1年	NA	55～60	NA
认知障碍	脑	几年	1～2	<20	NA
18个月龄以下婴儿认知障碍	脑	几年	0.1～0.2	NA	NA

注：NA——未知。

表 3-2　成人受到急性、分割、迁延或慢性照射后死亡率的阈剂量 [6]

效应	器官/组织	产生效应所需时间	导致约1%死亡率的吸收剂量		
死亡			急性照射（Gy）	多次分割照射（2Gy分割）或等效迁延照射（Gy）	多年照射的年（慢性）剂量率（Gy/年）
骨髓综合征					
无医疗救治	骨髓	30～60天	～1	10	NA
良好的医疗救治	骨髓	30～60天	2～3	>10	NA
胃肠综合征					
无医疗救治	小肠	6～9天	～6	NA	NA
常规医疗救治	小肠	6～9天	>6	40	NA
肺炎 - 肺平均剂量	肺	1～7个月	7～8	15	NA
心血管疾病 - 全身照射	心脏	>10～15年	～0.5	～0.5	数年累积～0.5
脑血管疾病	颈动脉	>10年	～0.5	～0.5	数年累积～0.5

注：NA——未知。

对于高剂量（无论是急性照射还是分次照射）后出现的确定性效应，童年和成年时受照射的结果差异很复杂，可用不同组织和机制之间的相互作用来解释。这些影响可见于放射治疗或事故所致高水平照射以后。儿童和成人对特定器官确定性效应的辐射敏感性之间的差别往往不同于癌症诱导方面的差别。有一些实例显示，童年时受照射带来的风险高于成年后受照射的风险（例如罹患认知缺陷、白内障、甲状腺结节的风险）。也有风险似乎与成人大致相同的其他一些实例（例如出现神经内分泌异常的风险）；还有儿童组织耐受性更强的少数实例（例如肺和卵巢）[8]。

表 3-1 和表 3-2 显示，组织反应的阈剂量通常很高（大多数情况超过 1 ~ 2Gy）。作为恶性肿瘤放射治疗的副作用，这种改变有些出现在小部分患者身上。通常情况下，常规 X 射线检查（摄影和透视）和 CT 检查的患者器官吸收剂量远远低于这些阈剂量，不存在组织反应风险[1,2]。在某些 CT 检查（例如灌注或介入 CT）过程中，患者的特定解剖位置长时间接受照射，当患者经历多次此类检查时则不能完全排除确定性效应的发生，已经有此类检查诱发放射性皮肤损伤的病例报道（如头部带状毛发脱落）[9]。

在复杂的 X 射线透视引导介入（FGI）程序（如血管支架置入）中，如果需要长时间透视、大量影像采集或短时期内接受多次重复介入程序，可能导致患者局部皮肤很高的吸收剂量，肥胖患者尤其易于受到高剂量的皮肤照射。如果超过相应阈剂量，患者局部皮肤也可能出现组织反应，如红斑、脱毛，严重时皮肤溃疡甚至坏死。从 20 世纪 90 年代早期开始，患者皮肤放射损伤的报道逐渐增多，其中约 80% 的病例是心血管 FGI 程序所致，包括皮肤红斑到皮肤溃疡、坏死而需要手术整形治疗等所有不同皮肤损伤的表现。大多数放射性损伤的发生是由于介入医师没有采取剂量监测和管理措施、不清楚患者皮肤受照剂量大小造成的。介入医师也应当意识到严重皮肤放射性损伤可能会导致永久性功能障碍和顽固性疼痛，而其中大多数损伤是本可以避免的[10-12]。

ICRP 对近期流行病学证据的评议提示，有些组织反应，尤其是那些很晚才会表现出来的效应，阈剂量低于或可能低于以前的估计值。ICRP2007 年建议书及早前的出版物[4-5,7]对导致视力障碍的白内障的阈剂量估计值分别为：单次短时照射总剂量 5Gy，分割多次照射或迁延照射总剂量大于 8Gy，多年中每年受到分割多次照射或迁延照射时的年剂量率大于 0.15Gy/ 年；可检出的晶状体浑浊对应的阈值则低一些，分别为 0.5 ~ 2Gy，5Gy 和大于 0.1Gy/ 年。

ICRP 第 118 号出版物对组织反应的阈剂量做出了一些修改[6]。

首先，对于眼晶状体，以吸收剂量表示的急性照射、分割照射和迁延照射所致白内障的阈值现在考核均约为 0.5Gy，这和最近各项流行病学研究结果相符。低剂量下进展至白内障的潜伏期可能长达 20 年以上[6]。在重复性的头部 CT 检查、复杂的或者需要重复实施的脑血管 FGI 程序中，患者眼晶状体剂量可能会接近或超过这一水平，需要关注对眼防护的最优化（尤其是儿童和较年轻的成年患者）。Kerman

等[13]对介入心脏学医师所做调查显示，晶状体后囊下浑浊（辐射性白内障早期特异改变）的发生率高达 18/42（其中，12/18 很少或从未使用眼防护，13/18 未使用悬吊式铅屏）。在无眼部防护的情况下，介入放射学操作者晶状体年剂量可达 0.45 ~ 0.9Gy[12]。

其次，无论从死亡率还是发病率的角度来看，循环系统疾病都被认为是一种重要的辐射晚期效应。辐射诱发的心脏疾病是由于心肌微血管损害导致局灶性心肌变性、纤维化以及加速大血管动脉粥样硬化造成的。基于 0.5Gy 可能导致受照个体循环系统疾病的发生率为 1%，因此将这一剂量作为急性照射、分割照射和迁延照射的近似阈剂量。虽然仍存在不确定性，应该让执业医师认识到心脏或脑循环系统疾病的吸收剂量阈值可能低至 0.5Gy。一些复杂的 FGI 程序中，患者剂量可达到这一水平，因此，此类情形下需要对防护最优化予以特别重视。较低剂量（1 ~ 2Gy）照射后，心血管疾病的超额危险在 10 ~ 20 年后才变得明显，进行风险评估需要长期的随访研究[6,11]。

ICRP 第 118 号出版物仍然维持此前的判断，即约 0.1Gy 以下的急性照射不会对组织功能产生影响。因此在绝大多数情况下，将 ICRP 的建议应用于职业照射或公众照射时，辐射诱发癌症和遗传效应的随机性危害仍是需要考虑的主要风险。然而，在受到急性照射或累积剂量 > 0.5Gy 的照射之后，组织反应的危害变得越来越重要，尤其是在照射后很长时间（数年至几十年）才发生的眼晶状体和循环系统的组织反应[6]。

3.4　随机性效应

随机性效应包括辐射致癌和遗传效应，但在人类中辐射致癌的科学证据比遗传效应更有说服力。根据 ICRP2007 年建议书，全体人口低剂量率辐射照射的危害调整标称概率系数，癌症和遗传效应分别为 5.5%/Sv 和 0.2%/Sv（表 3-3）。因此，在剂量相同时，辐射致癌效应的危险（发生概率）约为遗传效应的 27 倍。到目前为止，即使在广岛和长崎原子弹爆炸幸存者中，也没有发现辐射照射引起人类受照者的后代出现超额遗传性疾病的直接证据。几千份关于辐射遗传效应的文献报道都是来源于对非人类物种的研究。经过对数十年来大量文献的全面仔细的审议，ICRP 推荐的性腺 w_T 值由 0.20 改为 0.08，降至原来的 40%（参见表 2-1）[5]。

表 3-3　ICRP 估计的随机性效应危害调整标称危险系数

受照人群	癌症（$10^{-2}Sv^{-1}$）		遗传效应（$10^{-2}Sv^{-1}$）		合计（$10^{-2}Sv^{-1}$）	
	2007 年[5]	1991 年[4]	2007 年[5]	1991 年[4]	2007 年[5]	1991 年[4]
全体人口	5.5	6.0	0.2	1.3	6.0	7.3
成年	4.1	4.8	0.1	1.8	4.0	5.6

电离辐射是一种致癌因素，虽然比较弱。对广岛和长崎原子弹爆炸 8 万多名幸存者最近 50 年的详细跟踪调查结果表明，在 12 000 名癌症病例中，辐射引起的超额死亡略低于 700 例。换一种说法就是，在幸存者中出现的癌症，约 6% 与辐射有关 [2]。

通过这些观测，可对给定剂量导致的各种癌症的诊断（发病率）和死亡（死亡率）概率做出估计。在不同的癌症中，包括有几种类型的白血病和不同器官的实体肿瘤；大部分肿瘤发生在肺、甲状腺、乳腺、皮肤和胃肠道等部位。辐射引起的癌症，受照后不会立即显现，需要经过一段时间（潜伏期）才能在临床上显现出来。最短潜伏期的例子是除慢性淋巴细胞性白血病以外的其他类型白血病，其最短潜伏期为 2 年，甲状腺癌为 4 年，骨癌为 5 年，大部分其他癌症为 10 年。慢性非淋巴细胞性白血病的平均潜伏期为 7 年，大部分其他癌症平均为二十多年。重要的是要注意到，一些肿瘤与辐射无关，或仅有微弱关系，这包括前列腺癌、宫颈癌、子宫癌、淋巴瘤和慢性淋巴细胞性白血病 [2,5]。

通过对实验数据的详细分析和流行病学调查，可以得出结论，随机性效应的剂量 - 效应关系，与确定性效应的特征有明显不同（图 3-1）。图 3-2 给出了癌症的一般剂量 - 效应关系。可以把这种关系的主要特点总结如下：

（1）归因于辐射的癌症发病率随剂量而增加，而且，在低剂量范围内概率与剂量基本成正比例。在高剂量和高剂量率的情况下，概率常随剂量增加而增加，而且这种增加明显大于简单的正比例增加。在接近或超过确定性效应（组织反应）阈值的高剂量情况下（例如放疗或某些 FGI 程序），概率增加非常缓慢，达到最大值后曲线趋于平稳，剂量再高，曲线有可能下降，这是大量细胞杀伤的对抗效应所致 [2,5]。

（2）在曲线的最低点，当剂量低于 100 ~ 200mGy 时，不易测到任何潜在的效应。这是由于统计学不确定度所造成的，因为存在大量自发癌症和混杂因素的影响。对这种不确定度不能做出解释，因为存在剂量阈值。可以假定，在低剂量区（< 200mGy），效应的概率（频度）会随剂量成比例增加 [2,15-16]。

（3）在非受照人群中，这种效应（突变，癌症）有自发频度（图 3-2 中的 F_0），很难把它与辐射引起的效应定量地区分开。事实上，辐射引起的突变或癌症，与未受照个体中发生的病例，有相同的形态学、生物化学和临床等特征 [2]。

通常利用流行病学数据来推导受照剂量与诱发癌症危险之间的关系，即，剂量 - 效应关系。超额相对危险（ERR）用于衡量所研究人群因特定剂量辐射而产生的癌症危险增加值（数值越大表明风险越高）。联合国原子辐射影响科学委员会（UNSCEAR）2010 年报告 [15] 指出，从统计学角度看，在 100 ~ 200mGy 及以上的剂量时可观察到，危险出现了大幅增长；而当远远低于这些剂量时，仅靠流行病学研究无法发现癌症危险的显著变化。ICRP 第 99 号出版物 [16] 阐述了关于低剂量致癌危险估计的观点，对于接受吸收剂量不大于 100mGy 量级的受照公众成员，单纯依

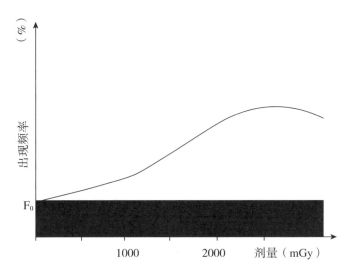

图 3-2　辐射引起随机性效应（γ 射线照射后的癌症发病率）的一般剂量 - 效应关系 [2]
注：阴影部分表示非受照人群的对照发病率（F₀）。虚线部分表示向最低剂量的外推，此处缺乏相应效应的直接证据。

靠流行病学资料就判定他们癌症风险增加与否的做法是不适当的。但是，线性无阈（LNT）模型仍然为低剂量和低剂量率辐射防护的实用目的提供了一种谨慎的基础，可合理假设癌症或遗传效应发生率随器官剂量增加而成比例地上升 [5]。

　　ICRP 估计的随机性效应危害调整标称危险系数的变化情况见表 3-3。UNSCEAR 2010 年报告估计的终生超额死亡危险范围值见表 3-4，超额终生死亡危险为 1% 时，意味着每 100 人中有 1 个额外死亡病例。

表 3-4　UNSCEAR2010 年报告估计的终生超额死亡危险范围（男女两性平均值） [15]

急性剂量（Gy）	实体癌（%）	白血病（%）
0.1	0.36 ~ 0.77	0.03 ~ 0.05
1.0	4.3 ~ 7.2	0.6 ~ 1.0

　　应当注意，风险在人群中的分布是不均匀的。表 3-3 和表 3-4 所作估计均未考虑年龄和性别的差异，只适用于全体人口而不可用于具体患者或某一组患者的危险评估。患者的特定人群与 ICRP 和 UNSCEAR 用以推导危险系数的全体人口之间的人口学数据（健康状况、年龄和性别）是有差异的。辐射致癌的个人风险可能与理论计算的平均值有所不同，因个人年龄、性别、预期剩余寿命乃至遗传易感性等诸多复杂因素而异。终生单位器官剂量的癌症死亡危险随年龄变化而变化。胎儿、儿童和青少年的危险超过平均水平（2 ~ 3 倍）。对年龄在 60 岁以上的人，大约降低到平均水平的 1/5（有限的预期剩余寿命）[1,2,8]。

　　绝大多数受照器官的癌症危险是受照个人年龄与性别的函数，图 3-3 提供了全身均匀受照剂量 1Gy 时以性别和受照时年龄函数表示的终生归因危险[17]，为了比较，癌症死亡率的每希沃特的标称危险系数 5% 常用于不区分年龄和性别的全体人口，图中以点线表示[17]。从中可以看出，年龄越小，危险越大，反之亦然；女性的危险某种程度上高于男性。以性别和受照时年龄表示的特定组织和器官的终生归因危险可参见参考文献 [17] 的表 12.D.1（发病率）及表 12.D.2（死亡率）。大多数接受 FGI 程序的患者有着不同的年龄分布，而且可能健康状况比全体人群的平均健康水平要差一些，因此，用这种方法来评估 FGI 患者的危险易于导致不确定度的增加[3]。

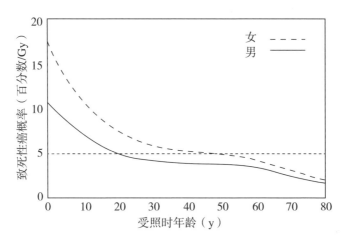

图 3-3　全身均匀受照剂量 1Gy 时以性别和受照时年龄函数表示的终生归因危险[17]

　　UNSCEAR 第六十届会议审议了辐射照射对儿童的影响，对于辐射致癌的风险评估结论如下[8]。

　　（1）对于给定的辐射剂量，儿童出现肿瘤诱导的风险一般比成人高。年轻时所受电离辐射照射可引发癌症，可能在几年之内发病，但也可能在几十年后发病。UNSCEAR 第五十四届会议报告指出，对儿童时期受照射人群罹患癌症的终生风险估计（基于结合了各种肿瘤风险的终生风险预测模型）存在较大的不确定性，可能是对在各个年龄段受照射人群的估算值的 2 ~ 3 倍。

　　（2）儿童放射性肿瘤发病率比成人更具有变数，取决于肿瘤的类型、年龄和性别。癌症诱导方面的"辐射敏感性"一词指放射性肿瘤诱导率。研究了 23 种不同的癌症类型。概括地说，儿童对这些癌症类型中约 25% 辐射敏感性更高，包括白血病和甲状腺、皮肤、乳腺和脑癌。视情况，儿童罹患其中一些类型癌症的风险远高于成人。这些癌症类型中的一些与事故和某些医疗程序的放射性后果高度相关。

　　（3）儿童对于这些癌症类型中约 15%（如结肠癌）的辐射敏感性似乎与成人相当。对于约 10% 的癌症类型（如肺癌），儿童似乎不如成人对外照射敏感。对于约 20% 的癌症类型（如食管癌），因数据太少，而无法就任何风险差异得出结论。最后，对于约 30% 的癌症类型（如霍奇金病和前列腺、直肠和子宫癌），辐射照射与受照射的任何年龄风险之间关系不大或根本没有关系。

（4）目前，对年轻时受照射后罹患特定类型癌症的终生风险预测在统计学上并不充分。估算目前尚未充分确定已知的变化，需要进一步研究。

（5）应避免将童年时受辐射照射的影响风险普遍化。应关注照射的特征、受照射时的年龄、某些组织的吸收剂量和有关的特殊影响。

据估计，接受一次 FGI 程序，儿童致死性癌症的概率为 0.07% ~ 0.08%，但这一危险估计值可能因患者年龄、预期寿命和程序具体情况不同而存在很大的变异范围[11]。儿童对辐射随机性效应的敏感度是成人的 2 ~ 3 倍，他们也比成人有更长的预期存活时间，有更长的时间显现出辐射相关的后果。辐射诱发儿童和青少年甲状腺癌、乳腺癌、皮肤癌、脑癌和白血病的危险显著高于成人。因此，对于儿童和年龄较小的青少年的 FGI 程序，更应关注其潜在的随机性效应风险[12]。

接受经皮冠状动脉介入治疗、神经血管 FGI 程序和肿瘤介入治疗的患者平均年龄相对较大。对于较年长患者而言，辐射诱发癌症的潜伏期较长（一般在 10 年以上），而这些患者的预期存活时间相对较短，随机性效应风险相对较低，通常视为一个较小的风险因子。如果不接受 FGI 诊疗程序，这些患者的非辐射性近期风险（死亡和严重并发症）可能是无法忽略的，FGI 程序的其他替代方式（例如手术）也可能存在近期死亡或严重并发症的风险。与这些替代方式相比，合理选择和实施的 FGI 程序可降低死亡率和严重并发症的发生率[10-11]。

到目前为止，还没有与 FGI 程序的辐射照射直接相关的皮肤癌和其他肿瘤的报道[11]，而皮肤黑色素瘤也被认为与电离辐射无关[12]。因头皮癣接受 X 射线治疗的患者发生的皮肤基底细胞癌，估计头皮剂量 4.8Gy 时的相对危险为 3.6[11]。

受照时年龄小于 20 岁的人群中，甲状腺癌危险与受照时年龄呈显著负相关；受照时年龄在 20 岁以上的人群危险较小；受照时年龄大于 40 岁的，假设有危险，也是微乎其微的[18]。

一些 X 射线透视程序和介入放射学程序中患者剂量相对较高且差异很大，医生应当注意患者剂量的监测，结合考虑患者的性别、年龄、健康状态和寿命预期等因素，对致癌风险作出大概的估计[16]。

根据线性无阈模型，在非常低的剂量水平，随机性效应的风险虽然很低，但仍然存在，因此，应尽力避免任何剂量水平的缺乏正当性的放射学程序。对于导致较高患者剂量的诊断程序（如 CT）和介入程序无疑更需要认真的正当性判断，并确保患者防护的最优化，将患者剂量控制在与临床需求相称的可合理达到的尽可能低的水平[1,19]。

3.5　出生前照射的健康效应

3.5.1　概述

胚胎或胎儿宫内照射的生物学效应，取决于照射发生相对于胚胎发育的阶段以及孕体的总吸收剂量。器官形成期和胎儿早期的辐射风险最大，妊娠的中期风险稍微小一些，晚期风险最小[20-21]。对于宫内照射，值得关注的辐射剂量为胚胎或胎儿（而不是孕妇）的吸收剂量。

ICRP 第 90 号出版物[21]对新发表的出生前受照动物实验数据、人类胚胎和胎儿辐射生物效应的再评估数据进行了汇总和审议，总体而言是对其第 60 号出版物[4]对宫内照射健康风险判断的强化和补充，为 ICRP2007 年建议书[5]的相应评估结论提供了重要的科学依据。

3.5.2　确定性效应（组织反应）

对于确定性效应（组织反应）的剂量阈值，ICRP 目前的基本判断是，在吸收剂量（单次剂量或年剂量）低于约 100mGy 的范围内（低 LET 或高 LET 辐射），主要器官和组织不会在临床上表现出功能损伤[5-6]。在 ICRP 第 90 号出版物[4]的基础上，ICRP2007 年建议书[5]对剂量低于 100mGy 的低 LET 辐射宫内照射的组织损伤和畸形的风险估计引述如下。

新的动物研究数据证实，植入前期胚胎对辐射的致死效应敏感。在剂量低于100mGy 的情况下，这种致死效应是非常少见的。现有数据无法使人们相信，这将会对出生后健康产生显著的影响。

辐射照射诱发的畸形主要发生在主要器官形成期。在主要器官形成期（对人类而言受孕后 3～7 周）的一定阶段，某些特殊畸形的敏感性明显增加。根据动物数据判断，对于诱发畸形，存在一个约为 100mGy 真实的阈剂量，因此，为了辐射防护的目的，ICRP 认为远低于 100mGy 的宫内照射预计不会产生畸形风险。

ICRP 第 90 号出版物[21]对日本原爆幸存者在生前最敏感时期（受孕后 8～15周）受照诱发的严重智力迟钝资料的审议，支持该效应具有至少 300mGy 剂量阈的意见，在低于这一剂量的情况下没有这种风险。但是，即使不存在真实的剂量阈，低于 100mGy 的剂量对智商（IQ）产生的任何影响都可能是探测不到的，因而并无实际意义。该判断与 ICRP 第 60 号出版物[4]的观点是一致的。

3.5.3　出生前照射的癌症风险

鉴于现有数据的局限性，ICRP 2007 年建议书[5]无意于推算出生前照射的终生癌症危险标称系数的特定值，而支持其第 90 号出版物[21]的判断：可以合理地假定，这个危险最多是全体人群危险的 3 倍。据判断该宫内受照的危险不大于儿童早年受照的危险，第 60 号出版物 [4] 对此未作明确判断。

从统计学角度看，在 100 ～ 200mGy 及以上的剂量时可观察到人群中癌症危险的增加；而当远低于这些剂量时，仅靠流行病学研究是无法发现癌症危险的显著变化的 [2,4-5]。但是，胎儿更为敏感，当胎儿受到 10mGy 及以上剂量时，癌症危险出现上升 [15]。

3.5.4   遗传效应

2009 年，英国卫生防护局（HPA）[22] 估计，出生前受照剂量为 25mGy（高剂量诊断性照射）时，胎儿出生后其头两代后代遗传性疾病的绝对超额危险约为0.012%，远低于该国人群先天性缺陷的自然风险（1% ～ 6%），几乎可以忽略不计。

3.6   警惕介入程序中的皮肤辐射损伤

3.6.1   皮肤辐射损伤的诊断与治疗

对于 FGI 程序而言，最常见的组织反应是皮肤辐射损伤。虽然常被称为皮肤损伤，但是损伤并不限于皮肤及其附属器（例如毛发），损伤严重时可能累及皮下脂肪和肌肉 [10]。

皮肤的早期和晚期辐射响应的主要特征以及剂量阈值，从 ICRP 早先就此专题发表相关报告 [7] 以来没有发生任何改变。皮肤受照后表现出早期和晚期反应。照后数小时至数周内发生早期反应，包括红斑、脱毛和脱皮。照后数月至数年内发生晚期反应，包括红斑反应、萎缩、硬化、毛细血管扩张、坏死以及纤维化。由于未受照的细胞可迁移到受照区域，早期和晚期反应都表现出面积效应，即较小区域能耐受较大剂量。除严重早期反应导致的晚期反应以外，晚期反应比早期反应表现出更大的剂量分割损伤宽容效应。由于表皮干细胞在长时间照射过程中的再生，早期反应可通过剂量迁延予以避免。由于缺乏细胞再生，晚期反应几乎不能通过剂量迁延予以避免，这也解释了早期反应能够避免的原因。至于对迁延或慢性照射的辐射防护，细胞的再生可在很大程度上避免表皮损伤。因此，剂量阈值主要与晚期皮肤病变有关 [6]。表 3-5 和表 3-6 给出了剂量阈值和不同类型皮肤损伤的出现时间。

表 3-5   X 射线透视照射后皮肤和晶状体可能产生的组织反应 [6,20]

辐射效应	剂量阈值（Gy）	开始时间	典型常规剂量率为0.02Gy/min 的透视时间（分）[a]	典型高剂量率为0.2Gy/min 的透视时间（分）[a]
早期暂时性红斑	2	2 ～ 24 小时	100	10
大片红斑反应	6	≈ 1.5 周	300	30
暂时性脱发（脱毛）	3	≈ 3 周	150	15

续表

辐射效应	剂量阈值（Gy）	开始时间	典型常规剂量率为 0.02Gy/min 的透视时间（分）[a]	典型高剂量率为 0.2Gy/min 的透视时间（分）[a]
永久性脱发（脱毛）	7	≈ 3 周	350	35
干性脱皮	14	≈ 4 周	700	70
湿性脱皮	18	≈ 4 周	900	90
继发性溃疡	24	> 6 周	1200	120
晚期皮肤红斑	15	8 ~ 10 周	750	75
缺血性皮肤坏死	18	> 10 周	900	90
皮肤萎缩（Ⅰ期）	10	> 52 周	500	50
毛细血管扩张	10	> 52 周	500	50
皮肤坏死（迟发性）	12	> 52 周	750	75
皮肤癌	未知	> 15 年	未知	未知

注：[a] 如果不清楚各种操作时的剂量率，介入医师稍一疏忽就可能达到剂量阈值，这里给出了在典型辐射剂量率以及达到剂量阈值所需要的透视时间，了解具体 X 射线设备的辐射剂量率非常重要；除非能够代表实际剂量率，否则不可使用任何"凭经验判断法"。

表 3-6　颈部、躯干、骨盆、臀部或上肢皮肤受到单次剂量照射后的组织反应 [10-11,23]

组别	单个部位急性照射皮肤剂量范围（Gy）[a]	NCI[b] 皮肤反应分度	效应出现的大约时间			
			迅速发生 < 2 周	早期 2 ~ 8 周	中期 6 ~ 52 周	晚期 > 40 周
A1	0 ~ 2	不适用	未观察到预期的效应			
A2	2 ~ 5	1	暂时性红斑	脱发（脱毛）	脱发（脱毛）恢复	无预期效应
B	5 ~ 10	1	暂时性红斑	红斑，脱发（脱毛）	恢复 在较高剂量时，持续红斑永久性局部脱发（脱毛）	恢复 在较高剂量时，真皮萎缩/硬化
C	10 ~ 15	1 ~ 2	暂时性红斑	红斑，脱发（脱毛）可能干性或湿性脱皮 脱皮恢复	持续红斑永久性脱发（脱毛）	毛细血管扩张[c]，真皮萎缩/硬化，皮肤易损

续表

组别	单个部位急性照射皮肤剂量范围（Gy）[a]	NCI[b]皮肤反应分度	效应出现的大约时间			
			迅速发生 < 2 周	早期 2 ~ 8 周	中期 6 ~ 52 周	晚期 > 40 周
D	> 15	3 ~ 4	暂时性红斑非常高的剂量照射后，出现水肿和急性溃疡，可能需要长期手术干预	红斑，脱发（脱毛）湿性脱皮	真皮萎缩由湿性脱皮不能愈合导致的继发性溃疡，可能需要手术干预高剂量时，皮肤坏死，可能需要手术干预	毛细血管扩张[c]，真皮萎缩/硬化，后期可能有皮肤破损，伤口可能持续存在并进展为深部损伤，可能需要手术干预

注：[a] 皮肤剂量是指皮肤吸收剂量（包括反散射）而不是 $K_{a,r}$，皮肤剂量测定方法的准确度可能不超过 ±50%；[b] 美国国家癌症研究所；[c] 指辐射引起的毛细血管扩张。在初始湿性脱皮或溃疡愈合区域并发的毛细血管扩张可能会更早出现。

表 3-6 适用于辐射敏感性在正常范围内（无缓解或加重响应的体质和临床因素）的患者；不适用于头皮。受照区域的擦伤或感染可能会加重辐射效应。相邻各组之间的剂量和时间并非严格界定，症状和体征预计会随着皮肤剂量的增加而更早出现[10-11,23]。

实际上，这些皮肤损伤的变异度很大，取决于影响剂量 - 响应关系和愈合动力学的诸多因素。影响反应出现与否及其严重程度的重要因素包括吸烟、营养不良、皮肤完整性受损、肥胖、遗传学特征、受照组织的解剖学部位、血管分布和氧合程度等，都会对皮肤损伤出现与否及其严重程度产生不同程度的影响。各解剖学部位的反应敏感性依下列顺序而递减：颈部前侧、肘前和腘区；四肢前侧、胸及腹；色素不丰富的面部；背部及四肢后侧；肤色深的面部；颈后部；头皮；手掌和脚掌[7]。头皮相对其他部位皮肤而言辐射抗性较强，但是，脱发所需阈剂量低于其他部位体毛脱落所需的剂量。肤色和发色浅的个人更为敏感[10]。

共济失调毛细血管扩张症（ATM）、Nijmegen 断裂综合征、严重联合免疫缺陷病（SCID）、连接酶Ⅳ综合征和塞克尔综合征都是表现出超高辐射敏感性的疾病；而着色性干皮病的变种、范可尼贫血、人类早衰综合征和先天性角化不良都已被证实在较小的范围内增加辐射敏感性。这些病患异常的 DNA 修复和细胞死亡调节可能会导致较高的辐射易损性[6,11]。

在自身免疫性疾病（系统性红斑狼疮、幼年型类风湿关节炎、系统性硬化症和皮肌炎）患者中发现，辐射诱导的 DNA 损伤修复延迟和淋巴细胞辐射敏感性增加。淋巴细胞处于活跃状态的患者比处于这些疾病的缓解期阶段的患者更具辐射敏感

性 [6,11]。糖尿病并不导致辐射敏感性增加，但是由于存在小血管病变，可能会使已发生的辐射损伤不易愈合 [19,24]。放线菌素 D、多柔比星、平阳霉素、5- 氟尿嘧啶和甲氨蝶呤等许多药物会增加辐射敏感性 [6,10-11]。

基于上述讨论，显而易见的是，由于个体辐射敏感性和辐射响应性的差异，表 3-5 和表 3-6 给出的阈剂量数值和皮肤损伤病变出现时间只能代表"一般"情况。对于大多数患者，在皮肤吸收剂量超过 5Gy 时才会发生有显著临床影响的皮肤反应 [10,24]。

具有一般辐射敏感性的个人，产生可观察到的皮肤改变的最低剂量约 2Gy。组胺样物质释放和毛细血管扩张，导致局部皮肤泛红（暂时性红斑）。通常在受照后几个小时开始出现，24 小时后消退 [6,10-11]。

如果剂量达到 6Gy，则在第 10 天出现二次充血期（主红斑）。如果剂量超过 6Gy，该期相可能会明显提前发生。它起因于表皮增殖的基底细胞的破坏。患者可能会有局部烧灼感、疼痛、瘙痒、皮温升高和水肿。红斑通常在受照后 2 周最为明显，4 周内消退 [6,10-11]。

如果剂量达到 10Gy，红斑可能迁延存在，伴有色素沉着。当剂量超过 14Gy 时，炎症可能会进展至干性脱皮（脱屑）——红斑皮肤上覆盖着片状分布的角质层鳞屑，外观类似于晒伤。剂量达到约 18Gy 时可发生湿性脱皮，出现水疱、糜烂和渗出液较多等湿性皮炎反应。可能伴有剧烈疼痛，易于发生皮肤感染，经常需要外用抗生素预防感染。表皮基底层增殖细胞受损，数量减少。脱皮通常在受照后 4 周出现，可能持续多个星期，特别是在发生继发感染的情况下 [10]。

剂量约 15Gy 时，受照后 8 ～ 10 周可能出现晚期红斑。皮肤外观晦暗或淡紫色，表明真皮层出现局部缺血。皮肤剂量达到约 18Gy 时，可能会导致真皮层血管功能不全，在受照后 10 ～ 16 周发生缺血性皮肤坏死。

在迁延红斑之后，尤其在伴有湿性脱皮的情况下，可能会出现皮肤萎缩，典型的是在两个阶段发生，首次是在受照后 3 个月，第二次是在受照后 1 年。剂量超过 10Gy 时，可能会出现真皮层毛细血管扩张，这是一个晚期病变，通常在受照 1 年或更长时间之后出现，毛细血管扩张的发展速度与剂量相关。创伤或其他因素皆可能在任何时候促发晚期皮肤坏死。晚期皮肤坏死的阈剂量约为 12Gy，因此，即使早先没有脱皮，也可能会出现晚期皮肤坏死 [6,10-11]。

辐射不仅导致表皮再生不良，也会抑制生长毛发的基质细胞的增殖。脱毛或脱发可能是暂时的，毛发最终可能再生出来，但也可能造成永久性脱毛或脱发。与表皮再生不良类似，这种反应也会在照射后几周内出现 [6]。

皮肤辐射损伤的治疗可参考表 3-7[25] 和 GBZ 106—2002[26]。存在辐射损伤的部位上多年后有发生皮肤癌的可能性，属于随机性效应，放射性皮肤癌的诊断和治疗可参考 GBZ 219—2009[27]。

表 3-7　皮肤辐射损伤的分期与治疗 [25]

临床分期	时间范围	特征	治疗
前驱期（初期反应期）	受照后几小时	早期红斑，烧灼感，瘙痒	抗组胺剂，局部止痒剂，抗炎剂和（或）镇静剂
潜伏期（假愈期）	受照后 1 ~ 2 天	无症状及可见损伤	按需使用抗炎剂和镇静剂。蛋白酶抑制剂
临床症状明显期	受照后数天至几周	第二波红斑，烧灼感，水肿，皮肤色素沉着。症状轻微到严重（溃疡，干性脱皮，坏死）	拭子培养，抗生素预防，抗炎剂，局部软膏
第三波红斑	受照后 10 ~ 16 周	迟发红斑，血管损伤，水肿，疼痛。皮肤青紫，出现新的溃疡，皮肤坏死并有皮肤萎缩可能	同临床症状明显期
晚发效应	受照后数月至几年	差异很大：从皮肤萎缩到复发性溃疡、皮肤坏死、畸形。毛细血管扩张，淋巴系统受损，纤维化，角化症，血管炎，疼痛，色素沉着	疼痛管理，整形外科手术，用药物刺激血管形成、抑制感染、抑制纤维化，心理健康咨询
恢复期	受照后数月至几年		

如果需要手术干预来修复急性溃疡、继发溃疡或皮肤坏死，应当考虑施行彻底的局部扩大切除手术，切除受照皮肤的全层和某些皮下组织，再用皮片或皮瓣等组织移植，做创面修复。如果病灶很小（例如，面积小于 25cm^2），仅累及受照部位的一小部分，自发愈合可能导致广泛的瘢痕组织形成。愈合的伤口比较脆弱，容易发生二次崩解。萎缩的皮肤也易于发生创伤或晚期坏死 [10,26]。

3.6.2　对 X 射线透视诱发辐射损伤认识历程的简要回顾

20 世纪上半叶，医用 X 射线透视诱发患者辐射损伤的原因，一是人们对辐射效应缺乏认识，二是当时使用的 X 射线设备比较原始，辐射安全性能较差。20 世纪 30 年代至 20 世纪 50 年代，透视引导的肺结核介入治疗是一种相当普遍的疗法，意在使受感染的肺叶萎陷，造成乏氧环境，以"饿死"结核杆菌，需用透视来监控人工气胸操作，确保肺叶保持萎陷状态。这一疗法涉及对同一患者在多日、多周乃至几个月期间进行频繁的多次胸部透视检查。典型的做法是，X 射线束从患者前胸部入射，操作者观察患者背后的荧光屏图像。由于患者胸部吸收剂量在每一次检查中的累积，一些患者发生了皮肤辐射损伤，许多妇女多年后罹患乳腺癌 [28-29]。

这些事件促发人们通过不断改进设备来提高辐射管理水平。得到授权的监管机构开始对包括透视机在内的医学影像设备的制造实施监督，以确保医用辐射的安全。技术进步和监管的引入，使得透视诱发皮肤损伤的发生率显著降低。到了20 世纪 70 年代，除了两起事件之外，已经没有透视诱发皮肤损伤的新报道[28]。报道的两起事件中，一起事件是设备改装时人为解除了安全特性，继而导致患者损伤[30]；另一起是在患者手部术中长时间透视引发的脱皮和骨坏死[31]。

进入 20 世纪 80 年代之后，由于新的抗结核药物的不断涌现且疗效肯定，临床上已不再开展人工气胸疗法，辐射损伤的教训在很大程度上被人们淡忘了。对性能优良设备的常规操作，发生的辐射损伤非常罕见，给人一个错误的印象——医用透视操作是安全的，不会有任何损伤的风险。实际上，透视的安全取决于两个重要因素。首先，设备设计中遵照审管要求限制了辐射输出量；其次，使用透视的程序仅限于短时间的诊断性检查[28]。

放射科和心血管内科分别在 20 世纪 60 年代和 20 世纪 70 年代后期已开始应用诊断性血管造影程序，介入治疗程序是随着球囊血管成形术的出现从 20 世纪 80 年代中期开始迅速推广的，一些国家心血管介入治疗的数量每 2 ~ 4 年就翻一番[33]。与诊断性程序不同，一些导管介入治疗程序需要对患者同一解剖部位进行长时间的透视和序列影像采集，皮肤吸收剂量有可能超过严重损伤的阈剂量。透视引导介入（FGI）技术起先的研发主要聚焦于导管、导丝、球囊和支架等器材的发明和改进，这方面取得显著进展，可以开展的操作类型不断增加，对一些原先只能手术治疗的复杂病变也可成功施行微创的介入治疗。透视只是作为指导和监控治疗器材操作的一种影像手段，而 X 射线并无直接的治疗作用。因而，除了对改善引导操作影像质量的需求之外，制造商对研发介入治疗专用透视设备缺乏兴趣。虽然在介入操作中透视时间显著延长，影像采集数量也迅速增加，但没有关于介入程序可能诱发辐射损伤的任何警告！这种局面到了 20 世纪 90 年代早期才有了改观[28,32]。

已知的首例经导管介入治疗诱发的皮肤坏死发生在 1990 年，但直到 1996 年才公开报道[33]。1992 年，美国放射学会（ACR）和美国食品药品管理局（FDA）联合召开的一次会议上，开始关注透视用途的改变及其影响[34]。1994 年，Wagner 等首次在医学文献上发表了高剂量透视引导介入程序存在诱发患者辐射损伤潜在风险的报告，该文给出了一系列广泛损伤类型的可能阈值，此后几经更新（见表 3-5）[36]。早期的介入引发患者皮肤损伤的信息是由公开的法律诉讼文件（而非科学文献）获得的，这些资料提示美国每一两个月就可能发生一例[32]。

1994 年，美国 FDA 发表咨文，警示医务人员 FGI 程序可能存在诱发严重皮肤损伤的风险，该咨文筛选出使患者受到极高皮肤剂量的一些程序类型，并推荐了避免皮肤损伤的具体措施[34]。该咨文发表之后，欧美学术期刊开始陆续报道了许多病例，严重程度从红斑、脱皮、溃疡到坏死不等[28-32]。2000 年 ICRP 发表了关于避免介入放射学操作辐射损伤的专题报告[12]，世界卫生组织（WHO）也出版了关于介入放射学效能与辐射安全的报告[37]。

2001 年，Koenig 等发表综述，分析了辐射损伤病程及影响损伤的影响因素，报道的 73 例患者绝大多数来自西半球的报告 [38-39]。日本、泰国和中国等亚洲国家也陆续有总计几十例介入程序导致患者皮肤损伤的报道 [28,40-47]。自 1990 年以来，在科学文献和法律文件中报告的 FGI 程序导致患者皮肤损伤，全世界总计几百例（图 3-4）[28,32]。

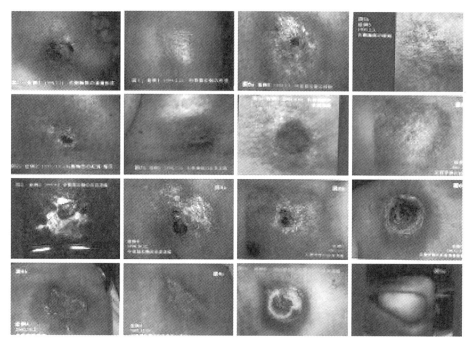

图 3-4   透视引导介入程序导致皮肤损伤的一些病例 [28]（见书末彩图）

目前还无法准确估计透视引导介入程序导致皮肤损伤的真实病例数量。可能只有一小部分病例被报道，因为皮肤辐射损伤通常会在患者接受介入程序后数日至数月才出现。医学界对介入诱发辐射损伤普遍缺乏认识，如果实施患者剂量监测和必要时的随访，很容易被患者或其他临床医师误认为是由其他原因所致，例如昆虫叮咬、接触性皮炎、药疹、过敏反应和感染等 [20-21,28]。IAEA 一项技术合作项目所做调查发现，在 20 个国家 505 名接受经皮冠状动脉腔内成形术（PTCA）的患者中，20% 的患者峰值皮肤剂量（PSD）超过 2Gy（红斑反应的阈剂量）[48]。真实的病例数量可能远远高于报道的数量。

3.6.3   透视引导介入程序诱发患者皮肤辐射损伤的特点

皮肤辐射损伤是早已广为人知的放射治疗并发症，20 世纪 90 年代以来，人们逐渐意识到透视引导介入程序（FGI）也可能诱发患者皮肤辐射损伤。如果一次或多次受到照射的局部皮肤剂量达到阈剂量（表 3-5 和表 3-6），就可能发生损伤。最严重的损伤发生在受到峰值皮肤剂量的部位。

已报道的大多数皮肤损伤是介入心脏病学程序导致的，但也有相当比例发生于介入放射学程序或介入神经血管程序[20,39]。一些心血管 FGI 程序，尤其是进行慢性完全闭塞性病变再通的经皮冠状动脉介入治疗（PCI）和对心律失常的导管射频消融术，经常需要相当高的辐射剂量，更容易导致皮肤损伤[39]。多次诊断性 FGI 程序的累积剂量也可能诱发皮肤损伤，而单次诊断性 FGI 程序的辐射剂量一般不足以引起皮肤损伤[10]。预期不会产生皮肤组织反应的 FGI 程序包括下腔静脉过滤器更换术、活检、渗析通道维护和诊断性内镜逆行胰胆管造影（ERCP）等[49]。

如果一个 FGI 程序中有 5% 以上的病例参考点空气比释动能（$K_{a, r}$）超过 3000mGy 或空气比释动能 - 面积乘积（P_{KA}）超过 300 Gy·cm^2，则应归类为"潜在高辐射剂量程序"。可能伴随这种高皮肤剂量的程序包括（但不限于）：经颈静脉肝内门体支架分流术（TIPS），栓塞治疗（任何部位、任何病变），脑卒中治疗，胆管引流，血管成形术（无论是否合并支架置入），支架或移植支架置入，化疗药物栓塞，胃肠道出血的血管造影和介入治疗，颈动脉支架置入，心脏射频消融，置入复杂的心脏电生理装置，经皮冠状动脉介入治疗（单血管或多血管）。对于这些程序，应尽可能使用配有实时剂量监测装置的设备，实施充分的患者剂量管理，利用一切可供使用的剂量指标实施密切监测，预防和随访可能发生的皮肤辐射损伤[10,23]。

大多数皮肤辐射损伤的发生，是由于介入医师没有采取剂量监测和管理措施，也不清楚患者皮肤受照剂量大小造成的[10,21]。实践证明，如果操作者有良好的辐射安全意识，使用性能适合的设备和恰当的技术，并在术中全程监控患者剂量，则即使患者接受 5 ~ 7 次 PTCA 程序和 5 ~ 12 次血管造影检查，也不发生严重皮肤损伤[32]。在一些情况下，对于复杂的、复发的或分期实施的介入程序，例如慢性完全闭塞性病变、多支或分叉、或血管过度扭曲的病变的治疗，即使发生辐射损伤，对于临床利益 - 风险决策而言也是可以接受的。已有大量文献推荐了在介入操作中管理患者剂量、降低峰值皮肤剂量的技术手段[3,10-12,23,37]。

虽然严重皮肤损伤的发生概率估计小于万分之一[28]，但是，一旦发生，可能对患者及其家庭、医务人员产生严重的近期和远期影响。对患者而言，后果可能包括相对迅速发生（几天到几周内）且长时间存在的疼痛、起居活动受限和收入损失，一些患者会有严重抑郁、医疗依赖、需接受多次手术治疗或严重毁形（毁容）。对家人而言，需要照料护理患者而导致收入损失，甚至罹患抑郁症。显然，这些事件可能促使患者及其家人诉诸法律，对因辐射损伤而造成的伤害提出索赔。医务人员和医院不仅可能遭受经济损失，而且有声誉受损的风险[28]。

当前向投照时，损伤一般发生于患者背部（图 3-5）。这是因为患者通常仰卧在诊疗床（导管床）上，为了减少操作者头胸部受到的散射辐射，X 射线管置于床下[38,39]。如果前向射束倾斜角度很大（例如在某些心血管程序中），损伤也可能发生在肩区皮肤。在侧向投照时，可能会出现身体侧面（X 射线束入射面）；如果没有将非成像目的所需的上肢全程置于 X 射线束之外，或未严格准直避开乳房，则上肢（图 3-6）或乳房皮肤（图 3-7）也可能发生辐射损伤。

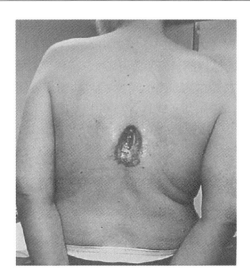

图 3-5　介入术后 21 个月时背部皮肤损伤照片（该患者 3 天内接受一次冠状动脉造影及 2 次冠状动脉扩张术。估计累积皮肤剂量为 15 ～ 20Gy。坏死组织切除后，拒行植皮术）[20]（见书末彩图）

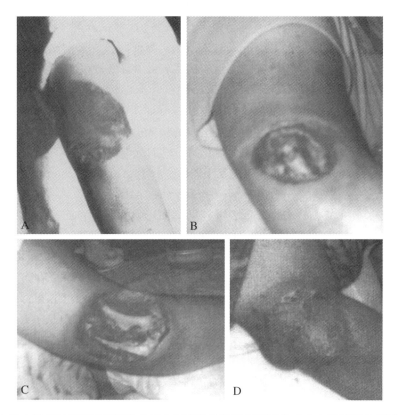

图 3-6　49 岁女性接受导管射频消融术后右肘部发生严重辐射损伤术中右臂接近 X 射线管，透视时间约 20min。A. 3 周：边界清晰的红斑；B. 3 个月：组织坏死；C. 6.5 个月：深溃疡伴骨暴露；D. 外科皮瓣移植术后 [50]（见书末彩图）

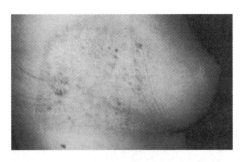

图 3-7　17 岁女性两次射频消融术后发生慢性放射性皮炎（病变与周围的正常皮肤有明显的边界，局部萎缩性硬结斑块，毛细血管扩张，色素沉着 / 缺失并存）[51]（见书末彩图）

　　辐射损伤的发生通常与下列诸多因素有关：在复杂病例耗时较长的介入操作中，将 X 射线束长时间照射同一皮肤部位；长时间使用高剂量操作模式；将与临床目的无关的部位（例如上肢或乳房）置于 X 射线束照射野中 [50,51]；对于身躯庞大的患者，或过于倾斜的投照角度，需要显著增加曝光量以穿透更厚的患者身体；患者的健康状况、遗传学特征（参见 3.6.1 内容）使其易于发生辐射损伤；在较短的时间间隔期间，同一患者接受多次 FGI 程序；缺乏剂量监测设备，或没有进行剂量监测，从而无法给操作者提供术中剂量累积可能已经很高的警示；操作者缺乏必要的辐射防护培训，操作经验不足 [28]。

　　辐射损伤可能影响表皮层和真皮层，严重时可累及皮下组织乃至肌肉。临床症状明显期出现的时间取决于辐射剂量和个体敏感性。病变可大致分为迅速发生期、早期、中期和晚期，各种类型的皮肤效应与剂量和时间之间的关系可参考表 3-5 和表 3-6。应当注意的是，由于剂量估算的不确定性和患者个体敏感性的差异，表中的行与行之间、列与列之间以及行与列之间实际上不存在严格的界限，在任何时间 - 剂量单元格和临近单元格之间的事件可能会有程度不一的交叉 [10]。

　　辐射损伤的表现特征及发生时间也会受各种加剧或缓解因素的影响 [6,7,10]。任何损伤受照部位皮肤的因素（例如晒伤、擦伤和活检等）都可能会加剧组织反应，增加感染的风险。因此，患者在 FGI 术后出现的所有相关症状和体征（表 3-5 和表 3-6）应被假设是辐射照射所致，除非已有明确的其他诊断 [10]。

3.6.4　透视引导介入程序诱发工作人员皮肤辐射损伤的风险

　　在 FGI 程序中，常需要介入医师及其助手靠近患者的身体操作，患者身体的受照部位是工作人员所受散射辐射的主要来源。一些程序中，操作者的手可能进入直接 X 射线束中，受到初始 X 射线束的照射（图 3-8）。手部在主射线束中心区域内时，将导致曝光因子（包括 kV、mA 等）增加，从而增加患者和操作者剂量 [52]。美国 FDA 收到的报告显示，一些用移动 C 臂 X 射线机大量实施透视引导脊髓刺激介入镇痛治疗的麻醉师，手部皮肤发生辐射损伤的改变 [53]。在职业健康检查中，介入放射工作人员手部皮肤角化过度、皲裂、萎缩变薄、脱毛等可疑辐射损伤改变[26]并非罕见。除非完全不可避免，操作者手部应保持在主射束之外[52]。

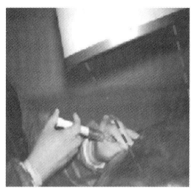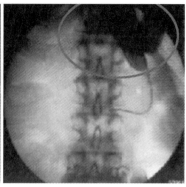

图 3-8   操作者的手进入主射线束中（左），透视影像上可看到操作者的手（右）[52]（见书末彩图）

下肢距离 X 射线管最近，如未提供充分的防护，也可能受到显著照射。已经有在未提供床下铅帘或未穿防护服（铅围裙）的情况下，数例介入放射医师和介入心血管医师未受屏蔽保护的小腿部皮肤发生脱毛的报道[32,54]。由于日益大量使用 FGI 程序，血管外科医师所受照射水平可能会接近介入放射医师和介入心血管医师的受照水平，应当引起关注。由于使用透视引导程序的频率相对较低，尚无骨科、泌尿外科、消化科和妇产科专业人员皮肤辐射损伤的报道[19]。

3.7   眼晶状体的辐射效应

3.7.1   关于辐射性白内障的发病机制

眼晶状体是辐射敏感的组织。电离辐射照射诱发的浑浊典型部位是晶状体后囊下（PSC）（图 3-9）。与年龄相关的核性或皮质性白内障主要引起视力改变，而 PSC 白内障更倾向于对视力和对比灵敏度两方面皆有影响[11]。辐射性白内障诊断标准可参考 GBZ 95—2014[55]。

辐射诱发白内障的确切机制尚不清楚。基因组损伤导致细胞分裂、转录的改变和晶状体纤维细胞分化异常，而不是细胞死亡，被认为是突出的损伤。有理论认为，晶状体上皮前赤道区域内分裂或分化异常的细胞能够发生迁移，主要迁移到后极，在此转变为不透明的晶状体纤维细胞。单一晶状体上皮细胞或纤维细胞的辐射损伤可能导致晶状体透明度的微小局灶改变。早期认为这些微浑浊的积累和融合会产生损伤的晶状体纤维细胞，这些细胞可形成更大的晶状体缺陷，最终导致临床可检出的浑浊。也有人认为辐射性白内障的形成可能取决于含受损基因组的晶状体上皮细胞的存活、分裂和分化潜能。因此，存在于这种分裂和分化中的晶状体上皮细胞中的、辐射诱导且未修复的 DNA 损伤可能是白内障形成的至关重要的第一步。当晶状体细胞的损伤识别和修复能力受损时，就可能使白内障形成的风险增高。与细胞周期检测点控制相关的基因的杂合性、DNA 损伤识别和修复也可能与辐射性白内障的发生有关 [6]。

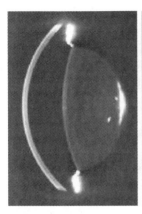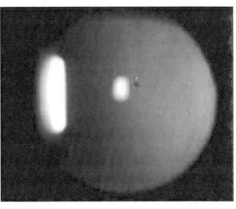

图 3-9　向莆鲁裂隙灯生物显微镜下人眼晶状体后极囊下辐射性白内障的典型图像（左图）和晶状体后极早期病变的后部照明图像（右图）[6]

　　尚无单个受损细胞可引起白内障（可能是无阈值的随机性效应的标志）的直接证据。然而，有证据显示细胞分裂和增殖在白内障形成中的重要性。有报道称，在白内障患者的晶状体上皮细胞中微核（细胞分裂受损的标志）的发生率增加。动物研究结果表明，如果上皮细胞的细胞分裂被完全抑制，或者对分裂的上皮细胞进行辐射屏蔽，则不发生辐射性白内障。对辐射性白内障的形成可合理推测如下：晶状体中单个上皮母细胞发生初始损伤，通过细胞分裂和分化造成晶状体纤维细胞的成群缺陷 [6]。

3.7.2　辐射性白内障阈剂量判断的改变及其依据

　　ICRP 早先对已导致视力障碍的白内障的阈剂量估计值分别为：单次短时照射总剂量 5Gy（NCRP1989 年给出的值为 2 ~ 10Sv），分割多次照射或迁延照射总剂量大于 8Gy，多年中每年以分割多次照射或迁延照射接受剂量时的年剂量率大于 0.15Gy/ 年；可检出的晶状体浑浊对应的阈值则低一些，分别为 0.5 ~ 2Gy，5Gy 和大于 0.1Gy/ 年 [4-5,7]。

　　上述数据主要源于对原爆幸存者和放射治疗患者的早年研究。这些研究一般随访时间短，未考虑潜伏期随剂量降低而延长这一重要因素，晶状体早期变化的检测缺乏足够的灵敏度，而且剂量在几个戈瑞以下的研究对象相对很少。流行病学研究使用多种自我报告、晶状体浑浊或白内障手术的病历记录，存在相当程度的异质性，晶状体浑浊评分体系也各不相同。此外，不同临床医师和调查者之间，对放射性白内障的精确临床定义，以及经过足够的时间，是否所有可检出的晶状体变化都将进展至导致视力障碍的白内障的认识也存在诸多差异。

动物模型和受照人群的新数据显示，低于 1Gy 的剂量可诱发晶状体浑浊。更为精细的晶状体损伤评分体系的应用，更长时间的随访，以及更多可利用的低剂量受照数据，是推导出更低阈值的主要原因[6]。

Ainsbury 等[56]对 1999 年以来发表的关于辐射诱导白内障流行病学研究进行综述，这些研究评估 1Gy 或 1Sv 受照剂量导致白内障发生的比值比（OR）或相对危险（RR）值，或比较照射组与非照射组的白内障发生。对患者或职业人群队列、原爆幸存者、切尔诺贝利事故清理人员和飞行员的不同研究一致显示，剂量为 1Gy 时白内障风险升高。

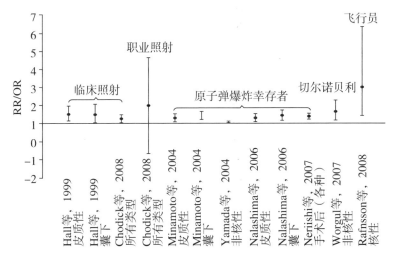

图 3-10　不同研究中 1Gy 或 1Sv 照射，或者照射组与未照射组之间白内障发生的比值比（OR）或相对危险（RR）[56]

两项随访时间长达 55～57 年的原爆幸存者的研究提供了急性照射阈剂量的正式估计值。Nakashima 等[57]的研究对象包括 701 名出生后受照的幸存者，受照时平均年龄 8.8 岁，平均受照剂量 0.52Sv（0～>2Sv），推导早期后囊下（PSC）和皮质浑浊的阈剂量为 0.6～0.7Sv，90% CI 为 0～2.8Sv。Neriishi 等[58]对 3761 例受照剂量 0～>3Gy、观察时年龄 55～94 岁的幸存者进行了眼科显微镜检查，估算出需手术治疗的白内障的阈剂量为 0.1Gy，95%CI 为 0～0.8 Gy。

由于早期晶状体浑浊和晚期白内障的研究结果大体一致，考虑到晶状体浑浊将持续发展到白内障的特点，以及儿童与成人相比晶状体敏感性可能更高的事实，ICRP 第 118 号出版物[6]建议，为辐射防护目的所推荐的急性照射阈剂量，应当降低到 0.5Gy。但值得注意的是，CI 不仅范围较宽，而且包括了零剂量点。

Worgul 等[59]根据切尔诺贝利事故清理人员的数据，估算迁延照射诱发白内障阈剂量为 0.34 ~ 0.50Gy，95% CI 0.17 ~ 0.69Gy（不包括零剂量），阈剂量与白内障分期和部位都没有相关性。对 8607 名清理人员在清理工作开始（1986—1987 年）后 12 年和 14 年进行了两次较严格质量控制下的眼科检查，清理人员受照时间 1 个月至数个月不等，剂量范围在 0 ~ > 1Gy，其中 2% 剂量大于 0.7Gy。几乎所有的晶状体浑浊都是轻微的，未导致视力损害，但应注意到他们受检时年龄较小这一事实。

至于慢性照射，对放射诊断技师、飞行员、宇航员以及放射性污染建筑物的居民的研究尚未提供阈剂量方面的有用信息，但均显示低剂量照射存在某种程度的风险[6]。大多数组织呈现出对剂量分割的宽容效应（sparing effect），诱发某一给定观察终点的效应，分次照射所需总剂量往往高于单次急性照射剂量[6-7]。令人遗憾的是，总剂量较低的情况下，白内障潜伏期可能长达 20 年以上，低剂量率不能降低发病率。当前对职业和环境受照队列的流行病学证据提示，分割照射和迁延照射的阈剂量并不高于急性照射的阈值，尽管动物实验数据表明更高的阈剂量估计值可能是合理的。因此，ICRP 第 118 号出版物[6]建议，分割多次照射或迁延照射，或者多年中每年以分割多次照射或慢性照射接受剂量时，名义阈剂量均取 0.5Gy，而不考虑剂量率（表 3-1）。对持续多年的慢性照射，相当数量的证据是关于晶状体浑浊而不是白内障。晶状体浑浊到白内障进程的不确定性，以及受照年龄问题，使得对慢性照射的阈剂量所做任何判断都困难重重。

人群中少数个体可能对辐射诱发白内障有更高的遗传易感性。另一方面，理论上存在可阻滞晶状体细胞增殖进而抑制白内障形成的生物响应调节剂，尽管目前尚无疗效肯定的缓解剂。尽管某些阈值估算的 95%CI 下限包括零剂量，但没有单个受损晶状体上皮母细胞能引起白内障的直接证据，因此，仍然认为辐射性白内障是一种组织反应（确定性效应），存在剂量阈值，尽管它很低[6]。

3.7.3　职业照射眼晶状体剂量限值的变化

对于晶状体和皮肤的局部照射而言，有效剂量限值不足以保证避免发生确定性效应，晶状体剂量对有效剂量没有贡献，而皮肤很可能受到局部照射，因此需要对这些组织分别规定当量剂量限值。

《国际电离辐射防护和辐射源安全的基本安全标准》（IBSS）1996 年版[60]和我国基本安全标准 GB18871—2002（CBSS）[61]采纳的是 ICRP1990 年建议书[4]的数值，即工作人员晶状体的年当量剂量限值为 150 mSv。最近的研究显示，多年慢性职业照射诱发白内障的风险长期存在，即使是低剂量水平亦需注意晶状体的防护。ICRP 第 118 号出版物[6]所建议的阈剂量显著低于早先的估计值[4-5,7]，由于与此相关的危害存在不确定性，应特别重视眼部受照情况下防护的最优化。原先对眼部受照的防护标准是基于较高数值的阈剂量判断，亟需进行慎重的再评估。

2011 年 4 月 21 日，ICRP 发表声明[62]，对于计划照射情况下职业照射的眼晶状体剂量限值，建议改为：规定的连续 5 年期间年平均当量剂量不超过 20mSv（即 5 年总当量剂量不超过 100mSv）；任何一年中的当量剂量不超过 50mSv。IBSS 2011 年暂行版[63]、欧盟基本安全标准[64] 和 IBSS 2014 年正式版[65] 相继采纳了 ICRP 的这一建议，大幅调低了计划照射情况下职业照射的眼晶状体剂量限值。

3.7.4　介入诊疗工作人员辐射性白内障的风险

随着的 FGI 程序数量呈指数级增长，对于最近才采用眼防护措施的介入放射工作人员来说，他们是否更有可能因正常的工作量而产生晶状体浑浊呢？这一猜测耐人寻味。目前已经明确，眼部辐射防护不足时，可能产生辐射性白内障[14]。在两所医院使用床上管配置的 X 线透视设备实施介入程序，使工作人员眼部受到较高散射辐射水平的照射，2 名介入医师和 2 名护士多年后罹患辐射性白内障（图 3-11），估算的介入医师晶状体累积剂量不到 4 年就达到确定性效应的阈值[14,53]。

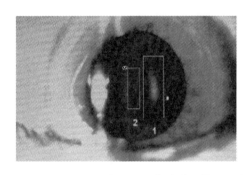

图 3-11　一位介入医师因长期不当使用陈旧的 X 线设备（床上管配置），在受到较高水平的散射辐射后，发生后囊下白内障（图中，1：后囊下浑浊；2：核旁点状浑浊）[14]（见书末彩图）

一项对介入放射科医师（29 ～ 65 岁）进行的初步研究发现，PSC 白内障的发病率和严重程度与年龄和从业年限有关。重建的晶状体受照的年剂量估计为 0.45 ～ 0.90Sv。近一半的受检人员（22/59）出现辐射相关的早期晶状体病变（后极点状浑浊和空泡），而且有 5 名受照者出现有临床表现的 PSC 白内障。然而，在这项研究中，没有年龄相当的对照组，因此，年龄因素的影响目前还不清楚[66]。

介入心血管病医师和导管室的工作人员晶状体接受的 X 线剂量较高，可能会引起放射性晶状体病变。IAEA 组织了一项试点研究，对此问题进行调查[13,67]。研究队列由介入心血管病医师、护士和心导管室技术人员组成，非医疗专业人员组成对照组，对研究队列的受照史进行了详细的问卷调查，并进行全面的裂隙灯检查。在 116 名受照人员中，发现 38% 的心血管病医师和 21% 的辅助人员有 PSC 浑浊，而对照组仅为 12%。在出现晶状体浑浊的人员中，未见视力障碍性晶状体病变，这种病变通常进展缓慢。未采用眼防护措施时，心血管病医师的平均累积职业受照剂量为 6.0Sv，而相关工作人员估计为 1.5Sv。与对照组相比，介入心血管病医师 PSC 浑浊的 RR 为 3.2（95% CI：1.7 ～ 6.1，$P < 0.005$）。虽然介入心血管病医师的平均年龄比对照组大约 5 岁（平均年龄分别为 46 岁和 41 岁），但由于文献中发现 PSC 白内障的年龄相关风险增加比较少，而且 PSC 白内障仅代表任何年龄段的一小部分晶状体浑浊，因此，观察到的 300% 的 RR 差异不太可能归因于年龄因素 [6]。

一项来自马来西亚队列的类似研究发现，职业性 X 线照射与介入心血管病医师的可检测到的后极晶状体病变存在明显的剂量 - 响应关系 [68]。由于护士的样本规模较小，未报告护士的剂量 - 响应关系。与年龄和性别相当、未受照的对照组（2/22,9%）相比，心血管病医师 [29/56（52%），$P < 0.001$] 和护士 [5/11（45%），$P < 0.05$] 的后极晶状体浑浊发病率存在明显差异。心血管病医师的晶状体浑浊 RR 为 5.7（95% CI：1.5 ～ 22），护士为 5.0（95% CI：1.2 ～ 21）。据报道，心血管病医师晶状体的终生平均累积职业照射剂量估计为 3.7Gy（0.02 ～ 43Gy），护士为 1.8Gy（0.01 ～ 8.5Gy）[6]。

上述两份报告的作者都认为，眼防护措施有利于限制晶状体受照的累积剂量，延迟介入心血管病学工作人员晶状体病变的发展 [13,67-68]。今后，良好设计的但规模更大的对介入放射工作人员（有受照史的良好记录和长期工作经历）进行的类似的流行病学研究可能会为这些假说提供更多的支持 [6]。

在心血管介入操作相对简单、工作负荷较低但透视设备也较为落后的 1984—1988 年所做的一项调查发现，心血管医师眼部年当量剂量可达 20 ～ 30mSv[11]。Martin[69] 基于大量调查得到的患者比释动能 - 面积乘积（P_{KA}）与操作者眼剂量的转换系数，估计出心血管医师平均每月实施 20 ～ 50 例 FGI 程序而未有效采取眼防护措施的情形下，眼晶状体的年剂量就有可能达到 20mSv（新剂量限值）。

我国职业性放射性疾病确诊病例分布中，辐射性白内障长期以来高居第二位（23.4%）[70]。从事介入放射学的医务人员与日俱增，工作负荷日趋繁重，重视和加强晶状体剂量评估和监测，对眼部提供有效的屏蔽防护应作为今后一项主要任务对待。研究表明，在介入放射学操作中，单独使用铅眼镜（0.75mmPb 当量）或一次性防散射屏蔽钨锑帘（0.25mmPb 当量），可分别使操作者晶状体剂量率降低 80% ～ 90% 和 80% ～ 96%，这两种防护方法联合应用则可使晶状体剂量率降低 96% 或更多；如在低剂量透视时应用悬吊式透明铅屏（0.5mmPb 当量），则无法用常规方法检测到操作者的晶状体剂量 [71]。

工作负荷较重的介入放射工作人员（包括医师和辅助人员），如果在术中不采取眼防护措施（最重要的是铅眼镜和悬吊式透明铅屏），就有可能存在工作若干年后罹患辐射性白内障的风险。反之，如果合理应用辐射防护设备和技术，则可以将眼晶状体的受照剂量保持在低于剂量限值以及辐射性白内障的剂量阈值的水平 [72]。

参考文献

[1] International Commission on Radiological Protection. Radiological protection in

medicine. ICRP Publication 105. Ann ICRP, 2007, 37（6）：1-63.

[2] 国际放射防护委员会．辐射与你的患者：执业医师指南．刘长安，高磊，译．北京：北京大学医学出版社，2006.

[3] International Commission on Radiological Protection. Radiological protection in paediatric diagnostic and interventional radiology. ICRP Publication 121. Ann ICRP, 2013, 42（2）：1-63.

[4] 国际放射防护委员会．国际放射防护委员会 1990 年建议书．国际放射防护委员会第 60 号出版物．李德平，孙世荃，陈明焌，等，译．北京：原子能出版社：1993.

[5] 国际放射防护委员会．国际放射防护委员会 2007 年建议书．国际放射防护委员会第 103 号出版物．潘自强，周永增，周平坤，等，译．北京：原子能出版社，2008.

[6] 国际放射防护委员会．关于组织反应的声明及正常组织器官的早期和晚期辐射效应：辐射防护中的组织反应阈剂量．国际放射防护委员会第 118 号出版物．刘强，李峰生，高玲，等，译．北京：中国原子能出版社，2014.

[7] 国际放射防护委员会．电离辐射的非随机性效应．国际放射防护委员会第 41 号出版物．程违，李元敏，译．北京：中国原子能出版社，1988.

[8] United Nations Scientific Committee on the Effects of Atomic Radiation. Sources, effects and risks of ionizing radiation. UNSCEAR 2013 Report. Vol Ⅱ. New York: United Nations, 2013.

[9] 国际放射防护委员会．多排探测器计算机 X 线体层摄影患者剂量控制，国际放射防护委员会第 102 号出版物．岳保荣，牛延涛，主译．北京：人民军医出版社，2011.

[10] National Council on Radiation Protection and Measurements. Radiation dose management for fluoroscopically guided interventional medical procedures. NCRP Report No. 168. Bethesda: NCRP, 2010.

[11] International Commission on Radiological Protection. Radiological protection in cardiology. ICRP Publication 120. Ann ICRP, 2013, 42（1）：1-125.

[12] International Commission on Radiological Protection. Avoidance of radiation injuries from medical interventional procedures. ICRP Publication 85. Ann ICRP, 2000, 30（2）：1-67.

[13] Kleiman NJ, Cabrera M, Duran G, et al. Occupational risk of radiation cataract in interventional cardiology. Invest Ophthalmol Vis Sci, 2009, 49（Suppl）：511.

[14] Vano E, Gonzalez L, Beneytez F, et al. Lens injuries induced by occupational exposure in non-optimized interventional radiology laboratories. Br J Radiol, 1998, 71（847）：728-733.

［15］ United Nations Scientific Committee on the Effects of Atomic Radiation. Report of the United Nations Scientific Committee on the Effects of Atomic Radiation 2010, Fifty-seventh session, includes scientific report: summary of low-dose radiation effects on health. New York: United Nations, 2011.

［16］ International Commission on Radiological Protection. Low-dose extrapolation of radiation-related cancer risk. ICRP Publication 99. Ann ICRP, 2005, 35（4）：1-141.

［17］ National Academy of Sciences（U.S.A）. Health risks from exposure to low levels of ionizing radiation: BEIR VII Phase 2. Washington DC: National Academy Press, 2006.

［18］ National Council on Radiation Protection and Measurements. Risk to the thyroid from ionizing radiation. NCRP Report No.159. Bethesda, MD: NCRP, 2008.

［19］ International Commission on Radiological Protection. Radiological protection in fluoroscopically guided procedures outside the imaging department. ICRP Publication 117. Ann ICRP, 2010, 40（6）：1-102.

［20］ International Commission on Radiological Protection. Pregnancy and medical radiation. ICRP Publication 84. Ann ICRP, 2000, 30（1）：1-39.

［21］ International Commission on Radiological Protection. Biological effects after prenatal irradiation（embryo and fetus）, ICRP Publication 90. Oxford : Pergamon Press, 2003.

［22］ Health Protection Agency, The Royal College of Radiologists, College of Radiography. Protection of pregnant patients during diagnostic medical exposures to ionising radiation, RCE-9. Chilton: HPA, 2009.

［23］ Stecker MS, Balter S, Towbin RB, et al. Guidelines for patient radiation dose management. J Vasc Interv Radiol, 2009, 20: S263-S273.

［24］ Balter S, Hopewell JW, Miller DL, et al. Fluoroscopically guided interventional procedures: a review of radiation effects on patients' skin and hair. Radiology, 2010, 254: 326-341.

［25］ Giordano S. Radiation-induced skin injuries during interventional radiography procedures. J Radiol Nurs 2010, 29: 37-47.

［26］ 中华人民共和国卫生部 . 放射性皮肤疾病诊断标准 : GBZ 106—2002. 北京 : 中国标准出版社 , 2002.

［27］ 中华人民共和国卫生部 . 放射性皮肤癌诊断标准 : GBZ 219—2009. 北京 : 中国标准出版社 , 2009.

［28］ International Atomic Energy Agency. Patient dose optimization in fluoroscopically guided interventional procedures. IAEA-TECDOC-1641. Vienna: IAEA, 2010.

［29］ Mackenzie I. Breast cancer following multiple fluoroscopies. Br J Cancer, 1965, 19: 1-8.

[30] Iye PS. Acute radiation injury caused by faulty X ray fluoroscopy during cardiac procedures. Health Physics, 1976, 31 : 385-387.

[31] Wright FW. A fluoroscopic burn to a patient's right hand sustained in removing a swing needle - a 22-year follow-up. Clin Radiol, 1978, 29: 347-351.

[32] Rehani MM, Ortiz-Lopez P. Radiation effects in fluoroscopically guided cardiac interventions—keeping them under control. Int J Cadiol, 2006, 109: 147-151.

[33] Shope TB. Radiation-induced skin injuries from fluoroscopy. Radio Graphics, 1996, 16: 1195-1199.

[34] American College of Radiology. Proceedings of the ACR/FDA workshop on fluoroscopy: strategies for improvement in performance, radiation safety and control. Washington, D.C.: ACR, 1992.

[35] Wagner LK, Eifel PJ, Geise RA. Potential biological effects following high X ray dose interventional procedures. J Vasc Interv Radiol, 1994, 5: 71-84.

[36] U.S. Food and Drug Administration（FDA）. Public health advisory: avoidance of serious X ray-induced skin injuries to patients during fluoroscopically-guided procedures. Rockville, MD: Center for Devices and Radiological Health, 1994.

[37] World Health Organization. Efficacy and radiation safety in interventional radiology. Geneva: WHO, 2000.

[38] Koenig TR, Wolff D, Mettler FA, et al. Skin injuries from fluoroscopically guided procedures: part 1, characteristics of radiation injury. Am J Roentgenol, 2001, 177（1）：3-11.

[39] Koenig TR, Mettler FA, Wagner LK. Skin injuries from fluoroscopically guided procedures: part 2, review of 73 cases and recommendations for minimizing dose delivered to the patient. Am J Roentgenol. 2001, 177（1）：13-20.

[40] Kawakami T. Chronic radiodermatitis following repeated percutaneous transluminal coronary angioplasty. Br J Dermatol. 1999: 141（1）：150-153.

[41] Ishikawa M, Soh I. Two cases of chronic radiodermatitis caused by cardiac catheterization.The Nishinihon Journal of Dermatology, 1999, 61（6）：731-736.

[42] Hara H. Chronic radiation dermatitis following coronary interventional radiology. Japanese Journal of Clinical Dermatology, 2001, 55（11）：852-854.

[43] Srimahachota A, Udayachalerm W, Kupharang T, et al. Radiation skin caused by percutaneous coronary intervention, report of 3 cases. Int J Cardiol, 2012, 154: 31-33.

[44] 王守力, 韩雅玲, 王斌, 等 . 开通冠状动脉完全闭塞性病变导致放射性损伤一例 . 中华心血管病杂志 , 2009, 37（12）：1138-1139.

[45] 马利祥, 王庆胜, 魏梅, 等 . 介入后放射性皮肤损伤一例 . 中国介入心脏病学杂志 , 2013, 21（1）：65.

[46] 董学庆，盖鲁粤. 冠状动脉介入治疗致放射性皮肤病一例. 中华劳动卫生职业病杂志, 2013, 31（8）：616-617.

[47] 牛庆国，周开建，陈岩，等. 一例介入治疗致放射性皮肤损伤的调查分析. 中国辐射卫生, 2010, 19（4）：436.

[48] Tsapaki V, Ahmed NA, AlSuwaidi JS, et al. Radiation exposure to patients during interventional procedures in 20 countries: initial IAEA project results. Am J Roentgenol, 2009 , 193（2）：559-569.

[49] 中华人民共和国国家质量监督检验检疫总局. 医用电气设备. 第 2-43 部分：介入操作 X 射线设备安全专用要求：GB 9706.23—2005/IEC 60601-2-43: 2000. 北京：中国标准出版社, 2005.

[50] Wagner LK, Archer BR. Minimizing risks from fluoroscopic radiation. 4th ed. TX: R.M.Partnership, 1997.

[51] Vano E, Arranz L, Sastre JM, et al. Dosimetric and radiation protection considerations based on some cases of patient skin injuries in interventional cardiology. Br J Radiol, 1998, 71: 510-516.

[52] IAEA/RPOP. 十大要诀：X 射线透视中职业人员的放射防护. [2015-05-20]. https://rpop.iaea.org/RPOP/RPoP/Content/Documents/Whitepapers/poster-staff-radiation-protection-cn.pdf.

[53] IAEA, ILO, ISRRT, ISR, IOMP, PAHO, WHO. Applying radiation safety standards in diagnostic radiology and interventional procedures using X rays. Safety Reports Series No. 39. Vienna: IAEA, 2006.

[54] Wiper A, Katira A, Roberts D H. Interventional cardiology: it's a hairy business. Heart, 2005, 91: 1432.

[55] 中华人民共和国国家卫生和计划生育委员会. 职业性放射性白内障的诊断：GBZ 95—2014. 北京：中国标准出版社, 2014.

[56] Ainsbury EA, Bouffler SD, Dorr W, et al. Radiation cataractogenesis: a review of recent studies. Radiat Res, 2009, 172（1）：1-9.

[57] Nakashima E, Neriishi K, Minamoto A. A reanalysis of atomic-bomb cataract data, 2000-2002: a threshold analysis. Health Phys, 2006, 90（2）：154-160.

[58] Neriishi K, Nakashima E, Minamoto A, et al. Postoperative cataract cases among atomic bomb survivors: radiation dose response and threshold. Radiat Res, 2007, 168（4）：404-408.

[59] Worgul BV, Kundiyev YI, Sergiyenko NM, et al. Cataracts among Chernobyl clean-up workers: Implications regarding permissible eye exposures. Radiat Res, 2007, 167（2）：233-243.

[60] FAO, IAEA, ILO, OCED/NEA, PAHO, WHO. International basic safety standards

for protection against ionizing radiation and for the safety of radiation sources, Safety Series No. 115. Vienna: IAEA, 1996.

[61] 中华人民共和国国家质量监督检验检疫总局 . 电离辐射防护与辐射源安全基本标准 : GB 18871—2002. 北京 : 中国标准出版社 , 2002.

[62] International Commission on Radiological Protection. ICRP statement on tissue reactions. ICRP ref 4825-3093-1464. [2015-05-20]. http://www.icrp.org/docs/ICRP%20Statement%20on%20Tissue%20Reactions.pdf.

[63] International Atomic Energy Agency. Radiation protection and safety of radiation sources: international basic safety standards-interim edition. IAEA Safety Standards Series GSR Part 3 (Interim). Vienna: IAEA, 2011.

[64] The Council of the European Union. Laying down basic safety standards for protection against the dangers arising from exposure to ionising radiation, and repealing Directives 89/618/Euratom, 90/641/Euratom, 96/29/Euratom, 97/43/Euratom and 2003/122/Euratom. Council Directive 2013/59/EURATOM of 5 December 2013. Official Journal of the European Union, 17.1.2014: L 13/1 ～ L 13/73.

[65] EU, FAO, IAEA, ILO, OCED/NEA, PAHO, UNEP, WHO. Radiation protection and safety of radiation sources: international basic safety standards. IAEA Safety Standards Series No. GSR Part 3. Vienna: International Atomic Energy Agency, 2014.

[66] Junk AK, Haskal Z, Worgul BV. Cataract in interventional radiology - an occupational hazard?. Invest Ophthalmol Vis Sci, 2004, 45 (Suppl. S2005)：388.

[67] Vano E, Kleiman NJ, Duran A, et al. Radiation cataract risk in interventional cardiology personnel. Radiat Res, 2010, 174: 490-495.

[68] Ciraj-Bjelac O, Rehani MM, SimKH, et al. Risk for radiation induced cataract for staff in interventional cardiology: is there reason for concern? Catheter Cardiovasc Interv, 2010: 76: 826-834.

[69] Martin CJ. What are the implications of the proposed revision of the eye dose limit for interventional operators? Br J Radiol, 2011, 84: 961-962.

[70] 王玉珍 , 王秀娥 . 全国职业性放射性疾病诊断现状及存在问题 . 中华放射医学与防护杂志 , 2002, 22 (4)：301-302.

[71] Thornton RH, Dauer LT, Altamirano JP, et al. Comparing strategies for operator eye protection in the interventional radiology suite. J Vasc Interv Radiol, 2010, 21 (11)：1703-1707.

[72] IAEA/RPOP. Radiation and cataract: staff protection. [2015-05-21]. https://rpop.iaea.org/RPOP/RPoP/Content/InformationFor/HealthProfessionals/6_OtherClinicalSpecialities/radiation-cataract/Radiation-and_cataract.htm.

4

介入放射学设备和设施的辐射安全

4.1 引言

各种透视引导介入（FGI）程序的临床目的和复杂程度千差万别，影像质量的需求不同，对患者和医务人员的辐射剂量及其潜在风险也存在显著差异。为了确定具体 FGI 程序所需的设备特征，有必要将 FGI 程序区分为"潜在高辐射剂量程序"和"非潜在高辐射剂量程序"。

如果一个 FGI 程序中有 5% 以上的病例参考点空气比释动能（$K_{a,r}$）超过 3000mGy 或空气比释动能 - 面积乘积（P_{KA}）超过 300Gy·cm^2（即介入术中患者剂量监测的首次通知阈值），则应归类为"潜在高辐射剂量程序"[1]。伴随这种高皮肤剂量的程序可能包括（但不限于）：经颈静脉肝内门体支架分流术（TIPS）、栓塞治疗（任何部位、任何病变）、脑卒中治疗、胆管引流、血管成形术（无论是否合并支架置入）、支架或移植支架置入、化疗药物栓塞、胃肠道出血的血管造影和介入治疗、颈动脉支架置入、心脏射频消融、置入复杂的心脏电生理装置、经皮冠状动脉介入治疗（单支血管或多支血管）[1-4]。在临床实践中，"潜在高辐射剂量程序"的归类决策可参考上述建议和相关文献，最好利用本医院的介入患者剂量数据集来确定某一具体程序类型是否划入"潜在高辐射剂量程序"[1]。

在综合考虑设备特性和计划用途的基础上，用于 FGI 程序的全部透视设备可相应分为两类：①适用于潜在高辐射剂量程序；②不适用于潜在高辐射剂量程序。国际电工委员会标准 IEC 60601-2-43：2000[5] 和 IEC 60601-2-43：2010[6] 适用于制造商声明适合长时间 FGI 操作的 X 射线设备；我国国家标准 GB 9706.23—2005[7] 等同采用 IEC 60601-2-43：2000[5]。应当使用符合这些标准的设备来实施潜在高辐射剂量程序。然而，即使一种介入操作类型被定义为潜在高辐射剂量程序，并采用了适合潜在高辐射剂量程序的设备，对每一具体患者所使用的辐射剂量超出达成临床目的所需的水平也是不正当的。

一些介入操作（例如中心静脉置管术）可用简单的影像设备在任何地点实施，需要的辐射剂量很小。有些操作可能需要使用高度专业化的设备在手术室或介入诊疗室内进行。潜在高辐射剂量程序中的一些操作类型（例如大血管重建）可能需要长时间的透视、大量影像采集和高剂量模式，使患者受到显著的辐射剂量，大多数 FGI 程序（例如神经血管介入和复杂的血管成形术）会程度不同地面临这种情况，通常需要特定的操作环境和为计划用途专门设计的设备。

合理设计、配置完善的介入诊疗室（导管室），可为有效实施患者诊疗和辐射防护提供优化的环境条件。设施应提供符合感染控制要求的清洁无菌环境，满足影像设备和防护设备所需的环境条件，应配备合适的辅助设备（例如麻醉机、高压注射器、生理检测仪、除颤器等）。在介入操作中，可能需要多名工作人员配合操作或管理不同的设备，设施应能为所有团队成员提供充足的工作空间，以确保医疗质量和尽可能降低医患双方的辐射风险。

在介入设施和设备的规划阶段，应认真分析临床需求和辐射防护的性能要求，并考虑未来工作负荷、操作类型和技术方面的可能变化，提供合理的费用预算资源。如果一所医院的介入设施和设备不能满足相应要求，可考虑与其他医院建立转诊协议，及时将需要接受潜在高辐射剂量程序的患者转诊到装备完善的有资质的医院[1]。

4.2　介入放射学设备配置

4.2.1　一般考虑

透视设备可能外观很相似，然而，不同用途所需的硬件、软件和配置设定常存在显著差异。如果在特定介入程序中使用部件或配置不当的设备，可能对患者或操作者产生潜在危害。设备供方应与用户的应用工程师、医学物理师和介入医师密切协作，使设备及其配置与拟议的操作类型相匹配。例如，心血管专用介入设备通常配有尺寸相对较小的影像接收器，具备透视和电影摄影功能。普通介入放射学设备则配有较大尺寸的影像接收器，以适应较大身体面积成像的需要，典型情况下具有透视和数字减影血管造影（DSA）功能。如果在腹部介入操作中使用专用心血管设备，为满足大解剖范围成像的需要，往往需要更多的透视或影像采集运行，会导致患者和操作者辐射剂量的增加。反之，普通介入放射学设备配备的大尺寸影像接收器，则会使对患者心脏的观察受到限制，损害心血管程序的临床性能[1]。

大多数 FGI 系统和移动式 C 形臂系统的配置应使 X 射线管相对于影像接收器而言更靠近地面（床下管系统），这样的配置可避免操作者头颈部遭受最强的散射辐射照射，仰卧位患者的乳腺组织也很少受到入射束的照射。如果在 FGI 程序中使用床上管系统，会显著增加患者和工作人员的辐射风险，应引起充分警惕。不提倡使用床上管系统来实施 FGI 程序[1,4,8-10]。

介入设备生产商应提供人性化的防护装备、降低辐射剂量的可行方法和提供适当的辐射剂量显示设备[9]。FGI 程序应使用专用介入放射学系统，其电气、机械、辐射安全和影像质量技术要求及测试方法应符合 IEC 标准或与之等效的国家标准的规定[5-7,11-17]。

FGI 设备应用高热容的 X 射线管，能够在高管电压和短时间状态下运行。发生器功率应不低于 80kW，应能提供大动态范围的管电流（mA）水平，以尽可能使补偿不同厚度所需的管电压峰值（kV$_p$）和曝光时间的变化幅度最小化[17]。应配备准直器，防散射滤线栅和附加滤过。附加滤过应能根据病人的体厚和机架的角度自动调节设置。透视曝光开关应为常断式开关，并配有透视限时装置。应配备能阻止使用焦皮距（FSD）小于 20cm 的装置。患者入射体表空气比释动能率应不超过 100mGy/min。在机房内应具备工作人员在不变换操作位置的情况下能成功切换透视和摄影功能的控制键[11]。

　　FGI 设备患者的医疗风险和辐射风险都不是微不足道的，为有效实施恰当的辐射风险管理措施，需要配备合适的透视系统。美国国家辐射防护与测量委员会（NCRP）基于 K$_{a, r}$ 或 P$_{KA}$ 的预期值，将 FGI 程序分为潜在高辐射剂量程序和其他程序两类，并提供了关于 FGI 设备一些关键性能建议（表 4-1）。对预期风险水平而言，如果透视系统不具备表 4-1 所建议的绝大多数性能，则不应用于潜在高辐射剂量 FGI 操作。应确保介入医师和有资质的医学物理师参与设备选型采购、验收、配置和设施规划过程[1]。

表 4-1　期望 FGI 设备关键性能的示例 [1]

设备特征	用于潜在高辐射剂量程序的要求 [a]	用于其他程序的可接受的特征
机械几何结构	等中心	依程序而定
透视模式	可调频率脉冲	持续或可调频率脉冲
附加滤过	自动滤过板	建议用固定滤过板，但不强制
准直调节	虚拟准直：在无辐射照射状态下可调	辐射照射状态下可调
解剖编程	配置图像产生和处理控制	建议，但不强制
数字透视	需要	高度推荐
数字影像采集	需要	需要
透视存储	动态循环回放	末帧图像保持（LIH）
辐射监测仪	K$_{a, r}$ 测量仪和 P$_{KA}$ 测量仪	K$_{a, r}$ 测量仪或 P$_{KA}$ 测量仪
可预设的辐射剂量水平警示装置（目前 FGI 设备未配备）	需要	依程序而定
床设屏蔽	需要	依程序而定
天花板悬吊式铅屏	需要	依程序而定
符合标准要求	参考文献 [5] ～ [7]	参考文献 [16]

注：[a] 如果一个 FGI 程序中有 5% 以上的病例 K$_{a, r}$ 超过 3000mGy 或 P$_{KA}$ 超过 300 Gy·cm^2，则应归类为"潜在高辐射剂量程序"。

对表 4-1 进一步补充说明如下：

（1）机械几何结构：为 FGI 操作的机架，X 射线管和影像接收器可围绕空间中的某一固定点（等中心）旋转。移动式 C 形臂系统和其他类型的透视设备可能没有真正的等中心。

（2）透视模式：透视过程中，辐射可能是连续或以重复脉冲发出的。操作者可以选择不同的脉冲频率。建议所有的 FGI 设备都能提供可调频率脉冲透视模式。虽然低剂量的 FGI 操作使用现有设备进行持续透视也是可以接受的，但是，新设备均应具备可调脉冲透视功能 [1,17]。

（3）附加滤过：自动能谱滤过可提供不同厚度的原子序数高于铝的 X 线束滤过板（铜滤板常用）。在典型情况下，滤过板的厚度随患者成像部位厚度、密度和 C 形臂机架角度的变化而自动改变。移动式 C 形臂设备一般未提供自动能谱滤过。一些固定安装的设备可能需要操作者人工选择滤过板厚度 [1]。鼓励使用楔形滤过板；楔形滤过板可以自动移入视野（FOV），遮挡不需要成像的区域（例如肺）[17]。

（4）准直调节：应当注意调节准直器，在影像接收器上提供一个无辐射的边界。利用虚拟准直功能，可以在调节准直器叶片时，在临床图像上以图形显示准直器叶片的位置。这一特征消除了准直调节过程中的患者受照 [1]。用于心血管程序的设备，最好能配置结合有圆形和椭圆形叶片的双形准直器，可以提供对心脏轮廓的适形射野准直 [17]。

（5）解剖编程：剂量率应设置在能满足临床需求前提下合理可行的最低水平。在 FGI 操作中辐射剂量和影像质量管理，需要控制影像发生和处理的大量参数。操作者使用解剖编程功能，可以通过选择患者成像部位和尺寸，方便地控制这些变量。

（6）数字采集：与数字化影像相比，非数字化成像的影像处理严重受限。基于胶片或模拟视频的图像无法满足大多数 FGI 操作的需求。只有非常简单的 FGI 操作中，模拟透视勉强可以接受。

（7）透视存储：使用末帧图像保持（LIH）功能，可以在松开脚踏开关后持续显示最后一帧透视图像，LIH 图像也可以贮存。动态循环特性则容许操作者选择贮存最近透视序列的 300 帧图像，贮存序列可循环回放。

（8）辐射检测仪：实时显示累积的 $K_{a,r}$ 和 P_{KA}，便于介入医师在术中动态评估患者的辐射风险。早年标准要求 P_{KA}、$K_{a,r}$ 显示值与真值的偏差不超过 ±50%[5,7]，对于新的介入设备，有关标准要求显示值与真值的偏差不超过 ±35%[6,10]。

（9）可预设的辐射剂量水平警示配置：目前 FGI 设备尚不具备可预设的辐射剂量水平警示配置。建议将首次通知阈值和显著辐射剂量水平（SRDL）作为默认值（见第 5 章）。将来，介入诊疗科室应当具备自主配置这类剂量水平警示的能力。

（10）床设屏蔽：这些屏蔽包括安装在诊疗床（导管床）侧面床杆上的向上延

伸的侧向屏蔽板和床下铅帘，床下铅帘应下垂至地面，一般情况下铅当量厚度不小于 0.5mm。移动式 C 形臂系统多数没有提供任何类型的辐射防护屏蔽。

（11）天花板悬吊式铅屏：一般情况下铅当量厚度不小于 0.5mm，可根据需要调节位置和方向。

（12）IEC 60601-2-43：2010[6] 规定，在有 X 射线产生的任何时刻，诊疗室内的音频警示信号应激活。最好能对不同操作模式提供不同音调的警示信号。

可以通过影像产生控制器设置的机器参数（例如，脉冲频率、脉冲宽度、X 射线管电压、滤过和焦点尺寸等），影像接收器的类型以及患者身材等诸多因素共同作用，决定患者体表入射空气比释动能、影像接收器上的辐射剂量和影像质量。对机器参数的合理调节有助于改善影像质量，降低对患者的辐射剂量[1]。

4.2.2　特定设备组件

在 FGI 操作中，可以通过合理透视设备的基本特性和剂量降低技术来实施剂量管理。对于某些类型的操作，高度专业的附加设备也有利于剂量管理。例如，已经有证据表明，在一些心脏电生理程序中使用遥控磁导航导管可减少辐射剂量[1]。

FGI 设备控制台上应能显示管电压、管电流、焦点大小、过滤、源 - 影像接收器距离（SID）、照射野的大小、曝光时间、辐射剂量（最好是能显示 PSD，否则至少显示 $K_{\alpha,r}$ 或 P_{KA} 之一，）等参数，剂量参数指示精度应在 ±35 % 以内。潜在高辐射剂量程序应当使用专门为此目的设计的整合了现代降低辐射和剂量测量技术的透视设备，设备应符合 IEC 60601-2-43[5-7] 对于基本安全和必要性能的要求。常规用于潜在高辐射剂量程序的 FGI 设备，应配备 $K_{\alpha,r}$ 和 P_{KA} 测量装置；如未配备，则应升级加装 $K_{\alpha,r}$ 和 P_{KA} 测量装置，或予以淘汰，改用符合要求的现代设备[1,5-7,16]。所有辐射测量装置均应依法校准或检定[18]。

有些类型的介入操作（例如静脉通路程序），几乎总是以极低的辐射量来成功实施，伴随的辐射风险很小，仅在罕见的例外情形下产生足以引起关切的高辐射剂量。对于这类操作，没有必要采用广泛的剂量降低技术，使用非 FGI 专用透视设备也可能是安全的。然而，谨慎起见，对于所有的 FGI 程序都应尽可能使用融合了剂量降低和剂量监测技术的设备。如果可行，应尽早淘汰不符合标准要求的设备。长期目标是，在所有的 FGI 程序中使用可合理达到的尽可能低的剂量[1]。

陈旧型号的透视系统电源在 X 射线产生时伴有噪音，噪音的变化通常取决于技术条件（例如，脉冲和剂量率）。现代透视系统已经消除了这种噪音。为优化个人防护，参与 FGI 程序的工作人员应当了解何时有 X 射线发生，缺乏意识可导致工作人员的意外受照。系统应在透视和影像采集时持续提供不同音调的声音信号，以提醒工作人员辐射正在发生，以及使用的是哪一种操作模式[1]。

对透视脚踏开关用途和操作缺乏了解的工作人员，如果无意中踩到或站在脚踏开关上，推车或其他设备碾过脚踏开关，皆有可能使系统意外产生辐射。在设备控制面板上应当提供一个附加的安全开关，最好能在控制台和床侧分别安装一个安全开关。安全开关激活后可防止 X 射线发生。在控制面板上应提供安全开关激活状态的清晰的指示。安全开关不应提供其他任何功能，该开关的操作应不能由其本身开始加载状态 [5-7]。使用外部门联锁电路和一个墙设开关，就可以让既有设施很容易地增加安全开关功能。对任何因工作职责需要可能进入介入诊疗室的员工（包括介入医师、护士、麻醉师、技师、清洁工和物资供应人员）均应提供这一安全特性的培训，并鼓励他们实际使用这一安全功能 [1]。

4.2.3 用于儿童介入程序的特定设备组件

儿童介入操作中，面临的挑战迥异于成人，应合理设计、配置和选择使用有关设备部件和技术因素。应当利用脉冲辐射来控制幼童更显著的运动性模糊，成人理想的最大脉冲宽度设置为 8ms，幼童的理想脉冲宽度应不超过 5ms[1,19]。对于新生儿和婴幼儿，影像采集帧率应能扩展到不低于每秒 60 帧，以适应其更快的心率 [17]。解剖编程的默认设置往往是基于成人身材，未必适合儿童介入操作 [1]。用于儿童介入操作的设备，应考虑附加适当的固定措施，自动亮度控制（ABC）系统和解剖编程设计中最好能提供操作者可选择的"儿童模式"[17]。

防散射滤线栅可使患者组织吸收剂量增加 1 ～ 4 倍。对婴幼儿散射辐射量很小，移除滤线栅后所致剂量降低（可降低 1/2 ～ 3/4）的利益不会被影像质量稍差所抵消，故不需要滤线栅，但十几岁的儿童体格发育已使得散射增加，防护最优化不要求移除滤线栅 [10]。因此，应保证不用工具便利地拆卸滤线栅的配置，这在儿科应用中非常重要 [5-7,17]。

对婴幼儿细小的解剖结构和细微的介入器材的成像，需要良好的高对比分辨力。使用更小尺寸的焦点，可以显著改善影像质量。典型的双焦点 X 射线管的最小焦点尺寸（0.5mm）超出了幼童所需。当使用三焦点（0.3mm、0.6mm 和 1mm）X 射线管的最小焦点（0.3mm）时，高对比分辨力会明显改善。因此，用于儿科介入的发生器应当支持至少三焦点的 X 射线管 [1,17,19]。

与成人类似组织相比，儿童软组织的低目标对比度需要更多的增强。对比度取决于血管直径和血管内碘对比剂的浓度。为了取得足够的目标对比度，血管直径越小，需要的对比剂浓度越高。但是，儿童可耐受的碘负荷严重受限（320 ～ 350mg/ml，每千克体重 4 ～ 6mg），每次介入操作中只能注射约 6 次碘对比剂。因此，许多儿童介入程序中使用双向（双面）系统，其优点是，一次碘对比剂注射，可同时获取两个不同投照方向的透视或采集模式的图像。双向系统的缺点是，在患者周围增加了大体积的硬件，有时会妨碍操作；购置和维护费用也较高 [1,19]。

由于儿童一些疾病的病理生理状态与成人有很大不同，需要更大尺寸（例如 30cm）的影像接收器。例如，某些儿童心脏病的介入操作中需要同时显示心脏和双肺的影像。大尺寸影像接收器可提供更广泛解剖结构的覆盖，但是，影像质量将随着视野（FOV）的增大而降低，也将使 C 形臂可达到的射线束角度受到限制。在选择影像接收器的规格时，应仔细权衡这些因素 [1,19]。

4.3　介入放射学设施设计要求和辐射屏蔽

4.3.1　引言

介入放射学设施的选址和设计时，必须考虑：可能影响对辐射发生器的安全管理和控制的因素；可能影响辐射发生器引起的职业照射和公众照射的因素；在工程设计中考虑上述因素的可行性 [20]。选址和布局应综合考虑操作类型、工作负荷、设施内外的人流物流。在设计时应综合运用与降低剂量相关的三个因素（时间、距离和屏蔽），优化职业照射和公众照射的防护 [17]。图 4-1 提供了 FGI 设施平面布局的一个示例。

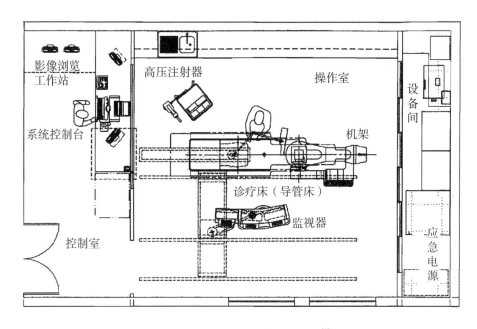

图 4-1　FGI 设施平面布局的示例 [1]

4.3.2　介入诊疗室

一个使用面积充足的介入诊疗室（导管室、手术室、造影室）有很多优点：使可能到达工作人员驻留区和公共区域的次级辐射（泄漏和散射辐射）水平降低，因而建筑物所需屏蔽厚度也会减少；方便坐轮椅或躺在平车上的患者的出入；为辅助设备提供更为充裕的空间；便于设备和人员在术中的移动；有助于减少时间和照射；可以使诊疗室内的工作人员有条件尽可能远离患者（散射辐射源），站在安全的位置进行操作[9,17,21-22]。为满足天花板悬吊式设备（例如悬吊式 C 臂、监视器和防护屏）的安装和操作需求，诊疗室也应当有足够的天花板高度（2.99～3.05m）[21,23]。

GBZ 130—2013[11]规定，单管头和双管头 X 射线机机房的最小有效使用面积分别为 20m^2 和 30m^2，这样的机房面积对于放射诊断需要来说勉强可以接受，但对 FGI 诊疗室而言可能远远不够。成像设备厂家型号不同，机房面积的需求也有差别，例如，双向系统可能需要更大的空间。美国心脏病学院（ACC）和美国心脏协会（AHA）[21]推荐介入诊疗室使用面积约 47m^2（大于 56m^2 更佳），不小于约 37m^2。世界卫生组织（WHO）[8]建议介入诊疗室使用面积应不低于 40m^2。ICRP 第 120 号出版物[23]建议介入诊疗室面积不低于 50m^2。在规划阶段，需要综合考虑设备安装、操作类型、工作负荷、人流物流、辐射防护、感染控制、辅助设备等多种因素及可能的变化。

开展心血管疾病介入诊疗的血管造影室应满足下列基本条件：①符合辐射防护及无菌操作条件。②配备 800mA，120kV 以上的心血管造影机，具有电动操作功能、数字减影功能和"路图"功能，影像质量和放射防护条件良好；具备医学影像管理系统（PACS）。③能够进行心、肺、脑抢救复苏，有氧气通道、麻醉机、除颤器、吸引器、血氧检测仪等必要的急救设备和药品。④有存放导管、导丝、造影剂、栓塞剂以及其他物品、药品的存放柜，有专人负责登记保管。⑤开展冠心病介入治疗还必须配备主动脉内球囊反搏仪，以及心血管有创压力监测仪；开展先天性心脏病介入治疗还必须配备血氧饱和度监测仪；开展心内电生理检查和心律失常介入治疗还必须配备八导联以上（含八导联）的多导电生理仪[24]。

开展神经血管介入诊疗的介入手术室（造影室）应满足下列基本条件：①符合辐射防护及无菌操作条件。有菌区、缓冲区及无菌区分界清晰，有单独的更衣洗手区域。②配备数字减影血管造影机，具有"路图"功能，影像质量和放射防护条件良好；具备医学影像管理系统。③具备气管插管和全身麻醉条件，能够进行心、肺、脑抢救复苏，具备供氧系统、麻醉机、除颤器、吸引器、血氧监测仪等必要的急救设备和药品。④具备存放导管、导丝、造影剂、栓塞剂以及其他物品、药品的存放柜，有专人负责登记保管[25]。

开展外周血管介入诊疗的介入手术室（造影室）应满足下列基本要求：①符合辐射防护及无菌操作条件。有菌区、缓冲区及无菌区分界清晰，有单独的更衣洗手区域。②配备有数字减影功能的血管造影机，配备心电监护。③具备存放导管、导丝、造影剂、栓塞剂以及其他物品、药品的存放柜，有专人负责登记保管[26]。

开展综合介入诊疗的介入手术室（造影室）应满足下列基本要求：①符合辐射防护及无菌操作条件。有菌区、缓冲区及无菌区分界清晰，有单独的更衣洗手区域。②配备有数字减影功能的血管造影机，配备心电监护。③具备存放导管、导丝、造影剂、栓塞剂以及其他物品、药品的存放柜，有专人负责登记保管[27]。

介入诊疗室应提供稳定可靠的电力供应，并与应急供电系统相连接。至少安装

10 个电源插座，电线在地板下、墙体内和天花板内分隔放置。供电系统的安装应严格遵守国家有关规定，以确保任何情况下患者和工作人员的人身安全[8,17]。

X 射线设备的类型应适合拟开展的具体介入诊疗[24-27]的临床需要。应避免选用床上管配置的透视系统（会使操作者的头颈部受到高水平的散射辐射照射，手部也可能会受到额外的照射）[1]。必须保证在不移动患者的情况下可以改变 X 射线束的方向；可以方便地将设备从诊疗床（导管床）上移开，便于采取急救措施[8]。

介入诊疗室的专用 X 射线设备普遍配备有附属的天花板悬吊式铅屏和床下铅帘，但是，这些附属屏蔽罕见于手术室使用的移动式设备。手术室使用这类附属屏蔽虽然在临床操作上有一些困难，但并非不能克服。应当鼓励制造商开发适合手术室环境下使用同时不过度妨碍临床操作的附属屏蔽设备，用户也应当积极考虑对手术室所用透视系统加装附属屏蔽设备的可行性[28]。

禁止对介入诊疗室的任何入口设置中断 X 射线产生的门机联锁[1,5-7,17]。门机联锁固然消除了 X 线出束状态下室外人员开门时的意外受照，但是，介入成像过程中关键时段的中断可能对患者造成严重后果。血管造影序列的意外中断，可能会需要追加注射对比剂再次成像，使患者受到不必要的附加照射。介入装置操作过程中透视引导定位的中断，则需要再次透视，或引发操作失误，例如，支架的放置位置不当可导致血管堵塞或狭窄，视所治疗的血管不同，严重时可诱发卒中、心肌梗死或肾衰竭。封堵装置或栓塞剂的操作失误可能导致非目标血管的堵塞，引发严重的临床后果[1,17]。透视过程中，介入诊疗室门口的空气比释动能率一般低于 0.1μGy/s，在这样低的照射水平，安装门机联锁的辐射防护利益与显著的患者潜在风险相比，是得不偿失的。但是，在介入操作过程中，除非需要紧急进入，应当保持闭门状态[1,17]。介入诊疗室每一个入口的门外均应设置醒目的工作状态指示灯，灯箱处应设警示语句。对工作状态指示灯应定期测试和保养，以有效避免在 X 射线出束状态时可能的人员误入[1,11,17]。

应对介入诊疗室内的所有工作人员提供 X 射线出束状态的明确指示，提醒他们采取必要的个人防护措施。由于一些透视设备在透视和影像采集时不发生噪音，也没有提供不同音调的警示音，工作人员不能依赖声音信号来判断是否正有 X 射线产生。由于患者影像在辐射照射停止后可以保留或动态循环回放，显示器上出现的静态或动态图像也不能作为 X 射线出束状态的视觉指示，一些工作人员的位置也可能无法看到监视器画面。一些设施中，室内光线可在 X 射线出束时自动变暗，但也可能根据操作者的个人习惯手动连续或分段调节照明亮度。基于上述原因，应当在介入诊疗室内多个位置安装警示灯，在 X 射线产生期间保持常亮，使介入诊疗室内任意位置的工作人员都能轻易地看到警示灯的显示状态[1]。

4.3.3　控制室

带有宽幅铅玻璃窗的控制室与诊疗室毗邻且有出入通道（图 4-1），有效使用面积应不小于 9m²，最好能达到 14m² 以上，天花板高度 2.44m 即可满足需要[21]。X 射线控制台、影像记录装置、生理监控记录装置和计时器等不需要介入医师直接操作的设备应该放置在控制室的适当位置，可容许无需靠近患者直接实施或辅助介入操作的人员在不受到辐射照射的环境中监控患者和设备，这一设计特性对教学医院尤其有用。控制室与诊疗室之间顺畅的通讯联络系统，也可以使一些工作人员安全停留在控制室，仅在需要时进入诊疗室[1,8,23]。

4.3.4　其他配套设施及设备

心血管介入、神经血管介入、外周血管介入和综合介入诊疗需配套的重症监护室、医学影像科的基本要求见参考文献 [24] ～ [27]，均需具备院内安全转运重症患者的措施和设备。

4.3.5　介入 X 射线设备机房的辐射屏蔽要求

介入诊疗室（以下称介入 X 射线设备机房）的墙壁、顶棚、地板（不含下方无建筑物的）、门和窗（含观察窗）应有足够的屏蔽厚度，确保机房外（含控制室）人员可能受到照射的年有效剂量不大于 0.25mSv（相应的周有效剂量不大于 5µSv），距机房屏蔽体外表面 0.3m 处空气比释动能率不大于 2.5µSv/h（透视条件下检测，连续出束时间应大于仪器响应时间）[11]。

GBZ 130—2013[11] 规定，介入 X 射线设备机房所有方向的屏蔽防护铅当量厚度均不应小于 2mm。在屏蔽厚度设计和施工时，应在满足 GBZ 130—2013[11] 中规定的屏蔽防护铅当量厚度基础上，依据机房结构、X 射线设备技术参数、工作负荷和建设单位的年有效剂量管理目标值进行具体核算。如屏蔽防护核算值大于标准规定的屏蔽防护铅当量厚度，则应按照核算值进行施工[29]。

介入诊疗室内经常需要进行较长时间的透视和大量影像采集，工作负荷较高，有用线束的投照方向经常变化。在双管头或多管头的场合，需要对每一 X 射线管分别评估，对辐射防护屏障的设计应当保证源于所有 X 射线管的总空气比释动能率不超过屏蔽设计目标值[30]。NCRP 方法[30] 和 BIR（英国放射学研究所）方法[31] 是 X 射线影像设施屏蔽计算最常用的两种方法。但是，应当注意到，对导管室提供相同防护效果所需的屏蔽铅当量厚度进行计算，用 BIR 方法计算出的所需的铅当量厚度显著低于基于 NCRP 方法的计算值。计算结果的差异主要源于对距离患者 1m 处散射辐射水平的估计——BIR 方法基于欧洲多中心调查结果的数值显著低于 NCRP 的估计值；两种方法对工作负荷的估计值也不一致[32]。在屏蔽计算时，应当谨慎选择合理的方法，尽可能采用能反映本项目实际情况的数据而非泛泛的"国家"数据，充分考虑操作类型和工作负荷的可能变化[17]。

应合理设置机房的门、窗和管线口位置，机房的出入门和观察窗应与同侧墙具有同等的屏蔽防护。观察窗应略大于窗口，放置窗与墙体接壤缝隙泄漏辐射。通往机房的电器和通风管道应避开人员驻留位置，并采取弧式或多折式管孔[11,17,33]。

　　FGI 程序中，工作人员常需要靠近患者和 X 射线源进行操作。除了建筑屏蔽之外，悬吊式铅屏和床侧铅帘等辅助防护屏障也是不可或缺的。这些辅助防护屏障的设计和安装应保证在不妨碍医疗活动（例如无菌要求）的前提下，尽可能降低工作人员所受剂量[17]。X 射线设备在确保悬吊式铅屏和床下铅帘等防护设施正常使用的情况下，按 GBZ 130—2013[11] 附录 B 中 B.1.2 的要求，在透视防护区测试平面上（图 4-2）的空气比释动能率应不大于 400μGy/h。

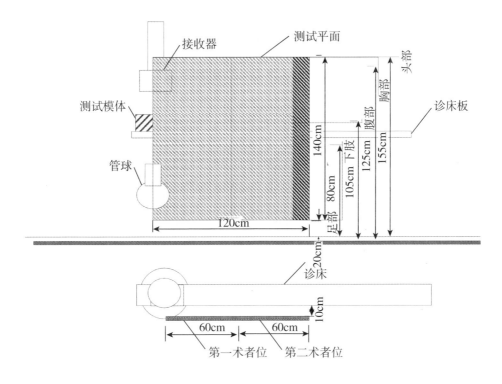

图 4-2　介入放射学设备、近台同室操作的 X 射线机透视防护区测试点示意图[11]

　　在 FGI 术中任何可能的期间，那些常规负责患者临床监护的工作人员应该留在控制室。然而，术中也可能需要麻醉师、护士或其他相关人员进入介入诊疗室履行工作职责。对这些主要负责患者临床监护的人员，应考虑提供固定式或移动式落地铅屏风，铅屏风可以全透明或半透明，高度至少 2m。铅屏风的设计和摆位应在确保不妨碍临床监护的前提下，处在屏风之后不穿戴防护衣具的任何个人所受年有效剂量不大于 1mSv。但是，这些主要在铅屏风之后工作的人员，也应接受个人剂量监测，以确认铅屏风的防护效能，并检测人员在未处于铅屏风之后的介入诊疗室内其他位置工作时所受的照射[1]。在影像采集模式运行时介入医师也可以站在铅屏风之后。

参考文献

［1］ National Council on Radiation Protection and Measurements. Radiation dose management for fluoroscopically guided interventional medical procedures. NCRP Report No. 168. Bethesda: NCRP, 2010.

［2］ Stecker MS, Balter S, Towbin RB, et al. Guidelines for patient radiation dose management. J Vasc Interv Radiol, 2009, 20: S263-S273.

［3］ U.S. Food and Drug Administration（FDA）. Public health advisory: avoidance of serious X ray-induced skin injuries to patients during fluoroscopically-guided procedures. Rockville: Center for Devices and Radiological Health, 1994.

［4］ Miller DL, Balter S, Schueler BA, et al. Clinical radiation management for fluoroscopically guided interventional procedures. Radiology, 2010, 257（2）：321-332.

［5］ International Electrotechnical Commission. Medical electrical equipment. Part 2-43: Particular requirements for the safety of X-ray equipment for interventional procedures. IEC 60601-2-43: 2000. Geneva: IEC, 2000.

［6］ International Electrotechnical Commission. Medical electrical equipment. Part 2-43: Particular requirements for the safety of X-ray equipment for interventional procedures. IEC 60601-2-43: 2010. 2nd ed. Geneva: IEC, 2010.

［7］ 中华人民共和国国家质量监督检验检疫总局 . 中国国家标准化管理委员会 . 医用电气设备：GB 9706.23—2005/IEC 60601-2-43: 2000. 第 2-43 部分：介入操作 X 射线设备安全专用要求 . 北京：中国标准出版社，2005.

［8］ World Health Organization. Efficacy and radiation safety in interventional radiology. Geneva: WHO, 2000.

［9］ International Commission on Radiological Protection. Avoidance of radiation injuries from medical interventional procedures. ICRP Publication 85. Ann ICRP, 2000, 30（2）：1-67.

［10］ IAEA, ILO, ISRRT, ISR, IOMP, PAHO, WHO. Applying radiation safety standards in diagnostic radiology and interventional procedures using X rays. Safety Reports Series No. 39. Vienna: IAEA, 2006.

［11］ 中华人民共和国国家卫生和计划生育委员会 . 医用 X 射线诊断放射防护要求：GBZ 130—2013. 北京：中国标准出版社，2013.

［12］ 中华人民共和国国家质量监督检验检疫总局 . 中国国家标准化管理委员会 . 医用成像部门的评价及例行试验：GB/T 19042.3—2005/IEC 61223-3-3: 1996. 第 3-3 部分：数字减影血管造影（DSA）X 射线设备成像性能验收试验 . 北京：中国标准出版社 , 2005.

[13] 国家质量监督检验检疫总局 . 医用诊断数字减影血管造影（DSA）系统 X 射线辐射源 : JJG 1067—2011. 北京 : 中国计量出版社 , 2011.

[14] 国家食品药品监督管理局 . 医用血管造影 X 射线机专用技术条件 : YY/T 0740—2009. 北京 : 中国标准出版社 , 2009.

[15] 国家食品药品监督管理局 . 移动式 C 型臂 X 射线机专用技术条件 :YY/T 0744—2009. 北京 : 中国标准出版社 , 2009.

[16] U.S. Food and Drug Administration（FDA）. Performance standards for ionizing emitting product: fluoroscopic equipment. 21 CFR Part 1020.32. 2013-04-01. http://www.accessdata.fda.gov/scripts/cdrh/cfdocs/cfcfr/CFRSearch.cfm?fr=1020.32.

[17] International Atomic Energy Agency. Radiation protection and safety in medical uses of ionizing radiation. Draft Safety Guide No. DS399. 2014-11-25 [2015-03-03]. http://www-ns.iaea.org/downloads/standards/drafts/ds399.pdf.

[18] United Nations Scientific Committee on the Effects of Atomic Radiation. Sources and effects of ionizing radiation. UNSCEAR 2008 Report. Vol Ⅰ. New York: United Nations, 2010.

[19] Strauss KJ. Pediatric interventional radiography equipment: safety considerations. Pediatr Radiol, 2006, 36（Suppl 2）：126-135.

[20] EU, FAO, IAEA, ILO, OCED/NEA, PAHO, UNEP, WHO. Radiation protection and safety of radiation sources: international basic safety standards. IAEA Safety Standards Series No. GSR Part 3. Vienna: International Atomic Energy Agency, 2014.

[21] American College of Cardiology/American Heart Association Ad Hoc Task Force on Cardiac Catheterization（ACC/AHA）. ACC/AHA guidelines for cardiac catheterization and cardiac catheterization laboratories. J Am Coll Cardiol, 1991, 18: 1149-1182.

[22] Strauss KJ. Interventional suite and equipment management: cradle to grave. Pediatr Radiol, 2006, 36（Suppl 2）：221-236.

[23] International Commission on Radiological Protection. Radiological protection in cardiology. ICRP Publication 120. Ann ICRP, 2013, 42（1）：1-125.

[24] 中华人民共和国卫生部 . 卫办医政发 [2011]107 号 . 卫生部办公厅关于印发《心血管疾病介入诊疗技术管理规范（2011 年版）》的通知 . 2011-08-12. http://www.moh.gov.cn/mohyzs/s3586/201108/52674.shtml.

[25] 中华人民共和国卫生部 . 卫办医政发 [2012]89 号 . 卫生部办公厅关于印发神经血管介入诊疗技术管理规范的通知 .2012-07-09. http://www.moh.gov.cn/mohyzs/s3585/201207/ 55438.shtml.

[26] 中华人民共和国卫生部 . 卫办医政发 [2012]8 号 . 卫生部办公厅关于印发外周

血管介入诊疗技术管理规范的通知 . 2012-07-09. http://wsb.moh.gov.cn/mohyzs/s3585/201207/55437.shtml.

[27] 中华人民共和国卫生部 . 卫办医政发 [2012]87 号 . 卫生部办公厅关于印发综合介入诊疗技术管理规范的通知 . 2012-07-09. http://www.moh.gov.cn/mohyzs/s3585/201207/55436. shtml.

[28] International Commission on Radiological Protection. Radiological protection in fluoroscopically guided procedures outside the imaging department. ICRP Publication 117. Ann ICRP, 2010, 40（6）：1-102.

[29] 上海市卫生和计划生育委员会 . 上海市卫生计生委关于印发《上海市贯彻实施〈医用 X 射线诊断放射防护要求〉（GBZ 130—2013） 及相关标准的意见》的通知 . 2014-09-19. http://www.shanghai.gov.cn/shanghai/node2314/node2319/node12344/u26ai40284.html.

[30] National Council on Radiation Protection and Measurements. Structural shielding design for medical X-ray imaging facilities. NCRP Report No. 147. Bethesda: NCRP, 2004.

[31] Sutton DG, Martin CJ, Williams JR, et al. Radiation shielding in diagnostic radiology. 2 ed. London: British Institute of Radiology, 2012.

[32] International Atomic Energy Agency. Diagnostic radiology physics: a handbook for teachers and students. Vienna: IAEA, 2014.

[33] 香港特别行政区卫生署放射卫生部 . 对于医学、牙科及兽医诊断用 X 射线设施的保护屏蔽设计指引 . [2015-05-21]. http://www.info.gov.hk/dh-rhu/Pub7_chinese.pdf.

5

患者的辐射防护

5.1 正当性判断

对于计划照射情况而言，正当性判断（justification）是确定某一实践在总体上是否有益，即采用或继续进行该实践对个人和社会的预期益处是否超过该实践所致危害（包括辐射危害）的过程[1-2]。

医疗照射（medical exposure）是指患者（包括不一定患病的受检者）因自身医学诊断或治疗所受的照射、知情但自愿照料和抚慰患者的人员（不包括施行诊断或治疗的医务人员）所受的照射，以及生物医学研究计划中的志愿者所受的照射[1-4]。

医疗照射在本质上是患者在不同程度知情同意情况下自愿接受的，患者个人是直接健康利益的受益者，同时也是辐射危害的承受者。确保对患者利大于弊，净效益为正，是医疗照射的首要目标，同时应恰当地考虑对放射工作人员和其他人员的辐射照射危害。由于医用辐射实践的独特性质，对患者的医疗照射，需要采取与其他计划照射情况不同的、更加细致的正当性判断方法[3-4]。

为使一项医用辐射实践正当化所需的分析，通常是以经验、专业判断和常识为依据，然而，现在已经存在量化的决策技术，在具备所需信息和数据时，也应予以考虑。国际放射防护委员会（ICRP）第 73 号出版物[3]提出，在辐射的医学应用中，正当性原则适用于三个层次。ICRP2007 年建议书[1]、第 105 号出版物[4]中沿用了原有的层次划分，并补充了新的资料和例证。

在第一个层次上，也是最基本的层次上，医疗活动中恰当地应用电离辐射被普遍认为益处大于危害，当前已将其正当性视为理所当然的，无需赘述。

在第二个层次上，针对特定对象的特定医疗程序已被认为是正当的，例如，对已有相应症状的患者以及对可被检出和治疗的某一疾病高危人群所做的胸部 X 射线摄影。本层次的正当性，旨在判断某种放射诊疗程序是否有助于改善诊断和治疗效果，是否可以提供受照者的必要医学信息。放射诊疗程序的一般正当性的确认，是国家专业机构的职责，需与国家卫生和辐射防护审管部门、相关国际组织配合进行[1-5]。医疗程序的总利益，不仅包括对患者带来的直接健康利益，而且包含患者家庭和社会的受益。对于现有医疗程序和新技术的风险和效能，可利用的信息在不断增多，因而应对所作决定进行适时的审议。新型介入操作技术应当经过适当的、客观的试验（通常应当是正式研究项目的一个组成部分）且证明确实有效之后方可用于常规临床工作，每一项新操作技术的评估都应包括辐射剂量及其后果[6]。

在第三个层次上，应证明应用于患者个体的特定放射诊疗程序是正当的（利大于弊）。因此，应当由执业医师在考虑照射的具体医疗目标和受照者个人特征的基础上，事先对所有个人的医疗照射的正当性作出明确判断[3-4]。对每一例患者开具介入放射学程序申请单前都应进行正当性判断。依次考虑如下：拟议程序应有足够的净利益；在能取得相同净利益的情况下，应尽可能采用非电离辐射的替代方法（例如超声、磁共振或内镜）；在无替代方法时，应权衡利弊，仅当拟议程序给受诊疗的个人带来的利益大于可能引起的辐射危害时，才是正当的[2,5-6]。

必要时，必须通过介入医师和申请医师之间的磋商来确定对个体患者进行拟议介入程序的正当性，尤其是对于孕妇和儿童，要考虑到：请求的适当性；程序的紧迫性；拟议介入程序的特性；个体患者的特征；患者以往接受放射诊疗程序的相关信息[2,6]。对于复杂病例，应当通过多学科团队（MDT）或联合会诊机制，共同讨论和确定恰当的治疗方式[7-8]。

对育龄妇女进行介入诊疗前，应明确是否已怀孕，并了解月经情况，诊疗应控制在月经来潮后的10天以内进行，或在诊疗前进行妊娠试验。除非在临床上有充分理由，要避免对已怀孕或可能怀孕的妇女进行会引起下腹部或骨盆受到直接照射的介入程序；在临床情况允许的前提下，可考虑将介入程序推迟到分娩之后。如确需实施介入程序，应尽可能在医学物理师的帮助下，对程序可能导致的胚胎或胎儿剂量及其潜在辐射风险作出预评估，进行恰当的利益 - 风险分析，探讨对程序进行必要调整使得胚胎或胎儿很少或不会直接受照的可行性。当临床上可行时，可通过使用低剂量透视模式、限制摄影数量、线束准直等降低剂量的措施，确保胚胎或胎儿剂量最小化[9]。ICRP已声明，一般情况下，在胎儿吸收剂量小于100mGy时因考虑辐射风险而作出终止妊娠的决定是不具有正当性的[1,4]。

在对 X 射线透视引导介入（FGI）程序进行利益 - 风险评估时，应综合权衡预期患者健康利益（延长寿命、缓解疼痛、减轻焦虑、改善功能、相对于开放性手术的优势等）、程序本身的风险（并发症、发病率、死亡率、在接受程序时经历的焦虑和疼痛、漏诊或误诊、工作时间的损失等）及辐射风险（个人和社会的随机性效应风险、个人的确定性效应风险、妊娠风险）[9-10]。仅在预期临床利益大于包括辐射风险在内的全部风险的情况下，才认为该程序具有正当性。介入放射学正当性判断和利益 - 风险评估的具体方法见参考文献[9]的 2.4 和附录 B。利益 - 风险评估应当贯穿整个介入程序的始终：从初步考虑对特定患者安排程序开始，直到程序已完成或终止[9]。

初始分析将确定是否对患者实施某一程序，不仅应考虑拟议程序的利害，还应考虑不实施该程序的固有利害和替代程序的利害。如果预期利益小于估计的风险，一般情况下不应实施该程序。但是，在不存在替代方法、介入治疗成功会带来显著健康利益而不实施介入程序预后很差的情况下，仍可实施该程序[9-10]。

在术前，如患者情况发生变化，或出现新的信息，则应重新进行利益 - 风险评估 [9]。

术中应继续进行利益 - 风险评估。一些不利因素（包括对比剂用量、患者或病变的解剖特征、患者的耐受性和合作能力、临床情况的变化、与导丝、导管和支架操作相关的技术因素等）可能会迫使程序调整或中断。辐射风险应作为术中持续评估的一部分，但绝对不能视为最重要的一部分。如果在达成临床目的之前终止手术，则所有已受到的剂量只会增加辐射风险而不带来任何临床利益。对于辐射风险的管理，可参照当前临床上用于对比剂负荷所致肾衰竭风险管理的类似方式，相应行动包括：术前预估风险水平；术中监测辐射剂量；受照剂量增加时如有可能限制所用辐射剂量；如需在手术成功前调整或终止程序，应慎重权衡与相关临床风险相比较的高辐射剂量的相对风险 [9]。

《国际电离辐射防护和辐射源安全的基本安全标准》2014 年版 [2] 要求，在确定放射学程序中具体患者医疗照射的正当性时，必须考虑到相关的国家或国际层面的转诊导则（referral guideline）。

二十多年来，有关区域和国家组织已经发表了一系列关于合理使用医学影像检查的指南。英国皇家放射学会（RCR）1989 年出版了《临床放射学服务的最佳应用导则》，几经更新，在 2012 年第 7 版进一步升级为可在个人计算机、平板电脑和智能手机上使用的电子化临床决策辅助工具 [11]。美国放射学会（ACR）的"合理性标准"（ACR Appropriateness Criteria®）旨在帮助临床医师针对两百多项主题（超过 800 种变量）开出最合理的成像检查申请（尤其在针对某种临床状况使用不带有辐射的成像检查会更适合时），已经建立了复审和适时修订的机制，可在线免费获取 [12]。欧盟 2000 年发表的指南名为《医学影像转诊导则》[13]。西澳大利亚州卫生局（WA Health）提供了"诊断成像路径"的在线指南 [14]。欧盟于 2012 年春季对 30 个欧洲国家进行了转诊导则的调查，17 国提交了总计 24 份国家导则（一些国家诊断放射学和核医学的指南是分别制定的），其中 10 份是自主制定的，8 份修改采用其他国家的导则，6 份等同采用其他国家的导则 [15]。

这些指南大多基于循证医学的原理和方法，进行标准化的文献综述和证据表的汇总，由相关专业人士构成的专家组对每一指征的适合性进行评分，对包括各种诊断放射学程序、介入程序、核医学程序、超声、磁共振等方式在内的医学影像检查的临床指征进行了详细、全面的描述，可作为临床决策辅助工具，帮助执业医师针对特定临床问题，从众多可供使用的检查类型中快速选择最恰当的影像检查方式，从而导致更高的合理应用层次和更低的剂量。在不带有电离辐射的替代成像方法也能得到临床价值类似的诊断信息的场合，这些指南鼓励避免应用电离辐射成像程序 [16]。

为诊断放射学制定的转诊导则中通常包括了介入放射学程序。意大利和法国的导则中有专门的"介入放射学"部分，列出 35 ~ 50 种常用的介入放射学程序，针对每一种临床情况及相关的介入程序，分别给出推荐类别、涉及的相对辐射水平以及必要的解释。在其他绝大多数转诊导则中，介入程序是作为特定诊断问题的一部分给出，例如，RCR 导则中，"经皮穿肝胆管造影"是作为"胃肠系统"中"黄疸"这一具体诊断问题的一个选项予以讨论和分析，对每一种介入程序也给出了推荐类别、涉及的相对辐射水平以及必要的解释 [7]。

在许多针对特定疾病的多学科指南中，也推荐了相应介入诊疗程序的"转诊导则"或适应证 [8,17-27]。这些指南大多凝聚了业界共识，旨在指导医生、患者、医疗机构和卫生当局基于循证医学原则进行临床决策。指南对于推荐类别的表述一般沿用国际通用的方式 [8,17]：

Ⅰ类：指已证实和（或）一致公认有益、有用和有效的操作或治疗，推荐使用。

Ⅱ类：指有用 / 有效的证据尚有矛盾或存在不同观点的操作或治疗。

Ⅱa类：有关证据 / 观点倾向于有用 / 有效，应用这些操作或治疗是合理的。

Ⅱb类：有关证据 / 观点尚不能被充分证明有用 / 有效，可以考虑应用。

Ⅲ类：指已证实和（或）一致公认无用和（或）无效，并对一些病例可能有害的操作或治疗，不推荐使用。

对证据来源的水平（力度）表述如下 [8,17]：

证据水平 A：资料来源于多项随机临床试验或荟萃分析。

证据水平 B：资料来源于单项随机临床试验或多项非随机对照研究。

证据水平 C：仅为专家共识意见和（或）小规模研究、回顾性研究、注册研究。

霍勇等 [18] 回顾分析了我国经皮冠状动脉介入治疗（PCI）30 年的基本数据。我国接受 PCI 的患者超过 80% 的适应证是急性冠状动脉综合征，但其中约 3/4 是不稳定性心绞痛。由于不稳定性心绞痛的临床诊断缺少心肌缺血或损伤的客观证据，可靠性较低，而这些患者大多是低风险患者，根据指南和风险分层的原则 [8,17]，这些患者很多不需要进行介入治疗，或在药物治疗稳定后进行评估，评估为高危患者再行 PCI[18]。

在全国性 PCI 注册数据中，我国急性 ST 段抬高型心肌梗死（STEMI）所占的比例远高于美国（分别为 26% 和 16%），但由于各种原因，其中 12h 内接受直接 PCI 的比例仍徘徊于 30% 左右，而美国这一比例约为 88%。如果放大到社会整体层面上，我国 STEMI 患者得到早期再灌注治疗的比例不足 5%。因此，要使更多的 STEMI 患者尽早接受直接 PCI 以改善预后，需要在政府、社会、医院和医生的共同参与下，增加我国急性心肌梗死患者早期急诊介入治疗的比例，这是提高冠心病救治水平的重要环节 [18]。

需要强调的是，这些多学科指南并非尽善尽美，只覆盖了部分程序，多数未提及辐射安全风险，也不一定适合具体患者的临床状况，不能替代医生的专业判断和逐例分析。应用时也应当考虑本地医疗服务的可及性、技术和实践的现状以及成本费用等具体因素。对于具体患者应结合临床经验逐例具体分析，对于复杂病例应进行多学科团队或联合会诊讨论 [9-10]。随着新技术的发展、临床研究的深入和证据的变化，应适时复审和修订现有指南；在发表新的指南之前，宜征求辐射防护领域学

术团体的专业意见 [7]。

国际原子能机构（IAEA）和世界卫生组织（WHO）发起的《波恩行动倡议书》[28] 中，对于加强全球范围内医疗照射正当性原则的实施提出以下倡议：①引入和推广 3A 行动——认知（awareness）、适当性（appropriateness）和核查（audit），3A 行动可作为促进和强化实践正当性的一个工具；②在所有利益相关方的参与下，制定协调一致的循证标准，以增进临床影像技术（包括放射学、核医学诊断和非电离辐射程序）的合理应用；③在充分考量当地具体情况和地区差异的基础上，在全球实施临床影像转诊导则，并确保这些导则的定期更新、可持续性和可利用性；④加强与正当性相关的临床核查的应用，确保正当性成为放射学日常实践的一个有效的、透明的和可问责的组成部分；⑤引入信息技术解决方案，例如临床影像决策支持工具，并确保在医疗实践中能方便地获取和免费使用这些方案；⑥进一步制定无症状人群健康筛查计划的正当性标准，制定并非作为已核准健康筛查计划参与者的无症状个人接受医学影像检查的正当性标准。

5.2　患者辐射风险的影响因素

5.2.1　概述

对患者辐射效应可能性和严重程度的预评估需要考虑人口因素（年龄、体重和人种等）、医学史、辐射照射史和程序类型。当预期患者会受到相对较高剂量时，这一预评估过程尤为重要。对绝大多数患者，受照剂量最高、辐射损伤风险最大的组织是 X 射线束入射部位的皮肤。在涉及头颈部的一些程序中，需要关注眼晶状体剂量。怀孕的患者需要特殊考虑 [9,29]。

5.2.2　人口因素

年龄越小，辐射致癌的风险越高，反之亦然。胎儿、儿童和青少年的风险超过平均水平（2 ～ 3 倍）。对年龄在 60 岁以上的人，大约降低到平均水平的 1/5（有限的预期剩余寿命）[4,29-30]。

据估计，接受一次 FGI 程序，儿童致死性癌症的概率为 0.07% ～ 0.08%，但这一危险估计值可能依患者年龄、预期寿命和程序具体情况不同而存在很大的变异范围 [10]。儿童对辐射随机性效应的敏感度是成人的 2 ～ 3 倍，他们也比成人有更长的预期存活时间，有更长的时间显现出辐射相关的后果。辐射诱发儿童和青少年甲状腺癌、乳腺癌、皮肤癌、脑癌和白血病的风险显著高于成人 [30]。另一方面，体型较小儿童在 FGI 程序中受到的辐射剂量一般不足以诱发皮肤损伤或脱发。因此，对于儿童和年龄较小的成人的 FGI 程序，更应关注其潜在的随机性效应风险 [9,29]。但是，对体型接近成人的儿童或青少年，应当同时关注组织反应的风险 [29]。

接受经 PCI、神经血管介入程序和肿瘤介入治疗的患者平均年龄相对较大。对于较年长患者而言，辐射诱发癌症的潜伏期较长（一般在 10 年以上），而这些患者的预期存活时间相对较短，随机性效应风险不构成重大关切，通常视为一个较小的风险因子。对于成人患者，应着重考虑组织反应（皮肤损伤、脱发）的风险 [9-10,29]。

肥胖患者辐射诱发皮肤损伤的风险较高，这是因为辐射穿透其身体的能力较差和距离 X 射线管的距离较近所致。肥胖患者入射皮肤部位的吸收剂量可达非肥胖患者的 10 倍（图 5-1）。已报道的 FGI 程序诱发的皮肤损伤病例中，绝大多数是肥胖患者 [9-10,29]。

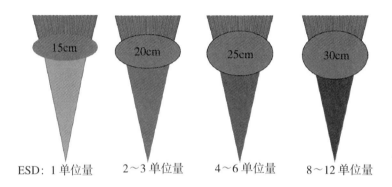

图 5-1　体型较大患者或较厚的身体部位可引起入射体表剂量（ESD）的增加 [31]

不同人种的肤色差异也会影响辐射敏感性，肤色和发色浅的个人更为敏感 [9,29]。

5.2.3　医学史

患者的医学史方面，应考虑遗传因素、共存疾病、用药史和妊娠。共济失调毛细血管扩张症（ATM）、Nijmegen 断裂综合征、严重联合免疫缺陷病（SCID）、连接酶Ⅳ综合征和塞克尔综合征都是表现出超高辐射敏感性的疾病；而着色性干皮病的变种、范可尼贫血、人类早衰综合征和先天性角化不良都已被证实在较小的范围内增加辐射敏感性。这些病患异常的 DNA 修复和细胞死亡调节可能会导致较高的辐射易损性 [9-10,29]。

在自身免疫性疾病（系统性红斑狼疮、幼年型类风湿关节炎、系统性硬化症和皮肌炎等）患者中发现，辐射诱导的 DNA 损伤修复延迟和淋巴细胞辐射敏感性增加。淋巴细胞处于活跃状态的患者比处于这些疾病的缓解期阶段的患者更具辐射敏感性。甲状腺功能亢进也可能导致辐射敏感性增加。糖尿病并不导致辐射敏感性增加，但是由于存在小血管病变，可能会使已发生的辐射损伤不易愈合 [32]。放线菌素 D、多柔比星、平阳霉素、5- 氟尿嘧啶和甲氨蝶呤等许多药物会增加辐射敏感性 [9-10,29]。

胚胎或胎儿的宫内受照导致附加风险（参见本书 3.5 内容）。50 ~ 100mGy 的剂量可能引起临床上无法检出的发育状态变化；当剂量超过 100mGy 时，随着剂量增加，可能会出现从细微至明显的发育状态变化 [9,29]。胎儿对辐射致癌更为敏感，当胎儿受到 10 mGy 及以上剂量的辐射时，出生后癌症风险出现上升[33]。

吸烟、营养不良和皮肤完整性受损等患者相关因素也会增加辐射损伤的易感性[9,29]。

5.2.4　辐射照射史

如果拟议介入程序将受到照射的皮肤部位以前受过辐射照射（FGI 程序或放射治疗），视先前的受照剂量和间隔时间不同，可能增加皮肤组织反应的风险。介入程序之后接受放射治疗时，如果照射野的入射皮肤部位相同，也可能导致放射治疗诱发皮肤损伤风险的增加。因此，在放射治疗计划过程中，应充分考虑以前 FGI 程序所致显著皮肤剂量的影响[9,29]。

5.2.5　程序类型

为便于不同类型程序之间的比较，表 5-1 ~ 表 5-3 以有效剂量 E 平均值、比释动能 - 面积乘积（P_{KA}）平均值的形式分别给出了 X 射线透视（造影）程序、诊断性介入程序和治疗介入程序中成年患者的典型剂量水平，以及每一具体程序的有效剂量相当于一次后前位胸部 X 射线摄影（每次 E 约 0.02 mSv）的倍数。

表 5-1　使用对比剂的 X 射线透视（造影）程序的典型剂量[34]

X 射线透视（造影）程序	有效剂量 E 平均值（mSv）	P_{KA} 平均值（Gy·cm²）	相当于后前位胸部 X 射线摄影的次数（每次 E 约 0.02mSv）
矫形打钉内固定（臀部）	0.7		35
骨盆测量	0.8		40
排泄式膀胱尿道造影（MCU）	1.2	6.4	60
子宫输卵管造影（HSG）	1.2	4	60
椎间盘造影术	1.3		65
钡吞咽	1.5		75
瘘管造影	1.7	6.4	85
膀胱造影	1.8	10	90
脊髓造影	2.46	12.3	123
钡餐胃造影	2.6		130
钡餐小肠造影	3		150
鼻旁窦造影	4.2	16	210
钡灌肠	7.2		360
小肠灌肠	7.8	30	390

表 5-2 诊断性介入程序的典型剂量 [35]

程序	有效剂量 E 平均值（mSv）	P_{KA} 平均值（Gy·cm²）	相当于后前位胸部 X 射线摄影的次数（每次 E 约 0.02mSv）
上肢血管造影	0.56	12	28
T 型管胆管造影	2.6	10	130
脑血管造影	3	85.7	150
冠状动脉造影	3.1	26	155
下肢血管造影	3.5	14	175
内镜逆行胰胆管造影（ERCP）	3.9	15	195
胸主动脉造影	4.1	34.5	205
肺动脉造影	5	—	250
动脉压测量（为测量肺动脉压实施的透视引导下插管术）	7	—	350
周围动脉造影	7.1	27.2	355
腹主动脉造影	12		600
肾血管造影	13.7	86	685
肠系膜血管造影	22.1	85	1105

表 5-3 治疗性介入程序的典型剂量 [35]

程序	有效剂量 E 平均值（mSv）	P_{KA} 平均值（Gy·cm²）	相当于后前位胸部 X 射线摄影的次数（每次 E 约 0.02mSv）
上肢动脉造影术	0.9	18	45
肾造瘘术	3.4	13	170
溶栓术	3.5	13.5	175
心脏起搏器置入术	4	17	200
下肢动脉造影	4.5	18	225
输尿管内支架置入术	4.7	18	235
颅内栓塞治疗	5.7	202	285
血管内支架置入术	10.4	40	520
肾血管造影	11.7	81	585
腔静脉滤器置入术	12.5	48	625
肾内支架置入术	12.7	49	635

续表

程序	有效剂量 E 平均值（ mSv ）	P_{KA} 平均值（ Gy·cm^2 ）	相当于后前位胸部 X 射线摄影的次数（ 每次 E 约 0.02mSv ）
胆道介入	—	54	—
经皮冠状动脉腔内成形术（PTCA），支架置入术	15.1	58	755
胆管引流术	18.4	70.6	920
心血管栓塞术	19.5	75	975
射频消融术	20.3	54.6	1015
瓣膜成形术	29.3	162	1465
经颈静脉肝内门体分流术（TIPS）	53.6	206	2680
盆腔静脉栓塞术	60	—	3000
子宫肌瘤栓塞术	77.5	298.2	3875

　　由这些表可以得到一个大概的印象：因程序类型、临床目的和复杂程度而异，一次 X 射线透视造影程序的有效剂量约为一张后前位（PA）胸片剂量的几十倍至数百倍，一次诊断性介入程序的剂量约为一张 PA 胸片剂量的几十倍至上千倍不等，一次治疗性介入程序的剂量约为一张 PA 胸片剂量的几十倍至几千倍，一些诊断性介入程序的剂量比某些类型的治疗性介入程序还要高，不同类型程序之间的差异很大。作为一种高辐射剂量的医学影像手段，需要高度重视介入放射学程序的正当性判断、防护最优化和患者剂量管理。

　　事实上，对于同一介入程序，由于患者因素、设备、操作技术、防护措施、审管和质量保证等诸多差异的存在，不同国家和地区、不同医院乃至同一医院的不同操作者之间所产生的患者剂量水平可能存在非常显著的差异，可能会相差几倍、几十倍或几百倍。

　　如果一个 FGI 程序中有 5% 以上的病例参考点空气比释动能（$K_{a, r}$）超过 3000mGy 或 P_{KA} 超过 300Gy·cm^2，则应归类为"潜在高辐射剂量程序"[9,29,36]。可能伴随这种高皮肤剂量的程序示例见表 5-4[9,29,36-37]。这些程序中的皮肤剂量可能足以诱发一般患者的确定性效应。在临床实践中，"潜在高辐射剂量程序"的归类决策可参考表 5-4 和相关文献，最好利用本医院的介入患者剂量数据集来确定某一具体程序类型是否划入"潜在高辐射剂量程序"[9]。

表 5-4　潜在高辐射剂量透视引导介入程序举例 [9,29,36-37]

- 经颈静脉肝内门体分流术（TIPS）创建和修改
- 栓塞治疗（任何部位、任何病变）
- 卒中治疗
- 经皮穿肝胆管引流术
- 经皮血管腔内成形术（无论是否合并支架置入）
- 支架或移植支架置入
- 溶栓和血栓切除术
- 化疗栓塞术
- 胃肠道出血的血管造影和介入治疗
- 颈动脉支架置入
- 心脏射频消融
- 复杂的心脏电生理装置置入
- 经皮冠状动脉介入治疗（单支血管或多支血管）
- 经皮肾造瘘术（取石）
- 经皮椎体成形 / 椎体后凸成形术

　　在潜在高辐射剂量程序过程中，如果涉及长时间透视和（或）大量影像采集，使用高剂量模式，患者皮肤入射野很少变化，则更容易导致皮肤损伤。例如，在 TIPS 创建、化疗栓塞、PCI 和复杂心脏电生理装置置入术中，可能需要辐射束较长时间照射同一部位的皮肤 [9]。

　　另外一些潜在高辐射剂量程序，例如颅内动静脉畸形栓塞术和卒中介入治疗，或使用单向透视和摄影，或使用双向透视和摄影，虽然有多个 X 射线束入射部位，但由于总剂量较高，也可能发生皮肤损伤 [9]。

　　预期不会诱发皮肤组织反应的 FGI 程序包括下腔静脉滤器置入、中心静脉置管术、活检和透析通道维护等 [9,38]。这些程序伴随的辐射剂量和辐射风险很小，仅在罕见的例外情形下产生足以引起关切的高辐射剂量。

　　复杂度是反映成功实施操作所需付出身心努力程度的一项客观指标，例如，在极度扭曲的血管中置入导丝或导管，或通过严重的、不规则的狭窄病变时，操作要困难得多。程序复杂度是由患者因素（解剖变异、体型）和病灶因素（位置、尺寸和严重程度）决定的，而不取决于操作者的培训和经验 [32]。与较为简单的程序相比，高复杂度的程序往往需要更长的操作时间和更高的辐射剂量 [39]。对具体患者所实施的几乎任何 FGI 程序，都可能会遇到技术上的困难或延时操作，导致高于预期的辐射剂量 [9]。

在不同的 FGI 程序中，处于主射束路径中的皮肤部位不同。皮肤的辐射敏感性在一定程度上取决于受照部位。例如，头皮相对其他部位皮肤而言辐射抗性较强，但是，脱发所需阈剂量低于其他部位体毛脱落所需的剂量 [9,29]。

一些涉及头颈部的 FGI 程序，如果眼球较长时间处于照射野中，可能会造成较高的眼晶状体剂量。例如神经血管介入程序的平均剂量可达 51 ～ 380mGy，经皮腔内泪道系统球囊扩张术的平均剂量为 38mGy，脑血管造影的平均剂量为 3.3 ～ 31mGy[40]。对于眼晶状体，急性照射、分割照射和迁延照射所致白内障的阈剂量现在考虑均约为 0.5Gy，低剂量下进展至白内障的潜伏期可能长达 20 年以上 [41]。复杂的、需要分期或重复实施的头颈部的 FGI 程序中，患者眼晶状体剂量可能会接近或超过这一水平，需要关注对眼睛防护的最优化（尤其是儿童和较年轻的成年患者）。

ICRP[41] 指出，虽然仍存在不确定性，应该让执业医师认识到心脏或脑循环系统疾病的阈剂量可能低至 0.5Gy。一些复杂的心脑血管 FGI 程序中，患者剂量可达到这一水平，因此，此类情形下需要对防护最优化予以特别重视。

5.3　术前规划准备

5.3.1　人员资质与培训要求

任何一项 FGI 诊疗程序应由具备适合该程序相应放射学和临床资格要求的医师实施，或在其监督指导下实施。操作或监督使用 FGI 设备的每一个人，都应当接受安全使用特定设备的适时培训和再培训 [9]。

依据所从事介入诊疗科目的不同，介入医师应在卫生行政部门认定的培训基地接受一定期限的系统培训（例如综合或外周血管介入不少于 6 个月；心血管疾病或神经血管介入不少于 12 个月）[42-45]。培训期间，应在上级医师指导下，独立完成规定数量的诊疗科目病例，并经考核合格；在上级医师指导下，参加对相应介入诊疗科目患者的全过程管理，包括术前评价、诊断性检查结果解释、与其他学科共同会诊、介入诊疗操作、介入诊疗操作过程记录、围术期处理、重症监护治疗和术后随访等。参与介入诊疗程序的专业护士及其他技术人员应经过相关专业系统培训并考核合格 [42-45]。

参与介入诊疗的所有专业技术人员，包括临床医师、放射医师和技师、麻醉师和护士等，上岗前皆应接受辐射防护和有关法规知识培训，考核合格后方可参加相应的工作。上岗后需接受定期的再培训 [46-48]。必须强调，不得以临床经验或专业培训抵消或代替正式的辐射防护培训，反之亦然 [11]。辐射防护培训内容至少应包括电离辐射生物效应、影响患者剂量的因素、减少患者剂量的措施、患者峰值皮肤剂量的估算方法以及职业照射防护的实用方法 [6,9,36,47-48]。

5.3.2　设备

潜在高辐射剂量程序（表 5-4）应当使用符合 IEC 60601-2-43 标准[38,49]要求的透视设备[9,29]。常规用于潜在高辐射剂量程序的 FGI 设备，应配备 $K_{a,r}$ 和 P_{KA} 测量装置；常规用于非潜在高辐射剂量程序的设备应至少能测量 $K_{a,r}$ 或 P_{KA} 中的一个量；如未配备，则应升级加装 $K_{a,r}$ 和 P_{KA} 测量装置，或予以淘汰，改用符合要求的现代设备[9]。应当避免使用仅能监测透视时间的设备来实施潜在高辐射剂量程序[36]。

所使用的设备应当有完善的质量控制计划。应当由有资质的医学物理师验证临床各种操作模式中剂量率和剂量测量的准确性，合理配置透视和采集模式的剂量参数。在设备首次用于临床之前应进行这一性能测试，至少每年进行一次定期测试，以确保患者辐射剂量率与临床所需的影像质量水平相称[29]。

脉冲透视理论上有最大限度降低患者剂量的潜能，然而，不同制造商提供的脉冲透视技术方法不同，一些设备的脉冲透视模式剂量率可能高于常规透视。IAEA 的一项研究发现，相同厚度的模体成像，不同设备产生的剂量值有高达 10 倍的差异[10]。有必要咨询制造商，或请物理师测量验证并合理配置每一种脉冲透视模式的剂量率[29]。

必要时，应在物理师或服务工程师的协助下，对一些技术条件进行调校。这些因素包括：脉冲频率，脉冲宽度，透视和透视摄影过程中的脉冲峰值电压，线束滤过，透视和数字采集时影像接收器入射面的剂量设置，各种影像处理参数，视频帧平均（以减少图像噪声）等[29]。

5.3.3　患者知情同意

在术前，介入医师应向患者（或其代理人）提供足够的有关其所要进行的介入程序的全部信息。应将介入程序相关的风险（尤其是在预期辐射剂量可能较高的情况下）作为患者知情同意的一部分内容与患者进行讨论交流（例如：电离辐射危害效应通常是延迟出现的；多次介入操作辐射效应可以叠加，时间间隔较短会更严重）[6,9,29,36]。辐射剂量可能较高的程序举例见表 5-4 及文献 [6] 的附录 A。

如果患者情况存在下述任何一项，尤其在患者需要接受潜在高辐射剂量程序时，也应与患者交流辐射风险[36]：

- 体重低于 10kg 或超过 135kg；
- 儿童和年轻成人患者辐射敏感器官（例如眼晶状体、乳腺、性腺、甲状腺）可能接受显著吸收剂量的介入程序，例如一些栓塞程序、静脉再通、心血管介入和一些 CT 引导介入程序；
- 孕妇；
- 预期程序技术上非常困难，需要超长时间，或在合理的可能性下导致需要随访的皮肤剂量，例如，操作者的经验表明，类似程序中平均皮肤剂量指标达到下文中所述随访阈值的 50%；

- 同一解剖部位已接受或计划接受放射治疗；
- 同一解剖部位 60d 内已经接受过放射学程序，应考虑先前的照射以及拟议程序中患者将受到的附加剂量。

介入医师应具备丰富的放射生物学知识，有能力与患者进行辐射风险的信息沟通[9]。介入医师应把医患双方对辐射风险进行交流讨论和患者对辐射风险的理解等内容详细记录在患者的病历中。患者如果同意接受介入程序，应签署辐射风险知情同意书[6,9]。知情同意书一般应包括如下内容[9,29,36]。

"已经安排你接受一个介入程序。这将涉及使用 X 射线来进行程序中的成像和结果记录。由于拟议程序的特性，可能在程序中需要使用显著剂量的辐射。对你而言，辐射的可能风险包括：①几年后轻微升高的癌症风险，典型情况下低于 0.5%。与人群中自然发生率（约 40%）相比，这一风险是很低的。②皮疹的发生不常见；在非常罕见的情况下，可能会导致组织崩解和严重的皮肤溃疡。脱发（或脱毛）可能是暂时性或永久性。这些症状的发生与介入程序的复杂程度、个人对辐射的敏感程度、近期接受的其他辐射照射、疾病以及遗传等情况有关。如果程序中确实使用了显著剂量的 X 射线，将通知你或者你的家属（代理人），并且会有书面指导，指导你的家庭成员帮你检查是否有上述症状的出现"。

5.3.4　妊娠

除非时间要求非常紧迫的急救程序，在介入术前应确认患者是否怀孕。如有其他合理可行的替代诊疗方法，一般不主张对孕妇实施 FGI 程序。如果可行，宜考虑用其他影像方式（例如超声或磁共振）引导的孕妇介入程序[29]。

ICRP 第 84 号出版物[50]的观点是，在胎儿吸收剂量低于 100mGy 的情况下，基于辐射风险而作出终止妊娠的决定是缺乏正当性的。如果预期胎儿剂量超过 100mGy，应当向孕妇提供充足的信息，包括估算的胎儿剂量、确定性效应与随机性效应的风险水平，使孕妇能够基于个人的具体情况作出知情同意的决定[10,29]。在孕妇患者骨盆部位前后布放个人剂量计，有助于程序结束后估算胎儿剂量[29]。

如果确实需要对孕妇实施 FGI 程序，除非时间要求非常紧迫的急救，应当在术前诊疗方案规划中仔细考虑胎儿剂量最小化的可行方法、估算预期胎儿剂量、评估胎儿的辐射风险，在知情同意环节应与患者交流拟议介入操作对患者本人和胎儿双方的预期利益和潜在风险。如果时间允许，可在术前规划过程中寻求资深物理师的帮助和指导[9-10,29]。

5.3.5　诊疗方案规划

介入医师应审阅患者以前所做过的相关影像检查，尽量查阅其原始影像。术前的医学影像检查，建议使用非介入的断层成像方式［例如超声、磁共振成像

（MR）、血管造影、CT 扫描、多排探测器 CT（MDCT）血管造影等］，应优先选择非电离辐射的成像方式。如使用得当，术前的诊断性成像可能有助于缩短介入程序的时间，减少并发症发生率，减少透视时间和影像采集的数量。由 MR 或 MDCT 血管造影得到的重建影像有助于更为精准的解剖定位和确定治疗计划。对于外周动脉疾病的评估，可用 MDCT 血管造影代替数字减影血管造影（DSA）作为初始检查。对于胃肠道出血的评估，MDCT 血管造影可作为一线检查，对指导患者治疗规划提供了省时高效的方式。使用 CT 时，应注意减少诊断检查的剂量，从而减少患者的总辐射剂量 [36]。MR 胆道造影在确定梗阻的部位和性质方面得到越来越多的应用，对计划胆道介入操作、尤其是对于有肝门病变的患者的胆道引流有重要价值 [51]。

应根据临床目的选择恰当的影像引导方式，例如，X 射线透视引导 PCI，在活检时使用 CT 引导。有时可以在操作中使用两种以上的影像方式来改善效能和安全，结合使用非电离辐射成像方式可以降低辐射剂量，例如，在经皮肾造瘘术中先用超声对肾盂定位再用透视引导插管。正确选择有合适尺寸和形状的影像接收器（平板探测器或影像增强器）的设备将进一步改善诊断影像质量 [5]。

诊疗方案应包括患者的皮肤剂量的有关内容，综合考虑下列因素来减少患者的辐射剂量：检查的部位、观察的次数或每次透视的时间；防散射滤线栅的使用；动态成像中相应的影像存储技术（例如每秒帧数）等 [9-10]。

不同投照方位的皮肤入射剂量率差异很大（表 5-5）。侧位或角度过大的斜位投照时，与前后位（AP）或后前位（PA）投照相比，由于光子穿透的身体厚度增加，需要更高的辐射剂量率。现代透视设备在透视和影像采集过程中，能够自动调整辐射输出量以适应成像部位身体厚度的变化，维持预设的影像质量水平。此外，X 射线管至皮肤距离的减少也将进一步增加皮肤剂量。侧位或斜位投照时的辐射强度可能是 AP 位或 PA 位投照时的几倍至十几倍（图 5-2）。在便于手术的情况下，设计诊疗方案时应考虑投照方位对皮肤入射剂量的影响。在任何合理可行的情况下，应当避免使用侧位或角度过大的斜位投照。在有必要使用这类机架角度时，必须认识到辐射剂量相对较高 [10,32]。

表 5-5   心血管造影中不同投照方位的剂量率（标准模体测量）[52]

心血管造影投照方位	透视剂量率（mGy/min）	电影摄影剂量率（mGy/min）
前后位	3.1	38.8
右前斜 30°	1.9	20.3
左前斜 40°	2.0	21.6
左前斜 40°，头 30°	8.0	99.1
左前斜 40°，头 40°	9.9	123.6
左前斜 40°，足 40°	2.9	34.1

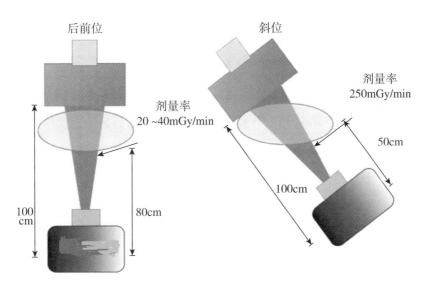

图 5-2　投照方向对患者入射皮肤剂量率的影响 [32]

　　在照射野内的乳腺组织将增加成像部位的厚度，导致曝光参数（kV，mA）和射束强度增加，因此，应避免将乳房作为 X 射线束的入射面。出射束的强度仅为入射束强度的 1% ~ 5%（图 5-3），因此，在可行且不干扰临床操作时，选择 PA 投照而不用 AP 投照，有助于减少胸部介入程序中乳房部位皮肤损伤的概率，降低乳腺组织吸收剂量及辐射诱发乳腺癌的风险（尤其是年轻患者）[10]。在侧位或斜位投照时，应注意通过准直或机架角度变化，尽可能避免乳腺组织受照[9]。

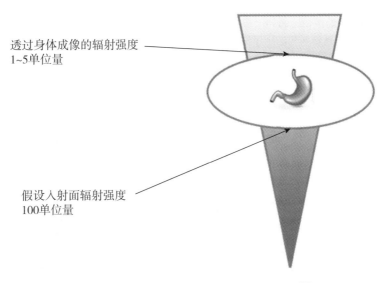

图 5-3　患者入射侧和出射侧的相对辐射强度 [32]

辐射野应当仅限于必须成像的身体部位。当辐射束路径中包括了其他不需要成像的身体部位时，图像中会增加骨骼或其他组织的伪影，干扰对目标解剖结构或导管等介入器械的观察，可能导致辐射强度增加及操作时间的延长。在侧位或斜位投照时，如果双侧上肢处于照射野中，其中一侧上肢可能会非常靠近 X 射线管，在长时间操作中，该侧上肢可能会受到足以导致皮肤损伤的高吸收剂量（图 5-4）。因此，应当在方案设计时小心留意上肢的术中位置。除非上肢是作为程序中计划成像任务的一部分，患者双上肢应全程处于辐射野之外 [9-10,29,32,36]。

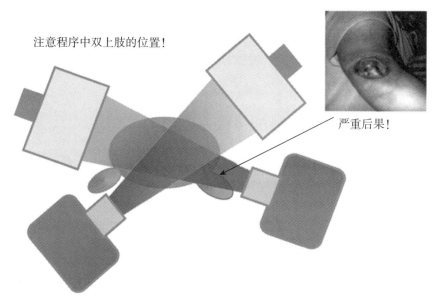

注意程序中双上肢的位置！

严重后果！

图 5-4　不需要成像的组织（例如上肢）处于辐射束路径时将导致辐射强度增加，上肢可能受到很高的辐射剂量；在耗时较长的程序中，可能导致皮肤损伤 [32]

肥胖患者身体厚度较大，因而成像需要更高的辐射输出量，而且身体距离 X 射线管的距离较近，入射皮肤部位的吸收剂量可达非肥胖患者的 10 倍（图 5-1）。肥胖患者皮肤辐射损伤的风险较高，已报道的 FGI 程序诱发的皮肤损伤病例中，绝大多数是肥胖患者。有可能通过升高诊疗床和采用非等中心成像来降低剂量。对于肥胖患者也经常需要作出其他的程序性调整来降低剂量 [10]。

在制定当前的临床诊疗方案时，应将患者以前接受的辐射照射（包括放射治疗和介入程序）考虑在内。介入医师应尽可能了解患者是否已接受过介入诊疗操作，包括术者情况、透视时间、影像采集帧数、部位以及大概的峰值皮肤剂量（PSD）等内容 [3]。如果先前的程序已导致很高的 PSD，则应在后续程序规划时考虑作出必要的策略调整，尽可能减少皮肤剂量 [9-10,29,36]。如果程序是重复进行的，在临床情况允许的情况下，可以考虑适当延长程序之间的时间间隔。皮肤受照后，DNA 修复过程基本上在 1d 内完成；视辐射剂量不同，需要几个月的时间完成再增殖过程 [10]。

对儿童患者进行介入诊疗时，应注意非诊疗部位的防护，特别应加强对性腺、眼晶状体、甲状腺、乳腺及儿童骨骺等辐射敏感器官的防护 [53]。准直是减少与成像任务无关剂量的最佳方法。在有无菌操作要求的手术室使用患者屏蔽存在一定困难，有人认为使用患者屏蔽可能会实际上增加患者体内的反散射，因此，通常不建议对患者提供屏蔽防护。但是，由于屏蔽会导致患者体内反散射增加的证据不清，如果患者或其家属要求，在不会妨碍操作的前提下，可以为其提供屏蔽 [54-55]。

术前应当指定专人（技师、护士或其他人员）负责密切监控术中辐射剂量监测仪表的累积读数，并在达到首次通知或后续通知水平（见下文）时立即通知介入医师 [9-10]。

必须强调，辐射仅是方案设计需要考虑的一个方面。应同时考虑其他非辐射风险因素，例如碘或钆对比剂的不利影响，术前影像检查的可靠性，进行多项检查的费用和时间代价。对每一位患者及每一特定临床情况，都应仔细权衡这些问题 [9,36]。

5.3.6　术前倒计时

作为强制性要求的外科手术前"倒计时"行动要求也适用于 FGI 程序 [9]。只要有可能，就应在患者躺到介入诊疗床上之前，预先核查透视系统的配置及是否有足够的影像存储空间。应根据程序要求和患者因素初步配置和确认透视系统的工作条件，以提供与程序所需影像质量要求相称的最低剂量率。透视设备通常可提供针对不同程序类型和患者身材（尤其是儿童）的不同操作模式配置。作为安全文化的一部分，操作者应使用安全核对表（表 5-6，是为儿童介入推荐的，其中绝大多数原则也适用于成人介入程序）[55]，在术前倒计时过程中确认已为该患者合理地选择了与其身材相称的配置 [9]。核对表有助于增强团队成员的安全意识 [53]。

例如，对于儿童的 FGI 程序，一些重要的条件配置（取决于患者身材）包括以下内容 [9]。

- 减少脉冲透视时间；
- 选择适合患者心率的最低脉冲频率；
- 在保持 X 线管电压高于一个合适的最低值的前提下降低管电流；
- 使用最小的焦点尺寸；
- 选择合适的线束滤过厚度（在透视设备不能自动选择线束滤过厚度时）；
- 对较小的儿童（体重低于 20kg 或 X 线路径长度小于 15cm），或较大儿童或成人的较小部位（例如肢体，X 线路径长度小于 15cm），移除防散射滤线栅；
- 可能时，使用较大视野（减少放大的使用），同时用准直严格限制射束面积；
- 合理选择操作者可选的辐射照射水平和影像处理参数。

表 5-6　介入程序安全核对表 [55]

患者姓名：_____	病历号：_____	日期：____年____月____日	

在程序开始前请仔细核对下列步骤。

安全需要整个团队的努力：为了确保尽可能合理地降低患者及团队成员受到的辐射剂量，请不要害怕询问任何必要的问题。

必须在减少辐射剂量与安全、准确、有效进行操作之间取得恰当的平衡。在每一例实际应用中完全遵循下列步骤可能并不可行，需要结合患者体型、技术挑战和程序制约因素具体分析。患者总体安全至上。目标是在提供必要且充分的医疗服务的前提下尽可能使患者剂量最小化。

- ❏ 询问患者（或其家属）既往辐射照射史，回答辐射安全方面的问题
- ❏ 如有可能，使用超声、磁共振等不涉及电离辐射的成像手段
- ❏ 术前规划床下铅帘、侧向屏蔽和天花板悬吊式铅屏的摆位，术中互相提醒合理使用
- ❏ 术者和其他工作人员穿戴合理适配的防护服、甲状腺铅领和铅眼镜
- ❏ 如可行，使用脉冲透视而不用连续透视，并尽可能降低脉冲频率
- ❏ 定位和准直时关闭透视，然后轻点透视开关检查位置
- ❏ 严格准直，可行时在成像路径中排除眼球、甲状腺、乳腺和性腺
- ❏ 术者和其他工作人员的手不要进入照射野
- ❏ 慎踩透视脚踏开关：在可行时使用末帧图像保持（LIH）而非实时透视来观察解剖结构，实时透视时间尽可能最小化
- ❏ 尽可能减少使用电子放大，在任何可行时应用数字放大
- ❏ 确认术中透视计时警告
- ❏ 在任何可行时应用末帧图像保持（LIH）代替透视曝光

- ❏ 调整采集参数以实现程序任务所必需的最低剂量：使用与患者身体尺寸相适应的尽可能最低剂量的方案、降低帧率、减少放大的使用及放大倍数、缩短运行时间
- ❏ 为尽可能减少不适当的或非必需的运行，事先与放射技师和麻醉师一起规划和沟通采集的序列数量和时机、对比剂参数、患者体位设计和呼吸抑制等
- ❏ X 射线管尽可能远离导管床（诊疗床），影像接收器尽可能靠近患者身体（单向系统或双向系统的每一成像平面）
- ❏ 使用高压注射器；如为手工注射，使用延长型导管
- ❏ 在采集时，工作人员应远离导管床（诊疗床）或站在防护屏之后
- ❏ 准直是减少入射剂量的最佳方法，有人认为屏蔽可能会增加体内散射辐射，因此，不推荐常规使用患者屏蔽。但是，由于屏蔽可能会增加体内散射辐射的证据不清，如果患者或其家属要求，在不干扰操作的前提下，也可以考虑为其提供屏蔽
- ❏ 程序结束后，记录并核查剂量

5.4　术中患者剂量管理与控制

5.4.1　术中患者剂量监测与通知

术中应全程监测患者的辐射剂量，事先指定的专人（技师、护士或其他符合要求的人员）应密切观察和记录辐射剂量监测仪表的累积读数，在达到表 5-7 所列数值的情况下，应立即通知介入医师 [9,29,36,56]。不同设备显示的 P_{KA} 单位可能有差异，应注意其换算关系（表 2-3）。1Gy=1000mGy。1mGy=1000μGy。

表 5-7　辐射剂量监测首次和后续通知阈值及显著辐射剂量水平的建议 [9,29,36,56]

参数	首次通知阈值	后续通知阈值（每增加）	显著辐射剂量水平（SRDL）[b]
峰值皮肤剂量（PSD，mGy）	2000	500	3000
参考点空气比释动能（$K_{a,r}$，mGy）	3000	1000	5000
比释动能 - 面积乘积（P_{KA}，Gy·cm²）	300[a]	100[a]	500[a]
透视时间（min）	30	15	60

注：[a] 假定患者皮肤照射野面积为 100cm²。对于其他照射野面积，应当按照程序中的实际照射野面积等比例地调整 P_{KA} 值，例如，当实际照射野面积为 50cm² 或 25cm² 时，以 P_{KA} 表示的通知阈值和 SRDL 应分别调整为表中所列数值的 1/2 或 1/4。[b] 显著辐射剂量水平（subfanfial radiation dose level，SRDL），正常适用于一种介入程序结束时所显示数值。

应通知介入医师的有关数值进一步说明如下 [9,29,36,56]。

（1）设备显示 PSD：首次达到 2000mGy，后续每增加 500mGy。

（2）设备显示 $K_{a,r}$：首次达到 3000mGy，后续每增加 1000mGy [依据公式（2-8），对应的 PSD 值分别约为 1800mGy 和 500mGy]。

（3）设备显示 P_{KA}，与患者体表照射野的大小有关。对于 100cm² 照射野：首次达到 300Gy·cm²，后续每增加 100Gy·cm² [依据公式（2-9），对应的 PSD 值分别约为 1800mGy 和 500mGy]；应当按照程序中的实际照射野面积等比例地调整 P_{KA} 值，例如，当实际照射野面积为 50cm² 或 25cm² 时，应通知的 P_{KA} 值应分别调整为表中所列数值的 1/2 或 1/4。

（4）设备只能显示透视时间：首次达到 30min，后续每增加 15min。当程序中大量使用摄影功能（包括 DSA 和电影血管造影）时，通知时间间隔应缩短，由于透视时间与其他剂量参数的相关性很差，用于监控患者辐射照射时应慎用透视时间，尤其是潜在高辐射剂量程序中不得将透视时间作为唯一的剂量指标。

（5）对于双面（双向）系统，如果照射野不重叠，每个成像面照射野的剂量应单独考虑；如果照射野重叠，或不清楚是否有照射野重叠，两个成像面的剂量应相加。

（6）在程序前后 60d 内进行的辐射照射，应视其为已受照剂量的叠加。

5.4.2　术中辐射水平信息的应用

辐射剂量的临床管理理念实际上与碘化对比剂的临床管理理念类似。介入医师需要在术中全程持续监控对比剂的用量，同时也需要持续监控辐射剂量。如果已经使用了较多的辐射剂量，则应尝试作出努力，确保进一步的辐射剂量与临床需要相称且尽可能合理地低（对比剂的使用也与其相似）。与对比剂类似，某些患者对给定剂量辐射的敏感性高于一般人群，对于这些患者，应当更为细致地控制其受照剂量。如果控制手段不可行，则应在考虑这一附加风险的前提下重新评估程序的利益 / 风险比。临床报告中应记录术中对比剂和其他药物使用详情，同样，患者累积辐射剂量也应作为常规及时记录在临床报告中 [9,29]。

随着患者辐射剂量的增加，介入医师在接到相应辐射水平的通知时，应分析患者已受到的辐射剂量，综合考虑为完成手术还应接受的附加辐射剂量，以及其他因素（包括对比剂用量，患者或病变的解剖特征，患者的耐受性和合作能力，临床情况的变化，与导丝、导管和支架操作相关的技术因素等），作出进一步的利益 - 风险评估。一个程序不可能仅因为对辐射剂量的关切而终止，因为成功实施程序的临床利益几乎总是远远超过对患者的辐射危害。而且，如果在达成临床目标之前终止程序，则患者已经遭受的辐射风险不会换来相应的临床利益 [9,29,36]。介入医师可以通过限制电影采集序列的数量和长度、降低电影或透视的剂量率、使用准直或微调机架角度等方法来减少进一步应用的辐射剂量和控制皮肤剂量 [9]。

当患者剂量已超过表 5-7 所列显著辐射剂量水平（SRDL）数值时，介入医师应负责按上述原则仔细权衡继续或终止程序的利益 - 风险。SRDL 是一类合适选择的参考值，用于在介入程序中启动附加的剂量管理行动，或用于确定是否需要对患者进行术后随访的剂量阈值（该辐射水平可能在一般患者中导致临床相关损伤）；但既不意味着辐射水平超过 SRDL 将会导致损伤，也不意味着低于 SRDL 就绝对安全 [9,10]。个人剂量限值不适用于接受介入诊疗的患者 [1-4]。

即使应用了最优化的设备和技术条件，也不能确保在所有程序中 PSD 总是低于 SRDL。剂量超出 SRDL 并不必然提示操作者技术欠佳，也不是中止或继续实施介入程序的绝对依据。患者因素、早先程序的辐射剂量、解剖差异、疾病和病灶的复杂度、程序类型和临床适应证等多因素的累加作用，可能会使操作时间延长和高辐射剂量不可避免。继续或终止操作的决策，应当基于对 FGI 程序的总利益和总风险的恰当权衡，也应考虑任何替代治疗方式的利益和风险 [29]。

在一些情形中，拟议的临床必需的单次或多次介入程序可能需要很高的辐射剂量，足以达到美国医疗机构审评联合委员会（The Joint Commission，TJC）规定的警讯事件（sentinel event）的阈值——6 个月至 1 年期间 PSD 15Gy [29]。TJC 将警讯事件定义为"意外"后果，这就暗示任何超过 15Gy 的辐射剂量都是"意外"和"可避免"的。然而，一些复杂的程序类型，例如多次 PCI 程序、多次或分期的神经血管栓塞治疗程序、多次 TIPS 程序，皮肤累积剂量可能需要超过 15Gy，辐射剂量既不是"意外"的，也不是"可避免"的，尤其在 15Gy 中的部分剂量是由同一皮肤区域近期接受 FGI 或放疗所致的情况下。这些情况与 TJC 规定的另一类警讯事件——手术材料、器材遗忘在患者体内——有本质区别，不能简单地视为医疗事故或事故性医疗照射，应作为"正常"照射来看待（参见 8.4.4 的讨论） [29]。然而，文献报道发生严重辐射损伤（皮肤溃疡和组织坏死）的绝大多数病例与不必要甚至极端的照射条件有关，例如源皮距（SSD）极短、非临床必需情况下长时间使用高剂量率模式、同一皮肤部位受到持续照射以及自动曝光控制（AEC）系统故障等[6,10]，这些情形应视为事故性医疗照射而非正常情况，通过采取防护最优化的措施可以避免发生此类严重损伤或显著降低其严重程度。

5.4.3　术中患者剂量控制措施

FGI 程序中影响患者剂量的因素有多种，可分为操作相关因素及设备相关因素两方面。一些剂量控制措施是专为介入放射学而设计的，而程序性的剂量控制措施则与如何施行介入操作有关[6]。影响患者剂量的一些因素如表 5-8 所示。

表 5-8　FGI 程序中控制患者皮肤剂量的措施[6]

剂量控制因素	剂量控制效果	减少因子[a]
限制影像采集帧数	剂量降低	可变
限制透视时间和剂量率	剂量降低	可变
增加管电压	剂量及对比度降低	1.5
增加滤过	剂量及对比度降低	1.7
使用滤线栅 / 空气间隙系统	剂量增加，影像质量改善	—
减少患者与影像接收器之间的衰减	用碳素纤维材料床面降低剂量	≤ 2
使用脉冲透视 / 末帧图像保持	透视时间缩短，剂量降低	2.0

注：[a] 所述剂量减少适用于每一个单独因素；如多因素共同出现，总辐射剂量减少并不累加。不过，某些因素累加起来可能会起到倍增作用。

表 5-9 提供了控制 FGI 程序患者剂量的一些实用指南。

表 5-9　降低患者剂量的实用措施[9-10]

- 可能时，应用低剂量率透视模式
- 可能时，应用低脉冲频率透视
- 对较小的儿童（体重低于 20kg 或 X 线路径长度小于 15cm），或较大儿童或成人的较小部位（例如肢体，X 线路径长度小于 15cm），卸除防散射滤线栅
- 除非上肢是作为程序中计划成像任务的一部分，患者双上肢应全程保持在辐射野之外
- 应用与所需影像质量水平相称的最低剂量模式进行影像采集（电影摄影）
- 尽可能减少透视时间——仅在引导装置或观察运动目标时进行透视
- 如有可能，浏览末帧图像保持，而不进行实时透视
- 如有可能，贮存透视循环，而不进行采集（电影）运行
- 如透视循环可贮存，进行透视循环回放，而不进行透视

- 尽可能减少影像采集（电影）序列数量
- 尽可能减少每个影像采集（电影）序列的帧数
- 绝对不应将影像采集（电影）用于透视目的
- 将辐射束准直到目标区
- 使用虚拟准直（如有）
- 合理使用楔形滤过板
- 影像接收器（影像增强器或平板探测器）尽可能靠近患者身体
- X 射线管尽可能远离患者身体
- 尽可能避免角度过大的投照（尤其是左前斜头位）
- 尝试微调 C 形臂角度，以避免患者同一部位皮肤过度集中的受照
- 只在必要时应用放大模式
- 应当注意：肥胖患者或厚度较大的身体部位，以及侧位或角度过大的斜位投照，患者皮肤剂量显著增加
- 留意患者剂量显示
- 如果患者先前接受过类似的介入程序，尽可能获取先前辐射剂量的有关信息，进一步优化本次程序的实施方案

平方反比律认为，在一个无吸收的介质中，点源发射的辐射强度与受照体 - 辐射源的距离的平方成反比（图 5-5）[57]。增加 X 射线管与患者身体之间的距离，意味着患者皮肤剂量率依平方反比律大幅度降低；反之，减少 X 射线管与患者身体之间的距离，患者皮肤剂量率则依平方反比律急剧增高（图 5-6）。减少患者身体与影像接收器（影像增强器或平板探测器）之间的距离则会使影像接收器截获的辐射强度最大化，导致 X 射线源产生的辐射强度降低，也会导致更有效的影像采集和总透视时间的可能减少，从而使患者剂量降低（图 5-7）。因此，在实践上可行的情况下，作为预防皮肤损伤的一个重要措施，操作者应尽可能增加 X 射线管与患者之间的距离（等中心成像时可能不可行），尽可能减少患者身体与影像接收器之间的距离（图 5-8）[6,9-10,31-32,57]。

X 射线管焦点与患者皮肤之间的距离称为源 - 皮距（SSD），X 射线管焦点与影像接收器之间的距离被称为源 - 像距（SID）。绝大多数移动式 C 形臂系统的 X 射线管与影像接收器之间的距离（SID）是恒定的，因此，随着 SSD 的增加，如图 5-6 所示，患者皮肤剂量将按照平方反比律 $(1/SSD)^2$ 而降低。如果 SID 不恒定，SSD 与 SID 之间的几何位置对患者入射皮肤剂量的影响可能复杂得多：影像接收器靠近患者时，SSD 相应增加导致皮肤剂量降低，但 SID 的增大会导致皮肤剂量增加，在这种情形下，皮肤剂量率随着 $(SID/SSD)^2$ 的改变而变化，并非遵循简单的平方反比律 [32]。

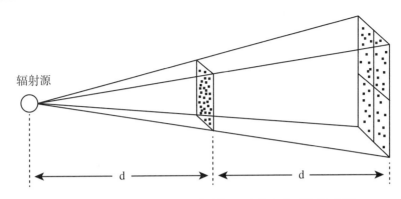

图 5-5　辐射强度与受照体 - 辐射源距离的平方反比关系 [57]

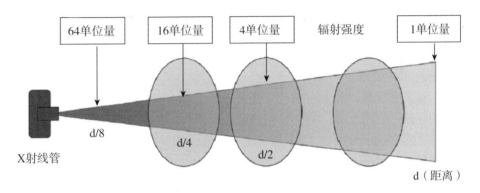

图 5-6　辐射强度与 X 射线管至患者身体距离之间的关系 [31]

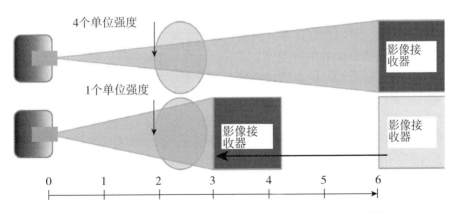

图 5-7　辐射强度与影像接收器至患者身体距离之间的关系 [31]

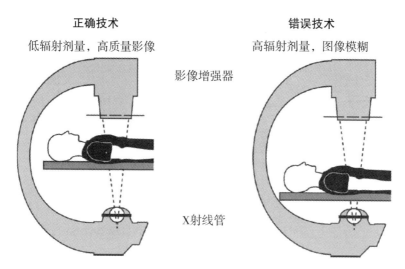

正确技术　　　　　　　　　　　　错误技术

低辐射剂量，高质量影像　　　　　　高辐射剂量，图像模糊

影像增强器

X射线管

图 5-8　X 射线管和影像接收器相对于患者身体的位置：合理与错误的技术 [57]

　　透视时间是最易于理解和控制的一个参数。尽可能限制透视时间已被证明是降低患者和工作人员剂量最有效的方法之一，但非唯一方法。剂量也取决于患者成像部位的厚度、视野尺寸、透视设备的脉冲频率和剂量率、投照角度、电影采集的帧数和序列数等复杂的因素。有些情况下，透视和帧采集的剂量贡献可能几乎相等。可通过选择使用下列方法实现透视时间最小化：间歇透视；末帧图像保持（last-image-hold，LIH）；虚拟准直（如有）。应当仅在需要实时成像体内引导装置和观察运动现象时进行透视。只有介入医师正在观察监视器的情况下，才应进行透视。而在介入医师并未观察监视器的时间进行透视的情况是一个不可忽视的问题，估计这个时间占到总透视时间的 10% 以上 [9]，这种情形下的透视实际上是无用的，而且会使患者受到不必要的辐射。

　　术中浏览时可利用 LIH 图像或透视循环回放替代实时透视或电影采集，则在审阅期间患者不会受到额外的辐射照射 [6,9-10, 31,54-56]。当成像目的仅是为了记录 LIH 图像上的发现时，如果 LIH 图像满足临床要求且可以贮存，就没有必要进行附加的影像采集。在透视循环足以提供诊断或记录所需信息且可储存时，贮存该透视循环而不进行附加的影像采集，也可以显著减少辐射剂量 [29]。

　　应尽量通过保持较高的管电压以降低管电流，以便在影像质量和辐射剂量之间达到适当的平衡。在可能的情况下，应全程使用临床上可接受的最低剂量率透视模式，仅在必要时使用高剂量率模式。与连续透视相比，脉冲透视可通过使用短脉冲辐射而降低患者和工作人员的剂量（图 5-9）。在能够获取可接受影像质量的情况下，应使用最低采集帧率或最低脉冲频率的脉冲透视模式 [1-3,36-37]。

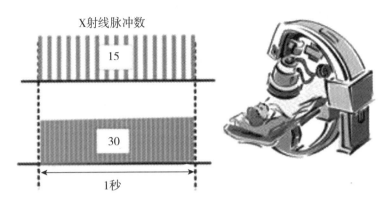

图 5-9　脉冲透视有助于减少辐射剂量 [31]

　　许多设备在介入透视操作中的剂量率不断变化。透视时间只是估计是否会出现辐射损伤的一个大概指标。当某项操作总的透视时间不变时，患者体重以及相关操作等因素如投照位置、角度、使用的剂量率、患者与 X 射线管间的距离以及影像采集帧数等因素，都可以使患者皮肤最大剂量数以十倍地增加 [1]。

　　影像采集模式中剂量率可达常规透视剂量率的 10 ～ 60 倍。绝对不应当用影像采集模式代替透视。仅在需要获取更高质量图像供审阅或记录的情况下，方可进行影像采集。在临床可接受水平下应尽可能减少电影序列数量、每个电影序列的运行时间和帧率，使用与所需影像质量相称的最低剂量模式。在多数情况下，通过预先编程使用变化帧率采集（而不用固定帧率），可以在图像采集帧数最小化的同时不遗漏重要信息。应尽可能随时使用 LIH 图像或透视循环回放技术，而不用电影采集图像 [9-10,29,31]。

　　准直（collimation）旨在将 X 射线束限定在操作者所选择的区域（图 5-10）。应使用准直器，将 X 射线束对准目标区，患者体表实际照射野不应大于关注区域的 10%。严格的准直有多重益处：由于受照组织体积的减少，降低了随机性效应的风

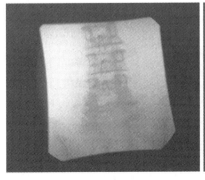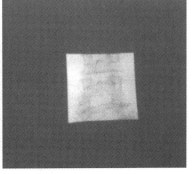

图 5-10　使用准直器将 X 射线束限制在目标区 [31]

险；减少到达影像接收器的散射辐射，改善影像对比度；减少了工作人员受到的散射辐射；降低射束方向改变时或使用双面系统成像时可能的照射野重叠[9-10,29,58]。一些心血管造影设备配置了结合有圆形和椭圆形叶片的双形准直器，可以提供对心脏轮廓的适形照射野准直[5]。利用虚拟准直（virtual collimation）功能，可以在调节准直器叶片时，在临床图像上以图形显示准直器叶片的位置。这一特征消除了准直调节过程中的患者受照[9-10]。

一些透视系统在使用放大模式时，皮肤剂量率会有增大，视野面积（FOV）减少一半可能使皮肤入射剂量率增加数倍（图 5-11）。因此，只有在临床上确有必要时才使用影像放大模式，放大倍数应限制在临床可接受的最低水平[9-10,29,58]。

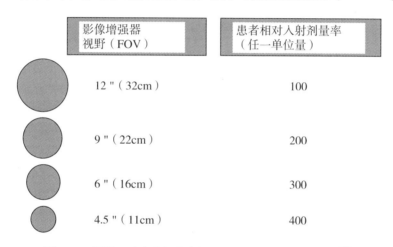

影像增强器 视野（FOV）	患者相对入射剂量率 （任一单位量）
12 "（32cm）	100
9 "（22cm）	200
6 "（16cm）	300
4.5 "（11cm）	400

图 5-11　视野尺寸大小与患者相对入射剂量率之间的关系[31]

除非上肢是作为程序中计划成像任务的一部分，患者双上肢应全程保持在辐射野之外（图 5-4）。需要注意，体型较大患者或较厚的身体部位可引起入射体表剂量的显著增加（图 5-1），斜位或侧位透视也可引起入射体表剂量增加（图 5-2）。应尽量避免过分倾斜角度的投照（尤其是左前斜头位，参见表 5-5）。

图 5-12 是一幅用慢速胶片测得的皮肤剂量分布图的示例，PSD 为 0.4Gy，从中可以看出照射野重叠可导致某些区域皮肤剂量显著增加[10]。当需要多次不同的投照或介入操作时间必须延长时，在不影响程序进行的前提下，应考虑采取适当的剂量分散技术，使机架的角度尽量多样化，尽可能想办法微调机架或床的位置、通过旋转 X 线管围绕患者运动改变入射点或者使用其他措施以改变 X 线投照角度，以避免患者同一部位皮肤持续受照。适当的剂量分散措施既可以降低 PSD，也可以减少受到 PSD 的皮肤面积。然而，即使采用剂量分散技术，不同照射野在皮肤表面也可能重叠，重叠区域将受到较高剂量的辐射。严格准直可以最大限度地防止发生照射野重叠，尤其是在使用双向（双面）系统时，可进一步改善剂量分散技术的有效性（图 5-13）[9-10,29]。

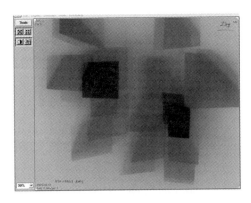

图 5-12 心脏介入程序中皮肤剂量分布图的示例 [10] （见书末彩图）

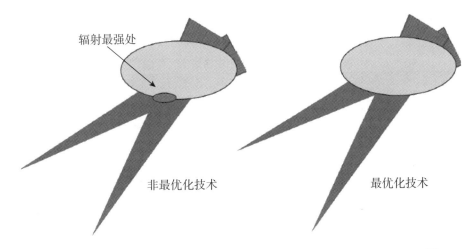

辐射最强处

非最优化技术

最优化技术

图 5-13 多角度投照时同一部位皮肤重复受照（图片改编自 L.K.Wagner）[31]

在满足临床要求的前提下，应当尽可能减少患者眼晶状体剂量。在头面部成像时，采用 PA 方向投照时，眼剂量显著小于 AP 方向投照。在侧位或斜位投照时，可通过严格的线束准直尽可能避免将眼球纳入照射野 [29]。经皮腔内泪道系统球囊扩张术中，合理选择侧斜位、侧位投照最少化和严格准直可减少健侧眼的剂量 [40]。其他合理控制剂量的措施，例如避免不必要的透视和影像采集、限制透视时间和采集帧数、低脉冲频率透视等，都有助于减少眼晶状体剂量。

对于儿童患者，尤其应仔细考虑采取最优化的防护措施：尽可能保护甲状腺、乳腺、眼晶状体和性腺等敏感器官；采用较低的采集帧率，在可能情况下使每秒脉冲数从 7.5 降低到 3；对于体重低于 20kg 的儿童尽可能卸除滤线栅，改用气隙技术；使用附加铜滤过板；缩短成像时间；在重复采集时减少照射野重叠；使用更加严格的准直；尽量少用放大技术；适当应用 LIH 图像回放 [53,55,58]。

对孕妇实施 FGI 程序时，应制订优化的技术方案，尽一切合理的努力将胎儿剂量降低到与临床目的相称的最低水平。减少胎儿受照剂量最常用的方法包括：将射束准直到一个非常特定的目标区；在可能时去掉防滤线栅；如果不会对获取影像造成干扰，使用屏蔽用具；减少透视时间和影像采集帧数；增加管电压（kV）也可降低胎儿剂量，特别是胎儿直接受照的情况下。但是，如果技术上的任何变更过度影响必需的影像质量或妨碍临床目标的达成，将是得不偿失的[50]。一些程序可以在不直接照射胎儿或很少直接照射胎儿的条件下实施，如果胎儿仅受到散射辐射照射，则胎儿通常受到的剂量极低，风险水平是可以接受的[29]。Smith等[59]对35例接受ERCP的孕妇研究表明，由有经验的胆道内镜医师进行操作，选择75kVp，透视时间平均0.15min（0～1min），胎儿剂量均小于1mGy。

IAEA患者辐射防护（RPOP）工作组提供的X射线透视中患者防护"十大要诀"见表5-10。介入医师和技术人员在临床介入实践中，如能认真考虑和灵活应用这些简单易行的要诀，将会对患者及自身的辐射防护有极大指导作用。

表5-10　X射线透视中患者防护十大要诀[31]

序号	建议
1	尽可能增加X射线管与患者之间的距离
2	减少患者与影像接收器之间的距离
3	缩短透视时间。记录并保存每个患者的透视时间、P_{KA}和$K_{a, r}$（如可获得）
4	在能够获得可接受影像质量的情况下，使用最低采集帧率的脉冲透视
5	采用多角度投照以避免皮肤同一区域重复受照。通过旋转X射线管围绕患者运动，改变射线束的入射点
6	体型较大患者或较厚的身体部位可引起入射体表剂量的增加
7	斜位透视也可增加入射体表剂量。注意入射体表剂量的增加会增大皮肤损伤的可能性
8	避免使用放大模式。视野面积减少一半可能使剂量率增加至4倍
9	在满足临床需求条件下减少采集图像帧数和电影次数。避免将采集模式作为透视使用。尽可能随时使用末帧图像保持回放技术，而不用电影采集图像
10	使用准直器，将X射线束限定在目标区域内

CT引导介入手术过程中，通常对目标区进行两次或更多次"通过"（穿过身体同一部位的CT采集的数目）或扫描采集。在CT透视过程中，扫描机架区域对患者和术者的辐射剂量应当引起关注。对于在CT引导下的介入手术，完成定位像扫描后，可以通过限制扫描容积、降低局部扫描的管电流-曝光时间乘积（mAs）、增加螺距、使用楔形滤过板等方法降低患者剂量；对于CT透视，宜用"快速检查"模式以减少透视时间，少用"实时检查"模式[36,60]。努力的目标是，必须减少CT透视检查中对患者和临床医师的辐射剂量[60]。

应当注意，任何降低剂量的措施都不应损害必需的影像质量。如果影像信息无法满足诊断或引导介入操作的实际需要，可能会招致灾难性并发症的风险，也不符合正当性的原则[29]。

介入医师对术中患者辐射剂量管理和控制承担主要责任，应确保术中累积辐射剂量得到全程持续的监控。参与介入程序的所有工作人员应为实现辐射剂量管理和安全目标尽各自职责，及时识别和纠正不良做法，并提醒其他人员采取必要的纠正措施[9]。

5.5　术后管理

5.5.1　剂量记录

符合 IEC 60601-2-43：2010[38] 要求的透视系统可在介入程序结束时提供患者剂量结构报告（参见图 5-14 的示例），有些设备生成的剂量报告中包括皮肤剂量分布信息（参见图 5-12）。在介入手术结束时应形成患者辐射剂量报告并存档。术后应及时将辐射剂量数据记载到介入手术记录单和患者病历中[9-10,29,36]。

所有已获得的剂量信息都应当记录，包括 PSD、$K_{a, r}$、P_{KA}、皮肤剂量分布、总透视时间和图像采集帧数等。

```
Patient Position: HFS                    04-Apr-05 10:57:10

1  CARD      FIXED   Coro LD           4s 15F/s 04-Apr-05 11:04:59
A 80kV 806mA  7.0ms 200CL large 0.0Cu 20cm  219.5µGym² 37.9mGy  1RAO 36CRA
61F

2  CARD      FIXED   Coro LD           2s 15F/s 04-Apr-05 11:16:39
A 75kV 799mA  7.0ms 400CL large 0.1Cu 20cm   56.8µGym²  7.7mGy 24LAO  5CAU 27F

3  CARD      FIXED   Coro LD           3s 15F/s 04-Apr-05 11:21:31
A 76kV 799mA  7.0ms 600CL large 0.1Cu 20cm   97.3µGym² 14.1mGy 30LAO  1CAU
47F

4  CARD      FIXED   Coro LD           4s 15F/s 04-Apr-05 11:28:03
A 76kV 799mA  7.0ms ****** large 0.1Cu 20cm  138.5µGym² 20.0mGy 30LAO  1CAU 67F

5  CARD      FIXED   Coro LD           5s 15F/s 04-Apr-05 11:28:36
A 90kV 819mA  7.0ms ****** large 0.0Cu 20cm  359.2µGym² 57.2mGy  0LAO 31CRA 71F


***Accumulated exposure data***               04-Apr-05 11:34:29
Phys: |         Exposures: 0   Fluoro: 7.0min Total: 1705.4µGym² 246mGy

================================================================
```

图 5-14　Siemens AXiom Artis X 射线系统生成的患者剂量结构报告示例［条目 1 ~ 5 为序列采集的顺序。每一采集为单电影序列。CARD 是采集协议的名称。FIXED 是指序列运行中使用恒定帧率。Coro LD 是指采集模式。序列持续时间以秒（s）表示。顺序报告了序列帧率（F/s）、日期、时间、kV、mA、脉冲时间、焦点尺寸、附加铜滤过、每个序列的 P_{KA} 和 $K_{a, r}$、X 射线束角度、每个序列的帧数。在报告结尾处给出总透视时间、总 P_{KA} 和总 $K_{a, r}$（包括透视剂量和电影采集剂量）。报告即可打印也能储存］[10]

如果设备无法显示其他剂量参数，只能显示透视时间，则应记录总透视时间和图像采集帧数。透视时间不能反映透视剂量率的影响，也不能反映电影采集产生的剂量，与辐射剂量之间的相关度很差。如果任何其他参数可提供，不应将透视时间作为估算剂量的唯一指标使用，尤其是对潜在高辐射剂量程序[9-10,29,36]。

孕妇患者介入诊疗术后，应评估和记录胎儿剂量。必要时，可请医学物理师协助分析剂量监测数据，分别估算母体和胎儿受到的辐射剂量和风险[29]。

如果手术结束时出现下列任何一种情况，负责监控剂量的人员均应立即通知介入医师（表 5-7）：

- PSD 超过 3000mGy；

- $K_{a, r}$ 超过 5000mGy；

- P_{KA} 超过 500 Gy·cm^2（假定照射野面积为 100cm^2。对于其他照射野面积，应当按照程序中的实际照射野面积等比例地调整 P_{KA} 值，例如，当实际照射野面积为 50cm^2 或 25cm^2 时，以 P_{KA} 表示的 SRDL 应分别调整为表中所列数值的 1/2 或 1/4），对于心血管程序而言，取决于照射野面积和特定方案，P_{KA} 取 125 ~ 250 Gy·cm^2 更为恰当；

- 透视时间超过 60min。

这些显著辐射剂量水平（SRDL）值是基于剂量转换方程［公式（2-8）和公式（2-9）］和皮肤剂量 - 效应关系（表 3-6），在单次介入程序中可能提示最大皮肤剂量超过 2000mGy。介入诊疗科室可能需要考虑选择确定较低的 SRDL 数值，特别是在患者皮肤先前受过辐射照射或具有较高辐射敏感性的情形下。介入医师应当在术后立即在患者病历中记录剂量数据并作出合适的注解，声明患者辐射剂量已达到或超过 SRDL，并说明原因。对于涉及正在进行其他辐射照射程序规划的患者，或 60d 内已经接受过涉及辐射照射规划的患者，即使本次剂量未超过 SRDL，也应在病历中注明其接受的辐射剂量[9-10,29,36,56]。

5.5.2　患者随访

如果患者剂量超过 SRDL，应在出院前告知患者本人（及其家属）可能会出现的皮肤组织反应，并安排随访，以早期发现和处理潜在的皮肤辐射损伤。在某些特殊情况时，较低的辐射剂量也需要进行随访，例如相同的部位近期接受过辐射照射或患者具有较高的辐射敏感性[9-10,29,36,56]。如果仅透视时间超过 SRDL，但其他剂量参数未超过 SRDL，则可能不需要随访[9]。

对不需要随访的患者，应在出院时告知其在介入程序中未受到超过 SRDL 的辐射，由于极不可能发生皮肤辐射损伤，不必进行特别随访[9]。

对需要随访的患者，应在出院指导书中说明由于组织反应所致皮肤损伤的可能性，让患者本人或其家属检查 X 射线束入射部位的皮肤，注意有无红斑、皮疹、脱毛、脱发、脱皮、溃疡、坏死等征象（参见表 3-5、表 3-6 和表 3-7）。嘱咐患者在术后第 10 ~ 14 天及术后 1 个月时（至少 2 次），将受照射部位的自我检查结果（无论是阳性或还是阴性）通过电话通知介入医师和（或）合格的医学物理师。如果患者未将自我检查通知相应医务人员，介入医师应在术后 1 个月时电话联系患者，以确保没有漏诊皮肤损伤。如果自我检查结果是阳性，介入医师应安排患者门诊检查和进一步的医学追踪观察。医学物理师应从辐射剂量学角度提出阳性患者评估报告，及时与介入医师交流评估结果，并协助介入医师进行随访[9-10,29,36]。

为便于操作，Chambers 等[56] 建议基于估算剂量的高低程度进行随访：

- $K_{a, r}$ 超过 5Gy 或 P_{KA} 超过 500Gy・cm^2：教育患者关注可能的皮肤改变，如果发现，应及时电话通知介入医师。应当在术后 1 个月联系患者。如果 $K_{a,r}$ 低于 10Gy，电话联系即可。如果患者报告了疑似辐射损伤的相关症状或体征，应安排患者回医院复查。
- $K_{a,r}$ 超过 10Gy 或 P_{KA} 超过 1000Gy・cm^2：鉴于 TJC 将 6 个月至 1 年期间累积 PSD 超过 15Gy 的情形归类于警讯事件，应当请物理师及时进行仔细分析，计算 PSD。应安排患者在术后第 2 ~ 4 周回医院复查可能的皮肤效应。
- PSD 超过 15Gy：应在 24h 内通知医院风险管理人员，按有关规定向审管机构报告。

介入医师有责任在患者术后至少 1 年内随访可能的皮肤组织反应。介入医师也可委托其他医务人员（例如熟悉放射损伤的放疗医师）对患者进行随访，并与其保持联系。所有相关症状和体征（参见表 3-5、表 3-6 和表 3-7）应首先假设为辐射照射所致，除非已有明确的其他诊断[9-10]。如果出现疑似皮肤损伤，应安排患者到有放射性皮肤损伤临床诊疗经验的放疗科或皮肤科就诊，并提供介入操作及皮肤剂量方面的详细情况。活检的"伤口"有可能引起较原发辐射效应更为严重的继发性损伤，因此，应当尽可能避免皮肤活检[56]。

皮肤辐射损伤的治疗和护理可参考表 3-7[61]、GBZ 106—2002[62] 和 WS/T 475—2015[63]。

旨在发现低剂量辐射诱发白内障的临床随访是不可行的，因为潜伏期是剂量依赖的（剂量越高，潜伏期越短，反之亦然），由受照至出现晶状体浑浊的间隔时间从数年至数十年不等[9]。

5.6　质量评估建议

应定期统计分析介入程序中的剂量记录情况和患者剂量数据。如果任何一名操作者剂量记录率低于 95%，则应立即接受附加的辐射安全培训。对同一医院的同一程序类型，如果某一程序中患者剂量超过剂量分布直方图的第 95 百分位点（P_{95}），则应进行评议，可能会揭示出操作中存在的一些问题，例如，本可以用更少的电影采集、更短的透视时间或更好的准直实现临床目的从而减少不必要的辐射照射。也可与本地区或本国的数据集（如有）进行比较[9,29,36]。此外，介入医师应向本单位辐射防护负责人定期报告随访中发现的辐射损伤病例，并核查这些患者遭受的辐射剂量是否与临床目的相称[10,29,36]。可进一步参阅第 8 章的介绍和讨论。

作为全面质量保证计划（QAP）的一部分，应至少每年一次对与辐射剂量相关的影像质量进行恰当的评审，可由有资质的医学物理师实施[36]。

5.7　儿童患者的辐射防护

与成人相比，儿童的辐射敏感性更高，预期寿命较长，因而更有可能显现出辐射的随机性效应。年龄较大、体重接近成人的儿童，在接受复杂的、需要长时间透视或大量影像采集的介入程序时也有皮肤辐射损伤的风险。一些患有先天性心脏病的儿童，经常需要接受多次诊断性和治疗性导管插管，如表 5-11 所示，单次介入程序的有效剂量相当于一次后前位胸部 X 射线摄影有效剂量的几百倍，多次介入程序的累积剂量诱发远期辐射效应的风险不容忽视[56,58,64]。

表 5-11　一些儿童心脏介入程序的典型剂量[65]

程序类型	病例数	单位体重的平均 P_{KA}（$Gy \cdot cm^2 \cdot kg^{-1}$）	平均有效剂量（mSv）
房间隔缺损封堵术	259	0.42	3.9
动脉导管未闭封堵术	165	0.35	3.2
肺动脉瓣球囊成形术	122	0.48	4.4
线圈栓塞术	33	0.50	4.6
室间隔缺损封堵术	32	1.3	12
房间隔造口术	25	0.39	3.6
卵圆孔未闭封堵术	21	0.23	2.2

避免不必要的辐射照射，是儿童患者最为有效的辐射防护方法。对儿童实施的介入程序，应逐例进行正当性分析（表 5-12）。除非绝对必要，不应对儿童实施任何缺乏正当性的介入程序[58,64]。对于复杂病例，应当通过多学科团队（MDT）或联合会诊机制，共同讨论和确定恰当的治疗方式[7-8]。

与成人相比，由于儿童身躯及内部器官尺寸较小、解剖变异较多、心率较快，介入操作（例如先天性心脏病）的技术难度大，耗时较长，而且可能需要多次程序方可完成，可导致较高辐射剂量。因此，难度较高的儿童（尤其是新生儿和婴幼儿）介入程序，应当由临床和辐射防护两方面都训练有素的儿科介入操作者来实施[64]。

表 5-12　儿童介入程序的正当性判断 [58]

- 介入程序必须进行正当性判断

- 需要询问转诊医师、患者和（或）其监护人关于患者以前接受过的放射诊疗程序的信息

- 需要应用转诊导则（如有）和临床指南（例如文献 [20]）

- 如果合理可行，使用替代诊疗方式（例如超声或 MR）

- 按照基本安全标准 [2,66] 的要求，向患者和（或）其监护人提供必要的信息

- 对正当性进行临床核查

先天性和（或）结构性心脏病复杂的三维解剖特征往往需要多次电影记录，在导管插管过程中结合应用其他恰当的成像方式（例如经食管和心内超声心动图）可能减少辐射照射。在复杂的经导管介入治疗（例如瓣周泄漏闭合）术中可结合使用 CT 三维重建。旋转血管造影也越来越多地用于先天性心脏病的临床治疗，虽然采集通常最多需要四五秒，但所获信息经三维重建，可能会消除数次双向电影采集运行的必要性，对接受复杂的肺动脉修复的患者尤其有用，可精准地确定需经导管介入治疗的单个病灶的最佳角度。旋转血管造影的剂量分散在更大的皮肤面积，也有利于降低皮肤损伤的风险 [56]。

辐射安全需要整个介入团队的努力，积极使用介入程序安全核对表（见表 5-6）有助于增强团队成员的安全意识，周密计划手术方案从而预先避免不当手术或手术中断，以及其他一些重复性照射，有效降低患者和医务人员的辐射风险 [9,53,58]。

应当合理设计、制造、配置和调试常规用于儿童介入程序的设备，使其能满足年龄、体重变化范围很大的患者及不同程序的临床需求。由于儿童可耐受的碘对比剂负荷严重受限（320 ~ 350mg/ml，每千克体重 4 ~ 6mg），许多儿童介入程序需要使用双向（双面）系统 [9]。发生器应能提供大动态范围的管电流（mA）水平，以尽可能使补偿不同厚度所需的管电压峰值（kVp）和曝光时间的变化幅度最小化；对于新生儿和婴幼儿，影像采集帧率应能扩展到不低于每秒 60 帧，以适应其更快的心率；发生器应当支持至少三焦点的 X 射线管；防散射滤线栅应可不用工具方便地卸除 [5,9,67-68]。应在有经验的医学物理师的协助下，合理设定不同操作模式的影像接收器入射表面空气动能范围（表 5-13），文献 [67] 也提供了其他操作条件时如何调整这些数值的建议。为适应非常用角度投照之需对导管床设计的必要修改，可能会减低患者的总剂量 [56-67]。

表 5-13　关于儿童介入不同操作模式选择的影像接收器入射表面空气比释动能范围的建议 [58,67]

操作模式	空气比释动能范围（nGy/ 图像帧）[a]
低剂量透视	6.0 ~ 8.5
中剂量透视	12 ~ 17

续表

操作模式	空气比释动能范围（nGy/图像帧）[a]
高剂量透视	24 ~ 34
数字血管造影	450 ~ 900
数字减影血管造影（DSA）	4500 ~ 9000
心脏数字造影	90 ~ 130

注：[a] 针对 23cm 影像接收器、常规剂量率、30 脉冲每秒、80kVp 和 2.5mmAl 的标准总滤过

必须在减少辐射剂量与安全、准确、有效进行操作之间取得恰当的平衡。表5-6 和表 5-14 提供了儿童 FGI 程序技术最优化措施的实用指南。在每一例实际应用中完全遵循这些步骤可能并不可行，需要结合患者体型、技术挑战和程序制约因素具体分析，目标是在提供必要且充分的医疗服务的前提下尽可能使患者剂量最小化[58]。

表 5-14　儿童常规透视和透视引导介入的技术最优化措施[53,58,64]

通用建议

- 在透视中，应注意患者体位和投照方位的设计、准直和最优化曝光因素的选择
- 方案应当适应"儿童身材"，应用与患者体重或成像部位厚度相称的最低剂量协议、帧率和运行长度
- 应当用光阑（而不用透视）将照射野严格准直到目标区，点击脚踏开关证实位置
- 透视开始前将影像接收器对位至目标区，不要在透视过程中对位
- 尽可能减少重复采集时的照射野重叠
- 在任何合理可行的情况下，尽可能将眼球、甲状腺、乳腺和性腺排除在照射野之外
- 尽可能减少应用电子放大，在可行时尽可能应用数字放大
- 尽可能使用低衰减的碳素纤维材料导管床
- 应提供可方便拆卸的滤线栅，仅对年龄大于 8 岁或体重超过 20kg 的儿童常规使用滤线栅
- 应当使用附加铜滤过（例如 0.3mm），如果设备仅用于儿童，则持续保留铜滤过
- 尽可能提供并应用脉冲透视功能，在绝大多数程序中 3.5 ~ 7.5 脉冲每秒的脉冲频率可以满足引导和（或）监控之需
- 适当使用"末帧图像保持"而不产生额外曝光
- 术中留意透视定时警告
- 配备并有效使用经校准的比释动能 - 面积乘积测量仪
- 应当记录并核查剂量

右上角：续表

对透视引导介入程序的特别建议
● 尽可能减少不适当的或非必需的运行，事先与放射技师和麻醉师一起规划和沟通采集的序列数量和时机、对比剂参数、患者体位设计和呼吸抑制等。每一次运行都应是诊断、进程或结果评估所必需的
● 将采集参数调整到与临床目标要求相称的最低剂量水平；考虑患者身材、帧率和运行长度，应用尽可能最低剂量的方案
● 尽可能增大 X 射线管与导管床之间的距离和（或）尽可能减小患者与影像接收器之间的距离。在双向（双面）成像的每一平面，都需要使导管床尽可能远离 X 射线管（通常距离可大于 37.5cm）、患者身体尽可能靠近影像接收器
● 仅在需要评估运动目标或结构时进行透视，透视时间应当有所限制

　　影像增强器或平板探测器的尺寸往往大于新生儿和婴幼儿的身体尺寸，如果不进行准直，照射野可能覆盖患儿整个身体从而增加不必要的辐射照射，这种情形是不可接受的。应当进行严格准直限束，使照射野仅限于目标区。鼓励使用虚拟准直。与成人相比，儿童患者更需要使用放大，将进一步增加剂量（图 5-12）。应当仅在临床确实需要时使用几何放大和电子放大，放大倍数应限制在临床可接受的最低水平，在可行时尽量使用数字放大或后处理放大[53,58,64]。

　　采集模式（电影摄影、数字血管造影、DSA 等）的剂量率显著高于透视模式[58]，因此，应当仅在诊断或结果评估必需时进行影像采集运行，帧率、运行长度和序列数量应当保持在与实现临床目标相称的尽可能低的水平。末帧图像保持（LIH）、图像捕获、视频记录和数字透视运行可存档于 PACS 系统，供随后审阅之用[64]。

　　在使用 C 形臂设备时应当注意，侧位和斜位投照过程中焦皮距（SSD）相对较短，会导致患者皮肤剂量增加（图 5-2）。除非上肢是作为程序中计划成像任务的一部分，患者双上肢应全程保持在辐射野之外（图 5-4）。在耗时较长的操作中，应采取适当的制动固定措施，防止患者上肢向主射束路径移动。应尽可能减少不同投照时的照射野重叠[64]。

　　术中应全程监测患者的辐射剂量，术后及时评估和记录患者受到的辐射剂量，对达到 SRDL 的患者应当安排必要的随访（参见 5.4.1、5.4.2 和 5.5 内容）。

参考文献

[1] 国际放射防护委员会. 国际放射防护委员会 2007 年建议书. 国际放射防护委员会第 103 号出版物. 潘自强，周永增，周平坤，等，译. 北京：原子能出版社，2008.

[2] EU, FAO, IAEA, ILO, OCED/NEA, PAHO, UNEP, WHO. Radiation protection

and safety of radiation sources: international basic safety standards. IAEA Safety Standards Series No. GSR Part 3. Vienna: International Atomic Energy Agency, 2014.

［3］国际放射防护委员会 . 医学中的放射防护和安全 . 国际放射防护委员会第 73 号出版物 . 季明烁 , 译 . 北京 : 原子能出版社 , 1999.

［4］International Commission on Radiological Protection. Radiological protection in medicine. ICRP Publication 105. Ann ICRP, 2007, 37（6）：1-63.

［5］International Atomic Energy Agency. Radiation protection and safety in medical uses of ionizing radiation. Draft Safety Guide No. DS399. 2014-11-25［2015-03-03］. http://www-ns.iaea.org/downloads/standards/drafts/ds399.pdf.

［6］International Commission on Radiological Protection. Avoidance of radiation injuries from medical interventional procedures. ICRP Publication 85. Ann ICRP, 2000, 30（2）：1-67.

［7］Bezzi M. Referral guidelines and interventional radiology. // European Commission. Radiation Protection No.178, Referral guidelines for medical imaging availability and use in the European Union: appendices. Luxembourg: Publications Office of the European Union, 2014: 33-37. http://ec.europa.eu/energy/sites/enter/files/documents/178_appendices.pdf.

［8］中华医学会心血管病学分会介入心脏病学组 , 中华心血管病杂志编辑委员会 . 中国经皮冠状动脉介入治疗指南 2012（简本）. 中华心血管病杂志 , 2012, 40（4）：271-277.

［9］National Council on Radiation Protection and Measurements. Radiation dose management for fluoroscopically guided interventional medical procedures. NCRP Report No. 168. Bethesda: NCRP, 2010.

［10］International Commission on Radiological Protection. Radiological protection in cardiology. ICRP Publication 120. Ann ICRP, 2013, 42（1）：1-125.

［11］Royal College of Radiologists（RCR）. iRefer: Making the best use of clinical radiology. Ref No: BFCR（12）2. [2015-05-23]. http://www.rcr.ac.uk/publications.aspX?PageID=310&PublicationID=362.

［12］American College of Radiology（ACR）. ACR Appropriateness Criteria®. [2015-05-23]. http://www.acr.org/Quality-Safety/Appropriateness-Criteria.

［13］European Commission. Referral guidelines for imaging. Radiation protection 118. Luxembourg: Office for Official Publications of the European Communities, 2000. http://ec.europa.eu/energy/nuclear/radioprotection/publication/doc/118_en.pdf.

［14］WA Health. Diagnostic imaging pathways: a clinical decision support tool and educational resource for diagnostic imaging. [2015-05-23]. http://www.imagingpathways.health.wa.gov.au/.

[15] European Commission. Referral guidelines for medical imaging availability and use in the European Union: appendices. Radiation Protection No.178. Luxembourg: Publications Office of the European Union, 2014.

[16] IAEA/RPOP. Information for health professionals: Referring medical practitioners. [2015-05-23]. https://rpop.iaea.org/RPOP/RPoP/Content/InformationFor/ HealthProfessionals/6_OtherClinicalSpecialities/referring-medical-practitioners/ index. htm.

[17] 杨跃进 . 阜外心血管病医院介入操作规范 . 北京：人民军医出版社 , 2013.

[18] 霍勇 , 刘兆平 . 纪念中国冠心病介入治疗 30 周年：历史和发展 . 中华心血管病杂志 , 2014, 42（10）：802-804.

[19] 中华医学会神经病学分会脑血管病学组缺血性脑血管病血管内介入诊疗指南撰写组 . 中国缺血性脑血管病血管内介入诊疗指南 . 中华神经科杂志 , 2011, 44（12）：863-869.

[20] 中华儿科杂志编辑委员会 , 中华医学杂志英文版编辑委员会 . 先天性心脏病经导管介入治疗指南 . 中华儿科杂志 , 2004, 42（3）：234-239.

[21] 中华医学会放射学分会介入学组 . 胰腺癌经动脉灌注化疗指南（草案）. 介入放射学杂志 , 2012, 21（5）：353-355.

[22] 罗剑钧 , 刘清欣 , 瞿旭东 , 等 . 经皮穿肝胆管引流术指南的建议 . 介入放射学杂志 , 2010, 19（7）：509-512.

[23] Schumacher HC, Meyers PM, Higashida RT, et al. 血管成形术和支架辅助血管成形术治疗颅内动脉粥样硬化的报告标准（上）. 曹亦斌 , 译 . 中国脑血管病杂志 , 2010, 7（1）：49-55.

[24] Schumacher HC, Meyers PM, Higashida RT, et al. 血管成形术和支架辅助血管成形术治疗颅内动脉粥样硬化的报告标准（下）. 曹亦斌 , 译 . 中国脑血管病杂志 , 2010, 7（2）：106-111.

[25] 陈斌 , 范文哲 , 向贤宏 . 美国肝病研究学会（AASLD）实践指南：经颈静脉肝内门体分流术（TIPS）在治疗门脉高压症中的作用 . 影像诊断与介入放射学 , 2010, 19（4）：242-249.

[26] 李晓 , 张海澄 . 2014 年美国心脏协会 / 美国心脏病学会《成人瓣膜性心脏病患者管理指南及执行摘要》解读 . 中国循环杂志 , 2014, 29（9）：667-669.

[27] 何奔 , 葛恒 . 回归以患者为本　开创心内外科医生携手的新时代——2011 年 ACC/AHA/SCAI 经皮冠状动脉介入治疗指南点评 . 中国循环杂志 , 2012, 27: 39-43.

[28] International Atomic Energy Agency, World Health Organization. Bonn call-for-action. Joint position statement by the IAEA and WHO. 2012-12-07. http://www. who.int/ionizing_radiation/medical_exposure/Bonn_call_action.pdf.

[29] Miller DL, Balter S, Schueler BA, et al. Clinical radiation management for fluoroscopically guided interventional procedures. Radiology, 2010, 257（2）：321-332.

[30] United Nations Scientific Committee on the Effects of Atomic Radiation. Sources, effects and risks of ionizing radiation. UNSCEAR 2013 Report. Vol Ⅱ. New York: United Nations, 2013.

[31] IAEA/RPOP. 十大要诀：X射线透视中患者的放射防护. [2015-05-20]. https://rpop.iaea.org/RPOP/RPoP/Content/Documents/Whitepapers/poster-patient-radiation-protection-cn.pdf.

[32] International Commission on Radiological Protection. Radiological protection in fluoroscopically guided procedures outside the imaging department. ICRP Publication 117. Ann ICRP, 2010, 40（6）：1-102.

[33] United Nations Scientific Committee on the Effects of Atomic Radiation. Report of the United Nations Scientific Committee on the Effects of Atomic Radiation 2010, Fifty-seventh session, includes scientific report: summary of low-dose radiation effects on health. New York: United Nations, 2011.

[34] IAEA/RPOP. Information for health professionals: Fluoroscopy. [2015-05-20]. https://rpop.iaea.org/RPOP/RPoP/Content/InformationFor/HealthProfessionals/1_Radiology/Fluoroscopy.htm.

[35] IAEA/RPOP. Information for health professionals: Interventional cardiology. [2015-05-20]. https://rpop.iaea.org/RPOP/RPoP/Content/InformationFor/HealthProfessionals/5_InterventionalCardiology/index. htm.

[36] Stecker MS, Balter S, Towbin RB, et al. Guidelines for patient radiation dose management. J Vasc Interv Radiol, 2009, 20: 263-273.

[37] U.S. Food and Drug Administration（FDA）. Public health advisory: avoidance of serious X ray-induced skin injuries to patients during fluoroscopically-guided procedures. Rockville: Center for Devices and Radiological Health, 1994.

[38] International Electrotechnical Commission. Medical electrical equipment. Part 2-43: Particular requirements for the safety of X-ray equipment for interventional procedures. IEC 60601-2-43: 2010. 2nd ed. Geneva: IEC, 2010.

[39] International Atomic Energy Agency. Establishing guidance levels in X-ray guided medical interventional procedures: a pilot study. Safety Reports Series No. 59. Vienna: IAEA, 2009.

[40] IAEA/RPOP. Radiation and cataract: Patient protection. [2015-05-20]. https://rpop.iaea.org/RPOP/RPoP/Content/InformationFor/HealthProfessionals/6_OtherClinicalSpecialities/radiation-cataract/radiation-cataract-patient-protection.htm.

[41] 国际放射防护委员会 . 关于组织反应的声明及正常组织器官的早期和晚期辐射效应：辐射防护中的组织反应阈剂量 . 国际放射防护委员会第 118 号出版物 . 刘强，李峰生，高玲，等，译 . 北京：中国原子能出版社，2014.

[42] 中华人民共和国卫生部 . 卫办医政发 [2012]87 号 . 卫生部办公厅关于印发综合介入诊疗技术管理规范的通知 . 2012-07-09. http://www.moh.gov.cn/mohyzs/s3585/201207/55436.shtml.

[43] 中华人民共和国卫生部 . 卫办医政发 [2011]107 号 . 卫生部办公厅关于印发《心血管疾病介入诊疗技术管理规范（2011 年版）》的通知 . 2011-08-12. http://www.moh.gov.cn/mohyzs/s3586/201108/52674.shtml.

[44] 中华人民共和国卫生部 . 卫办医政发 [2012]8 号 . 卫生部办公厅关于印发外周血管介入诊疗技术管理规范的通知 . 2012-07-09. http://wsb.moh.gov.cn/mohyzs/s3585/201207/55437.shtml.

[45] 中华人民共和国卫生部 . 卫办医政发 [2012]89 号 . 卫生部办公厅关于印发神经血管介入诊疗技术管理规范的通知 .2012-07-09. http://www.moh.gov.cn/mohyzs/s3585/201207/55438.shtml.

[46] 中华人民共和国卫生部 . 中华人民共和国卫生部令第 55 号 . 放射工作人员职业健康管理办法 . 2007-06-03. http://www. nhfpc. gov. cn/mohzcfgs/pgz/200804/29276. shtml.

[47] 中华人民共和国国家卫生和计划生育委员会 . GBZ/T 149—2015. 医学放射工作人员放射防护培训规范 . 北京：中国标准出版社，2015.

[48] International Commission on Radiological Protection. Education and training in radiological protection for diagnostic and interventional procedures. ICRP Publication 113. Ann ICRP, 2009, 39（5）：1-68.

[49] International Electrotechnical Commission. Medical electrical equipment. Part 2-43: Particular requirements for the safety of X-ray equipment for interventional procedures. IEC 60601-2-43: 2000. Geneva: IEC, 2000.

[50] International Commission on Radiological Protection. Pregnancy and medical radiation. ICRP Publication 84. Ann ICRP, 2000, 30（1）：1-39.

[51] 凯赛，罗伯逊 . 介入放射学——生存指南 . 王小林，周石，主译 . 北京：北京大学医学出版社，2012.

[52] Cusma GT, Bell MR, Wondrow MA, et al. Real-time measurement of radiation exposure to patients during diagnostic coronary angiography and percutaneous interventional procedures. J Am Coll Cardiol, 1999, 33（2）：427-435.

[53] IAEA/RPOP. 十大要诀：介入放射学程序中对儿童的放射防护 . [2015-05-20]. https://rpop.iaea.org/RPOP/RPoP/Content/AdditionalResources/Posters/children-posters.htm.

［54］IAEA/RPOP. Fluoroscopy in operating theatres: patient radiation protection. [2015-05-20]. https://rpop.iaea.org/RPOP/RPoP/Content/InformationFor/ HealthProfessionals/4_InterventionalRadiology/fluoroscopy-operating-theatres/ fluoroscopy-patient-protection.htm.

［55］Sidhu M, Goske MJ, Connolly B, et al. Image Gently, Step Lightly: promoting radiation safety in pediatric interventional radiology. Am J Roentgenol, 2010, 195: W299-W301.

［56］Chambers CE, Fetterly K, Holzer R, et al. Radiation safety program for the cardiac catheterization laboratory. Catheter Cardiovasc Interv, 2011: 77: 546-556.

［57］Mitchell EL, Furey P. Prevention of radiation injury from medical imaging. J Vasc Surg, 2011, 53: 22-27.

［58］International Atomic Energy Agency. Radiation protection in paediatric radiology. Safety Reports Series No.71. Vienna : IAEA, 2012.

［59］Smith I, Gaidhane M, Goode A, et al. Safety of endoscopic retrograde cholangiopancreatography in pregnancy: Fluoroscopy time and fetal exposure, does it matter? World J Gastrointest Endosc, 2013, 5（4）：148-153.

［60］国际放射防护委员会. 多排探测器计算机 X 线体层摄影患者剂量控制. 国际放射防护委员会第 102 号出版物. 岳保荣, 牛延涛, 主译. 北京：人民军医出版社, 2011.

［61］Giordano S. Radiation-induced skin injuries during interventional radiography procedures. J Radiol Nurs 2010, 29: 37-47.

［62］中华人民共和国卫生部. 放射性皮肤疾病诊断标准：GBZ 106—2002. 北京：中国标准出版社, 2002.

［63］中华人民共和国国家质量监督检验检疫总局. 中国国家标准化管理委员会. WS/T 475—2015. 放射性皮肤疾病护理规范. 北京：中国标准出版社, 2015.

［64］International Commission on Radiological Protection. Radiological protection in paediatric diagnostic and interventional radiology. ICRP Publication 121. Ann ICRP, 2013, 42（2）：1-63.

［65］Onasch DG, Schroder FK, Fischer G, et al. Diagnostic reference levels and effective dose in paediatric cardiac catheterization, Br J Radiol, 2007, 80: 177-185.

［66］中华人民共和国国家质量监督检验检疫总局. GB 18871—2002. 电离辐射防护与辐射源安全基本标准. 北京：中国标准出版社, 2002.

［67］Strauss KJ. Pediatric interventional radiography equipment: safety considerations. Pediatr Radiol, 2006, 36（Suppl 2）：126-135.

［68］Strauss KJ. Interventional suite and equipment management: cradle to grave. Pediatr Radiol, 2006, 36（Suppl 2）：221-236.

6

工作人员的辐射防护

6.1 引言

介入放射工作人员受到电离辐射职业照射的风险显著高于绝大多数其他医学放射工作人员，甚至高于核医学科和放射治疗科工作人员的辐射风险。首先，介入医师的工作位置非常靠近 X 射线源和散射辐射源（患者身体）。其次，介入程序所用 X 射线束的强度介于核医学和放射治疗中所观测到的辐射强度之间。第三，由于操作者与 X 射线源之间距离、操作者 - 患者 -X 射线源的相对位置以及程序持续时间的差异，屏蔽在介入操作的职业照射防护中起主要作用，而靠近患者和保持无菌条件的要求使铅屏蔽设备的应用面临挑战。第四，患者的临床状况和麻醉可能需要多名医务人员在导管室（介入操作室）内履行职责 [1-2]。

如果考虑相对于患者的工作位置、屏蔽和工作时间等条件的差异，介入医师所受照射显著高于仅在控制室工作的放射技师。控制室内工作人员受到更为充分的距离防护和结构屏蔽防护。在合理设计的介入放射设施中，控制室内的辐射强度可能仅为介入医师工作位置辐射强度的几万分之一 [1,3]。

在介入程序中，辐射风险并非仅限于患者。介入医师和相关工作人员也可能受到显著的辐射照射。工作负荷较重、不良操作习惯或者未合理使用辐射防护工具的情况下，介入医师手部、下肢和眼晶状体剂量可能会超过相应的当量剂量限值 [2,4-5]。美国食品药品管理局（FDA）收到的报告显示，一些用移动 C 形臂 X 射线机大量实施透视引导脊髓注射介入镇痛治疗的麻醉师，手部皮肤发生辐射损伤的改变 [6]。在职业健康检查中，介入放射工作人员手部皮肤角化过度、皲裂、萎缩变薄、脱毛等可疑辐射损伤改变并非罕见。已经有在未提供床下铅帘或未穿防护围裙的情况下，数例介入放射医师和介入心血管医师未受屏蔽保护的小腿部皮肤发生脱毛的报道 [3,7]。工作负荷较重的介入放射工作人员（包括医师和辅助人员）；如果不采取必要的眼防护措施，就有可能存在工作若干年后罹患辐射性白内障的风险 [1,2,8]。对介入心脏病医师脑癌风险的争议至今尚无定论 [1]。这些问题彰显了介入放射工作人员职业照射防护的重要性，尤其是对铅围裙未覆盖的身体部位的防护。

6.2 工作人员辐射照射的来源

在介入放射学程序中，介入医师和其他工作人员的辐射照射来源包括三种不同类型：初始 X 射线束（主射束），X 射线管泄漏辐射，主要来自患者的散射辐射（图 6-1）。

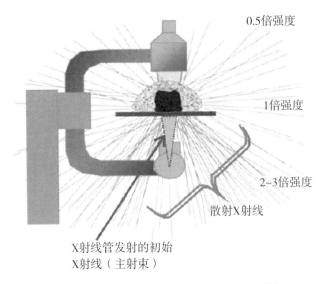

图 6-1　初始和散射辐射的分布及相对强度 [10]

　　无论使用 X 射线透视还是使用 CT 引导介入，均要求 X 射线束严格准直并限定在影像接收器内，以使初始 X 射线束在成像区外尽可能低。透视过程中患者出射表面空气比释动能率范围为 5 ～ 20mGy/h。一些特定程序，例如透视引导下的脊椎注射治疗、椎体成形术、胆道引流和支架置入、中心静脉置管术、心脏电生理装置置入，以及 CT 引导活检，可能需要介入医师的手短时间接近乃至进入初始 X 射线束路径中操纵器材（图 6-2A），应当注意避免手部的直接照射。在绝大多数程序中，操作者不会受到主射束的直接照射（图 6-2B）[2,11-12]。

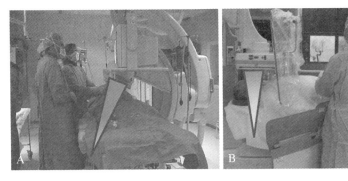

图 6-2　操作者的手相对于初始射束路径的位置。A. 处于主射束中；B. 在主射束之外 [11]（见书末彩图）

操作者主要受到由初始 X 射线照射到患者身体中引起的散射辐射。介入透视条件下，操作者位置的散射辐射空气比释动能率范围为 1 ~ 10mGy/h。CT 引导介入程序连续采集模式下，在靠近成像层面和 CT 机架区域空气比释动能率范围为 10 ~ 30mGy/h[2,12]。

在典型透视技术条件下，X 射线管所致泄漏辐射空气比释动能率，在操作者位置为 0.001 ~ 0.01mGy/h，比散射辐射的空气比释动能率低几个数量级 [2,12]。

应当认识到，仅在 X 射线发生器加载状态才会有上述三种类型的辐射。加载状态停止后，就不会存在初始 X 射线、散射辐射和泄漏辐射。

随着与患者受照部位距离的增加，散射辐射水平大体上依从距离平方反比定律急剧下降。图 6-3 提供了床下管配置的 C 形臂透视系统前向（后前位，PA）投照时的散射辐射等剂量分布图的示例，应注意到床下操作者下肢的辐射强度非常高，这一分布是由 X 射线入射患者一侧较高的散射辐射水平所致。最初几个厘米深度组织产生的前向散射辐射被患者其余组织显著衰减，导致较强的散射辐射指向地面和 X 射线管方向，操作者头颈部受到的辐射水平较低。如果使用床上管配置的 C 形臂透视系统，操作者头颈部将遭受最强的散射辐射照射。

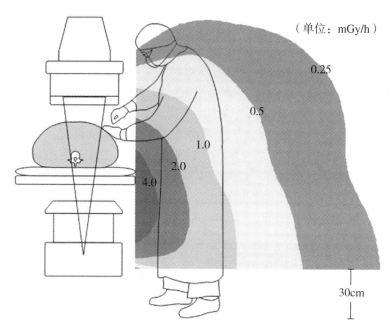

图 6-3　C 形臂透视系统（床下管）前向投照时的散射辐射等比释动能率分布示例[12]（见书末彩图）

在侧位投照时，靠近 X 射线管的区域散射辐射水平最高，而影像接收器一侧散射辐射显著降低（图 6-4）。

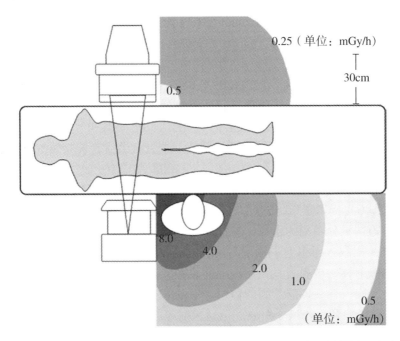

图 6-4   C 形臂透视系统侧向投照时的散射辐射等比释动能率分布示例 [12]（见书末彩图）

IEC 60601-2-43 标准要求，应在介入设备随机文件中提供等比释动能图（图 6-5），描述设备周围的次级辐射（散射辐射和泄漏辐射）的分布，以指导工作人员的辐射防护，这些图对于建筑屏蔽的设计和移动式防护屏的摆放也是有用的 [13-15]。

散射辐射的水平及分布受到许多因素的影响，这些因素包括：患者体型，机架角度，射束尺寸，受照部位，滤过，透视设置，影像采集设置，屏蔽的使用情况等。一般而言，在未提供屏蔽的环境中，后前位（PA）投照过程中，散射辐射在床下最高，操作者腰部水平有所降低，眼部水平最低（图 6-1 和图 6-3）。然而，如果患者成像部位身体厚度较大、使用高剂量透视模式、使用高剂量影像采集或使用过度倾斜的机架角度，也可能导致操作者眼部受到显著剂量的辐射 [16]。

与成人介入程序相比，儿童介入程序可能需要介入医师更靠近患者身体（散射辐射来源）进行操作，也可能需要使用双面（双向）透视设备。由于儿童身体厚度较小，使用较小的照射野尺寸，产生的散射辐射总量也较少，在一定程度上可抵消与操作者靠近患儿身体相关的高散射剂量率。但是，如果不使用防护工具，操作者眼部也会受到较高剂量的散射辐射 [16]。

在心脏介入程序中，动脉入路（股动脉或桡动脉）的选择，也可影响操作者受到的散射辐射剂量。在入路更接近患者受照部位（例如桡动脉入路）的程序中，操作者需要站在更靠近散射源的位置。多个附加因素影响工作人员实际受到的职业照射，这些因素包括个人防护用品和辅助屏蔽设备的使用情况、实施程序所需的总辐射量、桡动脉入路时患者上肢的摆位等 [16-17]。

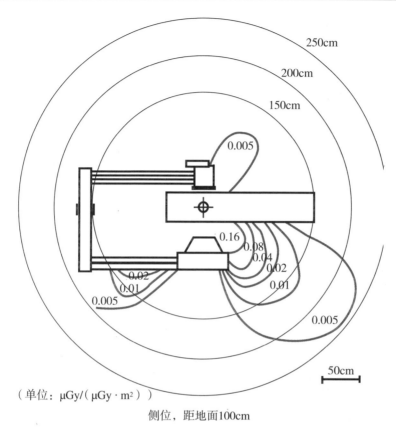

（单位：μGy/（μGy·m²））

侧位，距地面100cm

图 6-5　100cm 高处的等比释动能图例 [13,15]

6.3　职业照射防护的基本方法

　　时间、距离和屏蔽，是职业性外照射防护的基本方法和重要原则。工作人员辐射防护与患者辐射防护两者之间许多方面密切关联，不可简单分割处理。已经发现，在透视过程中，距 X 射线束中心轴给定距离的散射辐射水平正比于比释动能面积乘积（P_{KA}）。在距 X 射线束中心轴 0.75m 处的介入医师典型位置，散射辐射与P_{KA} 的比值范围为 5 ~ 10μGy/（Gy·cm²）。工作人员的有效剂量也与患者 P_{KA} 呈正相关关系。一般而言，减低患者剂量也将降低工作人员的辐射剂量[1-3,17]。

　　时间防护是辐射防护的一个重要方法。应尽可能缩短使用 X 射线的曝光时间，透视时间和影像采集帧数应与临床目标相称。缩短透视时间和降低透视剂量率，可导致患者剂量降低。患者剂量降低导致散射辐射减少，因而操作者受到的辐射剂量也将减少[1,9,14]。

　　工作人员应当在临床允许范围内尽可能增大自己与 X 射线源的距离。平方反比律认为，在一个无吸收的介质中，点源发射的辐射强度与离辐射源的距离的平方成反比（参见图 5-5、图 5-6）。随着与 X 射线源（对散射辐射而言，是指患者受照部位）之间距离的增加，辐射剂量率急剧下降。距离加倍，剂量率降低至 1/4。后退一脚之地（二十多厘米），剂量率可能减半（图 6-3 和图 6-4）。在介入程序中，介入医师进行操作时通常与患者之间的距离不超过一臂之遥，这将导致较高的受照剂量，尤其是在血管造影运行中手动注射对比剂时。如果必须进行手动注射，应考虑使用长导管，尽可能增加与患者之间的距离。如果使用电动注射器注射对比剂，操作者应尽可能远离患者，躲到落地铅屏之后更为理想[1,2,14,18]。在经皮椎体成形术中，操作者站在距离 X 射线管 4m 之外的铅屏风之后，使用遥控骨水泥（粘合剂）输送装置进行骨水泥（粘合剂）注射，受照剂量显著低于常规人工注射[19]。

一般而言，X 射线入射患者身体一侧的散射辐射强度最大。入射到患者身体的辐射仅有 1% ~ 5% 到达人体另一侧。站在出射束方向一侧（影像接收器），仅剩 1% ~ 5% 的入射辐射及其散射辐射[20]。如果射线束为水平方向或接近水平方向，操作者应尽可能站在影像接收器一侧（图 6-6）。如果射线束为垂直方向或接近垂直方向，应保持 X 射线管在诊疗床（导管床）之下（图 6-7），这将导致较强的散射辐射指向地面，操作者头颈部受照剂量较低[1-2,9,20-21]。

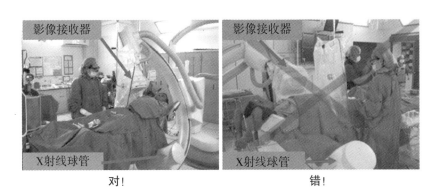

图 6-6　射线束为水平方向或接近水平方向时操作者的合理站位[20]（见书末彩图）

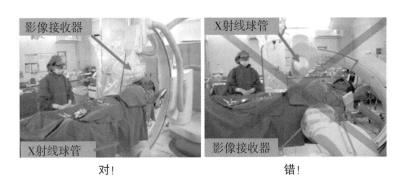

表 6-7　射线束为垂直方向或接近垂直方向时 X 射线管的合理位置[20]（见书末彩图）

辐射屏蔽有三种类型：结构（建筑）屏蔽，辅助防护设施（室内防护装置），个人防护用品。结构屏蔽是能达到辐射防护目的，纳入建筑结构整体设计的一种屏蔽方式（参见 4.3 内容）。室内防护装置包括床下铅帘、床侧屏蔽板、天花板悬吊式铅屏、一次性辐射吸收垫（帘）和落地铅屏等。固定式或移动式落地透明铅屏风可对操作者和其他工作人员提供附加屏蔽防护，尤其适合护士和麻醉师使用。个人防护用品包括防护围裙（铅围裙）、铅眼镜、甲状腺铅领和防护手套等[1-2,12]。基本安全标准[22-23]要求，如果单靠结构屏蔽和行政管理控制措施无法满足所需的职业辐射防护水平，用人单位必须确保向工作人员提供符合相关标准或技术规格适用和足够的个人防护用品和室内防护装置，并确保工作人员合理有效地使用这些个人防护用品和室内防护装置。在需要工作人员接近 X 射线源和患者（散射辐射源）进行操作的介入程序中，个人防护用品和室内防护装置对于职业辐射防护尤为重要（参见6.4 内容）[24]。

一些简单的措施，例如尽可能增加术者与患者和床之间的距离、限制照射野尺寸（准直）和尽可能熟练迅速地实施操作以缩短照射时间等，都可以有效降低职业照射剂量。表 6-1 提供了改善介入诊疗工作人员辐射防护的一些实用建议[1,9-10,18,20-21]。表 6-2 展示了一个典型导管室特定操作特征的改变所致散射辐射剂量率的相对变化，显而易见，技术因素和患者成像部位身体厚度的变化伴随着工作人员所受散射辐射剂量的重大变化[22]。

表 6-1 介入诊疗工作人员辐射防护的实用措施[1,9-10,18,20-21]

- 仅让工作职责必需的人员进入操作室（导管室）
- 在任何可行情况下，尽可能加大操作者与患者（散射辐射来源）之间的距离。随着与患者受照部位之间距离的增加，散射辐射水平急剧下降
- 在影像采集时，工作人员应尽可能远离诊疗床（导管床），最好能站在落地铅屏之后
- 尽可能站在低散射区域操作。在 X 射线管一侧散射辐射水平较高，在影像接收器一侧散射辐射水平较低
- 如果射线束为水平方向或接近水平方向，操作者应站在影像接收器一侧
- 如果射线束为垂直方向或接近垂直方向，应保持 X 射线管在诊疗床（导管床）之下
- 在对比剂注射时，操作者应使用电动注射器，远离患者和（或）站在移动式落地铅屏之后
- 如需人工注射，可用延长型导管，尽可能增大与患者之间的距离
- 在任何可行的情况下，使用天花板悬吊铅屏、床下铅帘、床侧屏蔽板和其他防护屏蔽工具，例如防护围裙（铅围裙）、甲状腺铅领和带有侧向屏蔽的铅眼镜
- 头颈部防护需要使用可活动的天花板悬吊铅屏，应在术前合理摆位，术中注意位置调整
- 如果需要人员在床两侧同时工作，应考虑安装第二块天花板悬吊铅屏
- 天花板悬吊铅屏应当尽可能靠近导管入路部位，紧贴患者身体

续表

- 合理配置和使用床下铅帘，可显著降低操作者下肢剂量
- 如果使用双面（双向）系统，合理使用侧向屏蔽眼镜对眼防护至关重要
- 在导管入路部位合理使用一次性辐射吸收垫（帘），有助于降低操作者手部剂量
- 穿铅当量适宜、合身、重量适当的防护围裙
- 佩戴甲状腺铅领
- 佩戴有侧向屏蔽的铅眼镜
- 尽可能缩短透视时间，在可行情况下使用低剂量透视模式（例如，低剂量率脉冲透视）
- 尽可能减少采集序列数量和每个采集序列的帧数
- 尽量避免过度使用图像放大技术
- 尽可能将 X 射线束严格准直到目标区
- 避免双手直接暴露于初始辐射束中
- 在需要手进入辐射束路径的例外情况下，如有可能，不要将手置于 X 射线管和患者之间
- 在合适的情况下，可以考虑戴辐射防护手套，但戴辐射防护手套可能有负面作用：影响手的触感和灵活性，干扰自动曝光控制（AEC），导致程序时间延长
- 微调辐射束角度使其离开操作者的手部、严格准直以及小心留意手指位置，有助于减少操作者手的照射
- 接受辐射管理和辐射防护方面的适当培训
- 应当牢记：减少患者辐射剂量也将降低你自己受到的辐射剂量

表 6-2　**Philips Integris 5000 透视系统特定操作特征变化所致工作人员剂量的相对增加** [1,25]

行动	工作人员剂量增加倍数
低剂量透视模式切换到高剂量透视模式（患者身体厚度 20cm）	×2.6
影像接收器格式由 23cm 变为 17cm（患者身体厚度 20cm）	×1.0
患者身体厚度由 16cm 变为 28cm	×4.2
低剂量透视模式切换到电影模式（患者身体厚度 20cm）	×8.3

6.4　辐射屏蔽工具

6.4.1　几个相关名词

透射（transmission）：电离辐射穿过物质时其辐射强度虽减弱，但方向未发生改变的现象 [26]。

屏蔽透射因数（shielding transmission factor）：在辐射源与某一位置之间有屏蔽

体和无屏蔽体时，该位置处辐射水平的比值，是屏蔽效果的一种度量[26]。

衰减（attenuation）：辐射在通过物质时与物质发生各种相互作用致使辐射强度减少的过程[26]。

衰减当量（attenuation equivalent）：相对于参考物质的厚度。即在规定的辐射线束和几何条件下以该厚度的参考物质代替所考虑的物质时，具有相同的衰减程度[26]。

铅当量（lead equivalent）：用铅作为参考物质时，用铅的厚度来表示的某种物质衰减当量。单位为毫米铅（mmPb）[26]。

6.4.2　个人防护用品

防护围裙可对性腺和 80% 的活性骨髓提供有效的屏蔽，是一种最基本的个人防护用品。在介入手术室（导管室、X 射线机房）内工作的所有团队成员都应穿铅当量适宜、合身、重量适当的防护围裙，除非全程得到其他有效的屏蔽装置（例如落地铅屏风）的保护[1-2,12,18,21,24]。

防护围裙的防护水平取决于 X 射线能量，即所用的 X 射线管电压（kVp）。处于 X 射线束范围内的患者身体厚度越大，成像需要的 kVp 值越高。更高的 kVp 意味着有更强的 X 射线束贯穿（透射）能力，这就需要更大的衰减当量（mmPb）。参与透视诊断或介入程序的医务人员穿防护围裙，主要目的是屏蔽散射辐射。透射因数取决于 X 射线能量和防护围裙的铅当量厚度。出于保守的安全考虑，假定对散射辐射的衰减等同于对初始（入射）射束的衰减[10]。

无论是介入医师，还是监管机构，辐射防护实践中历来受到根深蒂固的过度保守的"安全系数"的影响。虽然通过物理测量已经证实，随着防护围裙铅当量的增加，屏蔽衰减因数并未发生成比例的降低（图 6-8 和表 6-3）[10,27]，但是，实践中往往倾向于选择使用更高铅当量（0.5mm 甚至 1.0mm）的防护围裙，而不愿选择较低铅当量（例如 0.25mm，0.3mm）的防护围裙[1,7]。术中穿着过厚的防护围裙负载过重且极为不适，容易发生疲劳而使操作时间延长，从而可能让患者和工作人员受到的辐射剂量增加[28]。已有文献报道，长年累月穿着重型防护围裙的介入放射工作人员，发生背部肌肉骨骼疼痛和损伤的风险增高[2,12,29]。

表 6-3　不同铅当量防护围裙对不同 kVp 的 X 射线束（3mm Al 滤过）的防护效能[1,27]

kVp	防护围裙的铅当量（mmPb）	屏蔽透射因数（%）
90	0.25	8.3
90	0.35	4.9
90	0.5	2.4
80	0.25	5.7
80	0.35	3.0

续表

kVp	防护围裙的铅当量（mmPb）	屏蔽透射因数（%）
80	0.5	1.3
70	0.25	3.3
70	0.35	1.5
70	0.5	0.5

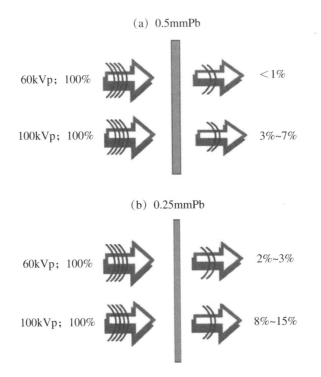

（a）0.5mmPb

60kVp；100%　　　　　＜1%

100kVp；100%　　　　　3%~7%

（b）0.25mmPb

60kVp；100%　　　　　2%~3%

100kVp；100%　　　　　8%~15%

图 6-8　不同铅当量的防护围裙对不同 kVp 的 X 射线的透射因数（测量结果在不同 X 射线束滤过情形下会有差异）[10]

　　对身体厚度较小的患者（尤其是儿童）实施介入操作时，由于散射辐射水平较低，0.25mmPb 的防护围裙足以为工作人员提供充分的防护。如果患者身体厚度较大，工作负荷较重，则 0.35mmPb 的防护围裙可能更为适合。最好能使用 0.25mmPb 的包裹式分体（背心和围裙两件套）防护围裙（图 6-9），前面的重叠达到 0.5mmPb（绝大多数场合，身体前面受照风险较高），背面和侧面为 0.25mmPb；这种分体式两件套的设计，有助于分散防护围裙的重量（约三成由肩部负重，其余七成重量由骨盆负担），避免全部重量由肩部和上背部负担，可降低骨骼肌肉和背部损伤的风险[1-2,9-12,20-21]。应当实施周期性的剂量监测，确保使用防护围裙的工作人

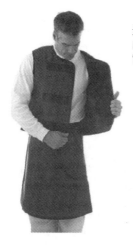

选取裙装样式的铅围裙来分散重量

使用0.25mm铅当量的围裙，铅裙前面重叠达到0.5mm铅当量，背部仍为0.25mm铅当量

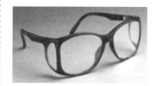

具有侧防护功能铅眼镜

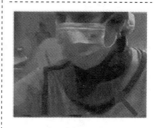

甲状腺防护

（防护效果 > 90%）

图 6-9　介入工作人员个人防护用品 [20]

员得到充足的防护 [2]。

　　一些新型防护围裙使用其他高原子序数的元素（例如锡、钨、铋、锑）替代铅作为衰减物质，或使用铅与其他元素的复合材料，与同等铅当量的铅围裙相比，重量可减轻 20% ~ 30%（有些可高达 50%），更便于使用。由于铅当量取决于 X 射线束的品质（例如，kVp，半值层）和当量测定方法（窄束或宽束），解释这些不含铅的轻质防护围裙的铅当量时需要谨慎，在选购时应当寻求医学物理师的专业咨询 [16,24]。

　　防护围裙应当覆盖：①从颈部至少到膝部以下 10cm；②整个胸骨和肩部；③从腋下不大于 10cm 到至少大腿的一半处的身体侧面；④从肩部一直到膝部的背面 [24,30-31]。防护围裙应符合国家有关标准的要求 [30-31]。为降低人体工效学危害和优化辐射防护，应当确保为每一位介入放射工作人员提供型号尺寸和铅当量均合适的防护围裙。鉴于乳腺的高辐射敏感性 [2,6]，女性工作人员的防护围裙领口不宜过低，袖口不宜过大，最好能有合适长度的衣袖，为侧面和腋尾部的乳腺组织以及妊娠期间的胎儿提供充足的屏蔽 [16,18,21]。

　　防护围裙不使用时，应当正确地将其悬挂在指定的专用挂架上（图 6-10）。不要折叠或随意堆放在角落里，也不要坐在上面，这些方式可能会导致防护围裙的断裂或损伤，影响防护效能（图 6-10）。对于防护围裙、甲状腺铅领和铅手套等个人防护用品，应当至少每年进行一次透视检查，以证实屏蔽的完整性 [24]。将这些防护衣具展开平铺在导管床上，尽可能关闭自动曝光控制功能，给定峰值管电压（kVp），慢速移动导管床进行透视，观察是否存在裂痕或断裂（图 6-10）；如果透视不方便，也可采用高千伏摄影（例如 120kVp/10mAs）[6, 35]。如发现有破损，应立即做报废处理，不再使用[6]。建议给每一件个人防护用品进行编号登记并建档，记录型号、购买日期和每次测试的结果[6]。个人防护用品的正常使用年限为 5 年，经检查并符合防护要求时可延至 6 年[31]。个人防护用品清洗和灭菌的方法和材料应遵循随机文件的建议[30]。

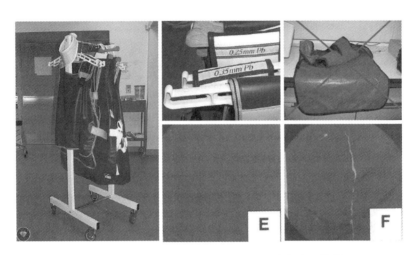

图 6-10　防护围裙应正确悬挂保存、避免折叠和定期透视检查（图片来源：rpop.iaea.org）

目前，已经有市售的移动式"辐射防护小室"（radiation protection cabin）和"零负重防护系统"（zero gravity system），介入医师可站在里面操作，不需要穿戴防护围裙、甲状腺铅领和铅眼镜。这些设备或为轮式落地设置[32]，或为天花板悬吊[33-34]，均可随介入医师的移动而移动。设有臂孔可容许介入医师进行操作，透明铅屏提供全头部防护，实际上可为除了手臂之外的从头部至小腿的身体提供全方位的屏蔽。由于无需操作者负重，可用 1mmPb。虽然术者的移动和操作受到一定程度的限制，价格也比较昂贵，但是，这些设备可作为防护围裙的一种替代手段，有利于改善辐射防护和降低人体功效学危害，有条件的单位可以选用[12]。

防护围裙不能保护眼睛、甲状腺、双手、小腿或背部（如果围裙不是包裹型）。对这些未被防护围裙覆盖身体部位的辐射照射应予充分关注[1]。

与仅穿防护围裙相比，穿防护围裙同时佩戴甲状腺铅领可使有效剂量降低约 50%[1,28]。辐射诱发甲状腺癌的风险强烈依赖于受照时的年龄。年轻个人的甲状腺对于辐射致癌相对敏感，男性 30 岁之后、女性 40 岁之后受照诱发甲状腺癌的风险非常低[36-37]。应当在风险评估的基础上，决定是否使用甲状腺铅领（或带有甲状腺护领的防护围裙）。一般而言，如果佩戴在未屏蔽的领部水平的个人剂量计读数 [H_p(10)] 在一个月内超过 4mSv，就有必要进行甲状腺防护，佩戴单独的甲状腺铅领，或使用带有甲状腺护领的防护围裙[2]，这一群体可能包括绝大多数介入医师[1]。由于甲状腺铅领重量较小，佩戴不适感相对较小，受照水平较低的工作人员也可考虑使用甲状腺铅领[12]。在许多心导管室，要求所有工作人员佩戴甲状腺铅领[1]。由于辐射诱发甲状腺癌的风险随受照时年龄的增大而显著降低，对 40 岁以上的工作人员而言，使用甲状腺铅领的必要性和重要性有所降低[12]。

对于眼晶状体，以吸收剂量表示的急性照射、分割照射和迁延照射诱发白内障的阈值现在考虑均约为 0.5Gy[8]，远低于早先的估计值（参见 3.3 内容）。国际基本安全标准[23]和欧盟基本安全标准[38]已采纳国际放射防护委员会（ICRP）的建议[8]，大幅度降低了计划照射情况下职业照射眼晶状体当量剂量限值，由原来的年当量剂量不超过 150mSv 修改为：规定的连续 5 年期间年平均当量剂量不超过 20mSv（即 5 年总当量剂量不超过 100mSv）；任何一年中的当量剂量不超过 50mSv[23]。Martin[5] 基于大量调查得到的患者 P_{KA} 与操作者眼剂量的转换系数，估计出心血管医师平均每月实施 20～50 例 FGI 程序而未有效采取眼防护措施的情形下，眼晶状体的年剂量就有可能达到 20mSv（新剂量限值）。

工作负荷较重的介入医师和其他辅助人员（护士、技师等）均面临辐射性白内障的风险，在介入程序中应全程采取有效的眼防护措施。天花板悬吊式透明铅屏不仅对眼提供防护，也为整个头颈部提供有效防护（参见 6.4.3 内容）。然而，悬吊式铅屏在许多类型的介入程序（例如导管入路接近照射野的程序）中可能会干扰操作而使用受限；有些程序中需要工作人员在导管床两侧同时操作，悬吊式铅屏不能为所有人员提供防护。如果在程序中不能全程持续使用悬吊式铅屏，工作人员需要佩戴大镜片、有侧屏蔽、铅当量合适且良好适配的铅眼镜（图 6-9）。对于存在屈光不正的工作人员，应验光定制合适的铅眼镜。合理适配有助于减轻佩戴时的不适感和改善防护效能。已经证明，佩戴合适的铅眼镜可显著降低工作人员的眼晶状体剂量[1-2,12,39]。

胡盼盼等[40]的研究结果表明，相同镜片尺寸的 0.35mmPb、0.5mmPb、0.75mmPb 和 1mmPb 铅当量眼镜对眼晶状体的防护效能相差较小，均明显优于 0.25mmPb 眼镜的防护效果；当镜片尺寸为 6～30cm² 时，随着镜片尺寸的增加，剂量降低系数（DRF）也越来越大，且 DRF 与镜片的大小基本成线性增长关系；在镜片大小一定的情况下，铅当量越大眼镜相对越重，不适宜长时间佩戴。出于辐射安全偏保守考虑，建议工作人员使用 0.5mmPb 的眼镜，并在可能的情况下选择镜片面积较大的眼镜。

铅眼镜对于前向入射辐射的 DRF 为 8～10。在考虑来自侧面的散射辐射照射（临床实践中的典型情况）时，如果铅眼镜没有侧屏蔽（图 6-9），DRF 将降低至 2～3；如果使用提供侧屏蔽的铅眼镜，DRF 为 5～10。因此，应当选配有侧屏蔽设计的铅眼镜（护边型铅眼镜或封镜式铅眼镜）[1,16]。

铅眼镜的实际防护效能取决于眼镜的设计、临床操作的特征和工作习惯。在介入程序中，术者在观察监视器时，头部通常从初级射束方向移开，这将导致侧向散射辐射对眼的照射，凸显侧屏蔽的重要性；如果监视器悬挂位置过高，术者仰视监视器时，散射辐射可能从铅眼镜下的空隙直接照射眼球。

在介入程序中，术者的手部可能会受到较高剂量的辐射照射，尤其是透视引导下经皮脊椎注射治疗、椎体成形术、胆道引流和支架置入、中心静脉置管术、心脏电生理装置置入和 CT 引导活检等。研究表明，在绝大多数介入程序中，术者中指和环指指尖部位受照剂量高于手其他部位的剂量 [4,12]。已经有手经常进入初始射束路径的医师发生皮肤损伤的病例报道 [6,12]。

已有市售供介入医师使用的无菌防护手术手套，当手仅暴露于散射辐射时，可提供 15% ~ 30% 的辐射衰减水平。在术者的手接近但不处于初始射束路径时，戴防护手套可能有用。然而，在手置于初始射束路径时，手套的防护效果微乎其微。手套内的前向和反向散射辐射导致手部剂量增加。透视自动亮度控制（ABC）感应区域内出现衰减物质（手套和手），会自动增大曝光因子（包括 kV、mA 等），使手受到更高剂量率的照射。戴上防护手套后，手的操作灵活性和触觉质感会受到影响，加上错误的"安全"感，可能导致透视时间或 CT 曝光时间延长，操作者的手更长时间置于初始射束中。这些因素共同作用所致手部辐射剂量增加实际上会抵消手套所能提供的防护 [1-2,9,12,16,39]。因此，戴上防护手套，并不能保证操作者双手置于初始射束路径操作的安全性。

除非完全不可避免的原因（例如抢救、需要在患者受照部位插管），无论戴或不戴防护手套，术者的双手都应尽最大可能保持在初始射束之外。术者应尽可能在 X 射线束出射患者一侧进行操作，将射束严格准直到目标区。在需要手进入射束路径的例外情况下，应尽可能避免将手置于 X 射线管和患者之间 [1,18,21]。在不会过度妨碍操作或显著增加曝光时间的前提下，应当尽可能使用容许双手与照射区域保持一定距离的工具，例如，镊子，持针器，延伸管，电动注射器，遥控骨水泥（粘合剂）输送装置 [12,19]。术中应全程留意手的位置。如果在透视监视器图像上可以看到术者的手（见图 3-8），就应当考虑采取操作技术和工作习惯方面的纠正行动 [1]。

6.4.3 室内防护装置

介入放射科和心导管室使用的 C 形臂透视系统，标准配置的室内防护装置主要包括天花板悬吊式铅屏（图 6-11a）、床下铅帘（图 6-11b）、床侧屏蔽板（图 6-11c）、固定式或移动式落地铅屏风（图 6-12）。这些装置的典型铅当量范围为 0.5 ~ 2mmPb。一次性辐射吸收垫（帘）（图 6-11d 和图 6-13）的应用也日渐普及。如果使用得当，工作人员的辐射剂量可降至非常低的水平 [1-2,10,24,41-43]。

手术室使用的移动式 C 形臂系统则很少配备天花板悬吊式铅屏、床下铅帘和床侧屏蔽板等辅助屏蔽设备。手术室使用这类辅助屏蔽设备虽然在操作上比较困难，但并非不可能。应当鼓励制造商开发适合手术室环境下使用同时不过度妨碍临床操作的辅助屏蔽设备，用户也应当积极考虑对手术室所用透视系统加装附属屏蔽设备的可行性 [10]。

天花板悬吊式透明铅屏下缘通常具有适应患者身体轮廓的凹陷造型，有些下缘悬挂柔软的铅橡胶条（图 6-11a），用无菌透明塑料罩覆盖后，可直接接触患者身体使用。在成像部位与插管入路部位（术者的手所处位置）分离的介入程序中，尤其是心血管介入和神经血管介入程序，悬吊式铅屏是一种特别有用的屏蔽工具，放置在患者身体与术者之间的合适位置，可有效保护术者的眼睛及整个头颈部，剂量降低系数（DRF）可高达 19，同时可降低处于屏蔽投影范围内的其他工作人员所受的散射辐射剂量 [1-2,12]。常规思维认为悬吊式铅屏应尽量靠近 X 射线管和患者入射野，远离术者，以期为术者提供尽可能最大的防护投影面积 [1]。Fetterly 等 [41] 的实验研究得出相反的结论：悬吊式铅屏靠近插管入路（即更靠近术者身体）并紧贴患者体表放置，防护效果更好。这就犹如风雨中撑伞，伞越靠近身体越有效，伞举得越高保护效果越差 [42]。Fetterly 等 [41] 的实验也

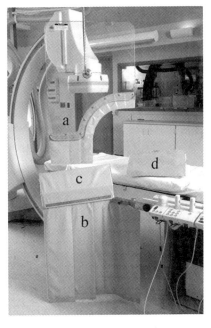

图 6-11　天花板悬吊式铅屏（a）、床下铅帘（b）、床侧屏蔽板（c）、一次性辐射吸收垫（d）[41]

证实，悬吊式铅屏紧贴患者身体放置，可以减少散射辐射通过患者与屏之间空隙的"泄漏"。为了在操作过程中保持有效防护，当调整导管床高度和纵向或侧向移动导

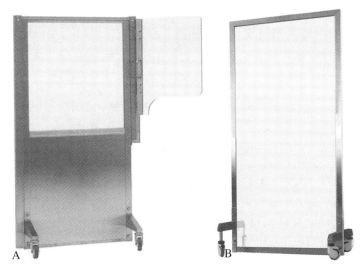

图 6-12　移动式落地铅屏风。A. 部分透明，有侧铅玻璃；B. 全透明（图片来源：康仕顿官网）

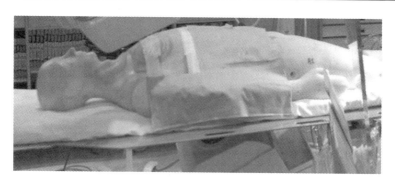

图 6-13　一次性辐射吸收垫（L 型）[43]

管床时，以及在摆放大的足位投照角度、为了避免铅屏与设备碰撞而移动铅屏时，术者都要不断地重新定位好悬吊式铅屏[41]。

如能全程有效使用悬吊式铅屏，术者可不佩戴铅眼镜和甲状腺铅领[11]。如果需要工作人员在导管床两侧同时操作，应考虑安装第二块天花板悬吊式铅屏[44]。遗憾的是，对于需要患者直接入路接近成像野的程序，悬吊式铅屏的使用受限[12]。如果无法使用悬吊式铅屏，或不能术中全程使用悬吊式铅屏有效防护，工作人员应当佩戴铅眼镜和甲状腺铅领。

床下 X 射线管配置的 C 形臂系统前向（PA）投照时，床下散射辐射剂量率可比床上的散射剂量率高出 3 ~ 4 倍；如果不附加屏蔽，术者下肢所受散射辐射剂量率约为患者颈部照射水平的 5 倍（图 6-3），一次程序中术者下肢剂量可高达 2.6mSv[12]。此外，已经有介入医师铅围裙下缘以下小腿部位脱毛的病例报道[7]。应当用安装于导管床侧的床下铅帘（图 6-11b）为工作人员下肢、尤其是铅围裙未覆盖的小腿提供屏蔽防护。床下铅帘对术者性腺和下肢的剂量降低系数可达 10 ~ 40[17]。铅帘一般铅当量至少 0.5mmPb，最高床位时铅帘下缘应接近地板。如需工作人员站在导管床对侧或头侧工作，应当考虑尽可能在导管床对侧或头侧附加安装床下铅帘。一般情况下，床下铅帘不妨碍操作。在某些场合，例如需要 C 形臂倾斜投照时，铅帘可能会妨碍 X 射线管的运动[12]。

床侧屏蔽板（图 6-11c）的高度不宜过大（例如不超过 25cm），否则可能干扰操作。在某些类型的程序中，床侧屏蔽板可能会因干扰患者入路或臂托而使用受限[41]。

已经有市售的一次性、轻质、无菌、无铅的辐射吸收垫（帘），一般以铋或钨-锑料为衰减材料（图 6-11d 和图 6-13）。在手术部位准备和铺巾完毕之后，在患者体表 X 射线束路径之外的部位直接铺设这种一次性辐射吸收垫（帘），可显著降低对术者的散射辐射照射[1-2,12,41,43]。据报道，对术者眼、甲状腺和手的剂量降低系数分别为 12、26 和 29[11]。虽然增加手术费用，但是，对复杂程序和需要术者的手接近辐射野操作的程序（例如起搏器置入、胆管和生殖泌尿系统的介入治疗、经皮脊柱介入治疗），应当考虑使用一次性辐射吸收垫，有些程序应当常规使用[1-2]。一次性辐射吸收垫不透 X 射线，如果术中 X 射线束位置或角度发生改变，可能需要相应调整一次性辐射吸收垫的铺设位置[12]。透视图像上不应看到一次性辐射吸收垫；如果在透视图像上可见，将会导致患者剂量增加[1-2]。

　　在穿戴合适的个人防护用品的基础上，合理应用辅助防护设备可显著降低工作人员的职业照射剂量。表 6-4 提供了心导管室辅助防护设备的合理应用建议[41]。

表 6-4　对心导管室辅助防护设备的合理应用建议[41]

患者入路	天花板悬吊式铅屏	床下铅帘	床侧屏蔽板	一次性辐射吸收垫
股动脉	正好位于入路处头侧，贴紧患者体表	应常规使用，用标准导管床杆固定	应常规使用，考虑改良缩短高度	提供适度的上身防护
桡动脉	有效定位至少对部分程序可能有用	应常规使用，用标准导管床杆固定	干扰患者的臂托	提供适度的上身防护
颈静脉	干扰影像接收器和患者入路	应使用，在导管床头侧有附加的固定	干扰患者入路	提供适度的上身防护
前胸	干扰患者入路	应使用，在导管床头侧有附加的固定	干扰患者入路	提供适度的上身防护

　　每一间介入手术室（导管室）都应配备一块或多块移动式落地铅屏风（图 6-12）。铅屏风可以全透明或部分透明，高度至少 2m，铅当量 1.0 ~ 1.5mm Pb[1,12,24]，可为站在其屏蔽投影之内的人员全身提供极为有效的防护。麻醉师、护士等工作人员可以安全地站在铅屏风之后，观察患者，履行临床监护职责。在高剂量数字影像采集运行时，术者也可以站在铅屏风之后[2,12,21]。

6.5　个人剂量监测与评价

6.5.1　个人剂量计的使用

　　个人剂量监测是指利用工作人员个人佩戴剂量计所进行的剂量测量，以及对这些测量结果的解释。个人剂量监测的主要目的包括：估算有效剂量，需要时估算受到显著照射的组织器官的当量剂量，以验证是否符合监管要求；使工作人员能够了解自己的实际受照情况，并促使他们采取行动尽可能减少自己受到的照射；提供有关工作条件的信息，验证这些条件是否得到满意的控制；根据监测数据的分析，评价和制定操作规程。任何在控制区工作或有时进入控制区工作且可能受到显著职业照射的工作人员，均应接受个人剂量监测[22-24]。对介入放射学实践而言，介入放射医师、参与透视或 CT 引导介入诊疗活动的临床医师（心血管、神经外科、神经内科、血管外科、泌尿外科、消化科、骨科、妇产科等）及其助手、放射技师、护士、麻醉师和其他辅助支持人员，都需要接受适当形式的个人剂量监测 [16,24,39]。

　　确定常规监测的周期应综合考虑放射工作人员的工作性质、所受剂量的大小、剂量变化程度及剂量计的性能等诸多因素。常规监测周期一般为 1 个月，也可视具体情况延长或缩短，但最长不得超过 3 个月 [45-47]。为便于相对迅速地识别出那些已经导致较高个人剂量的实践，及时采取工作习惯和操作技术方面的纠正行动，介入放射工作人员的个人剂量监测周期以 1 个月为宜 [16,24,28,39]。

　　ICRP[1,9]、国际原子能机构（IAEA）[47]、美国国家辐射防护与测量委员会（NCRP）[1,48] 等组织和 GBZ 128—2002[46] 建议，介入放射学操作时经常穿防护围裙的工作人员应当佩戴两个剂量计（图 6-14）。其中一个剂量计应佩戴在防护围裙之内躯体前面肩与腰之间的位置，最好在更靠近辐射源的一侧；另一个剂量计应佩戴在防护服（包括甲状腺屏蔽）之外躯体前面肩部或领部更靠近辐射源的一侧 [24]。右利手的术者在操作时其身体左侧更接近患者身体（散射辐射源），左侧受到的散射辐射显著高于右侧，因此，剂量计应佩戴在左侧 [1]。根据双剂量计的两个 H_p（10）读数，选择合适的算法，可以得到有效剂量的估计值 [1,2,24,48-50]。

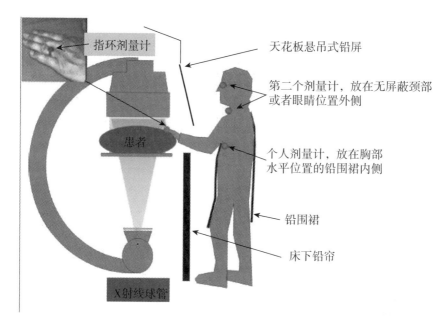

图 6-14　介入放射工作人员个人剂量计的佩戴 [9,20]

　　对于在诊断与介入放射学实践中仅佩戴一个剂量计进行个人监测的场合，IAEA有如下建议 [24]。

　　（a）如果工作人员从不穿着防护围裙，剂量计应佩戴在躯体前面肩与腰之间的位置；

(b) 如果工作人员有时穿着防护围裙，在穿着防护围裙时，剂量计应佩戴在防护围裙之内躯体前面肩与腰之间的位置；

(c) 如果工作人员经常穿着防护围裙，剂量计应佩戴在防护围裙之外躯体前面肩部或领部；

(d) 在辐射经常或主要来自人员身体某一侧的场合，例如介入放射学程序（主要来自左侧），则除了上述（a）至（c）项的指南之外，剂量计应佩戴在躯体前面最靠近辐射源的一侧。

佩戴在防护围裙之外肩部或领部的单个剂量计报告的 $H_p(10)$，可提供未被屏蔽的头颈部组织器官（包括甲状腺和眼）的剂量估算，但会严重高估防护服覆盖的躯体器官的剂量。在估算有效剂量时，应当用合适的算法，对防护服（包括甲状腺铅领）所提供的防护进行校正 [1-2,24,48]。介入放射工作人员应至少经常在防护围裙之外躯体前面肩部或领部佩戴一个剂量计 [1-2]。由于 $H_p(3)$ 剂量计尚未普遍可及，利用佩戴在衣领或颈部水平的能报告 $H_p(0.07)$ 或 $H_p(10)$ 的剂量计，可提供对眼晶状体当量剂量的近似估算（表 2-3）。在使用床下管配置透视系统的场合，领部剂量计所得到的眼晶状体剂量估值通常是可以接受的，但在佩戴铅眼镜时会高估眼剂量。在解释剂量估算值时，应当考虑是否佩戴铅眼镜这一重要因素的影响 [1-2,16,24,39,51]。

佩戴在防护围裙之内的单个剂量计报告的 $H_p(10)$，可提供防护围裙覆盖的身体部分对有效剂量贡献的良好估算，但会低估未被防护围裙覆盖的身体部分（甲状腺，头颈部，四肢）的贡献 [1-2,24,48]，也无法提供眼受照剂量的任何信息。因此，介入放射工作人员仅在防护围裙之内佩戴单个剂量计的做法是不可接受的 [1-2,24]。

NCRP 第 122 号报告 [48] 给出的双剂量计估算有效剂量 E 的公式为：

$$E = 0.5H_W + 0.025H_N \tag{6-1}$$

式中，H_W 为佩戴在防护围裙之内腰部或胸部水平的剂量计的 $H_p(10)$ 数值，H_N 为佩戴在防护围裙之外颈部水平的剂量计的 $H_p(10)$ 数值。对 E 的高估系数为 1.06 ~ 2.03，低估不会超过几个百分点 [48]。

如果仅在防护服（含甲状腺铅领）之外佩戴一个剂量计，估算有效剂量 E 的公式为：

$$E = H_N/21 \tag{6-2}$$

式中，H_N 为佩戴在防护围裙（含甲状腺铅领）之外颈部水平的剂量计的 $H_p(10)$ 数值。对 E 的高估系数小于 3.4，低估不会超过几个百分点 [48]。

无论采用何种监测方法或算法，都应确保既不低估也不过分高估工作人员的有效剂量。ICRP 第 120 号出版物 [1] 和 NCRP 第 168 号报告 [2] 推荐使用上述算法来估算介入放射工作人员的有效剂量。已经存在利用双剂量计或单剂量计（戴在铅围裙之外或之内）估算有效剂量的多种算法，这些算法各有千秋，具体的评述见参考文献 [11]、[49]、[50]。对于个人剂量计及其佩戴方式的选择，以及有效剂量的估算方法，应寻求医学物理师或保健物理专家的建议。

由于术者双手位置更靠近 X 射线束和散射辐射源，无法利用佩戴在防护围裙之内或颈肩部的剂量计准确估算手的剂量。右利手的术者，左手通常比右手更接近影像接收器和 X 射线管，据报道，左手的受照剂量可达右手剂量的 2 倍。如果术者操作时手靠近甚至进入 X 射线照射野（例如心脏电生理程序、经皮胆管引流程序、经颈静脉肝内门体分流术），预期会受到显著照射，就应当考虑佩戴指环式剂量计（图 6-14）监测手（尤其是左手）的剂量。在手部受照水平不明或开展新类型的操作时，应当进行为期几个月的试验性监测。对于手部年当量剂量可能超过 50mSv 的工作人员，应当常规佩戴指环式剂量计 [2,16,52]。指环式剂量计宜佩戴在最靠近 X 射线管一侧的手（一般为左手）的小指或环指上 [52]。指环式剂量计的敏感区应当面向照射源：在使用床下管配置、手不会受到直接照射时，面向手心；在使用床上管配置、手可能受到直接照射时，面向手背 [2]。

对于声明怀孕的女性工作人员，可利用佩戴在防护围裙之内的剂量计估算胚胎或胎儿剂量。由于这个剂量计通常佩戴在肩部与腰部之间的位置，有时可在防护围裙之内腹部位置附加佩戴一个剂量计。因为未考虑母体组织的辐射衰减，佩戴在防护围裙之内腹部位置的剂量计对胎儿剂量会高估 10 倍以上。如果剂量计佩戴在防护围裙之外，测量值可能比实际胎儿剂量高约 100 倍 [10,54]。佩戴在防护围裙之内腹部的剂量计应每月评估一次 [16,39]。电子剂量计可迅速提供数据 [55]。如果佩戴双剂量计进行个人监测，怀孕的女性工作人员应将防护围裙之内的剂量计佩戴在腰部水平。可利用这些佩戴在铅围裙之内的剂量计来估算声明怀孕之日起至出生的孕体（胚胎和胎儿）剂量 [16,39]。

在介入放射学操作中，也可考虑让工作人员附加佩戴一个直读式剂量计，例如，经适当校准的电子剂量计。这类剂量计可对工作人员提供累积剂量和实时剂量率的即时指示，是职业辐射防护最优化的一个有用的教育性工具 [24]。

个人剂量计在非工作期间应当存放于预先指定的场所，避免受损或受到任何人工辐射的照射 [24,46]。

剂量计的不正确使用可能会影响职业照射评估的准确性。例如，剂量计可能佩戴在错误的位置，同一剂量计有时戴在铅围裙之内，有时戴在铅围裙之外，佩戴方向可能部分时间或全程前后颠倒，剂量计不使用时存放于有辐射源照射的环境，工作人员可能部分时间或全程忘记佩戴或故意不佩戴剂量计。也可能会发生剂量计的丢失，或错戴了其他人的剂量计 [2,16,39]。

6.5.2　剂量限值

所谓剂量限值（dose limit），是指受控源计划照射使个人所受到的有效剂量或剂量当量不得超过的值[22-24,26,38,56-58]。剂量限值对个人剂量提供了一个明确的界限，其目的是防止受到来自所有受控源的计划照射产生过分的个人危害。在受到来自多个源的职业照射的情况下，尤其需要用剂量限值来限制总的剂量。来自单个源的每一个照射可能需要加以进一步约束使剂量水平最优化，以防止超过剂量限值[24,56-57]。

剂量限值包括应用于全身的有效剂量和针对特定组织的当量剂量。有效剂量限值表示这样一种水平，超过此水平，则认为电离辐射诱发随机性效应的风险是不可接受的。对于眼晶状体、皮肤、手和足的局部照射而言，这种有效剂量的限值不足以保证避免发生有害的组织反应（确定性效应），眼晶状体剂量对有效剂量没有贡献，而皮肤、手和足很可能受到局部照射，因此需要对这些组织分别规定当量剂量限值，可用于提示受照剂量是否接近组织反应的阈值[24,56-57]。

《国际辐射防护和辐射源安全基本安全标准》2014 年正式版[23]和欧盟基本安全标准[38]已采纳 ICRP 的新建议[8]，规定的职业照射剂量限值汇总于表 6-5。最重要的变化是大幅度降低了眼晶状体当量剂量限值。我国基本安全标准 GB 18871—2002[22]规定的剂量限值等效采用国际基本安全标准 1996 年版[58]，眼晶状体剂量限值为每年 150 mSv，建议适时考虑作出必要的修改。

表 6-5　计划照射情况的职业照射剂量限值[8,23,38]

剂量学量	职业照射剂量限值
有效剂量	连续 5 年期间年平均 20mSv（5 年内 100mSv），并且任何单一年份内 50mSv
当量剂量	
眼晶状体	连续 5 年期间年平均 20mSv（5 年内 100mSv），并且任何单一年份内 50mSv a
皮肤 b	每年 500mSv
手和足	每年 500mSv

注：a GB 18871—2002[22]规定的眼晶状体剂量限值为每年 150 mSv（采纳参考文献[56]、[58]的数值），尚未修改。b 皮肤的当量剂量限值适用于皮肤最强受照部位 $1cm^2$ 的平均剂量；皮肤剂量对有效剂量也有贡献，这一贡献是整个皮肤的平均剂量乘以皮肤的组织权重因数。

为保障胚胎和胎儿的安全，必须对孕妇的工作条件提出附加要求。用人单位必须向为履行其职责进入控制区或监督区的女性工作人员提供下列相关信息：孕妇受到照射对胚胎或胎儿可能造成的风险；女性工作人员怀孕后立即通知其用人单位的重要性。女性工作人员发觉自己怀孕后要及时通知用人单位，以便必要时改善其工作条件。孕妇和授乳妇女应避免受到内照射（介入放射学程序不涉及内照射）。用人单位不得把怀孕作为拒绝女性工作人员继续工作的理由。用人单位有责任改善怀孕女性工作人员的工作条件，以保证为胚胎和胎儿提供与公众成员相同的防护水平。在确认妊娠之后，孕妇的工作条件应当使胚胎和胎儿在余下的妊娠时期受到的附加当量剂量不超过 1mSv[22-24,54,56-58]。在解释这一建议时，重要的是不要造成对孕妇的歧视。应用 ICRP 建议的防护体系，特别是采用源相关的剂量约束值，通常足以保证上述限值，而无需对孕妇的辐射工作加以特别限制 [54,56-57]。

在评估孕妇的工作条件时，除了辐射照射之外，还应综合考虑其他职业风险因素对妊娠过程的潜在影响，例如，抬患者、弯腰、下蹲等动作 [10]，穿沉重的防护围裙的工效学危害 [2]，血源性病原体的职业接触 [59]。

如果一名怀孕的工作人员愿意继续从事介入诊疗工作，在满足下列条件的前提下，应当得到允许：

（a）本人知情自愿，并充分理解用人单位所提供的关于辐射风险的信息；

（b）利用佩戴在防护围裙之内腹部水平的剂量计按月监测胎儿剂量，并及时告知监测结果及胎儿剂量估计值；

（c）医院应有完善的辐射防护计划，辐射防护计划应置于医学物理师或其他合格专家的有效监督之下；

（d）工作人员了解降低自己职业照射剂量的实用方法，熟悉现有辐射防护工具的使用；

（e）工作人员应尽可能减少怀孕期间参与透视引导介入程序的工作负荷；

（f）工作人员知晓潜在照射的风险以及减少风险的措施。

应当强调，（d）、（e）和（f）项应作为辐射防护计划的组成部分；无论是否怀孕，第（d）项都适用 [10]。

6.5.3　风险评估

需要注意的是，剂量限值不是安全与危险的界限，而是不可接受的下限，是最优化过程的约束条件。如果采用了最优化原则，可能只有在极少数情况下，必须接受或考虑的剂量才会接近剂量限值 [56-57]。

介入放射工作人员在履行职责时不可避免受到电离辐射照射。然而，一名工作量非常繁重的介入放射医师或介入心脏病医师，如果采取了一切合理可行的辐射安全措施，年有效剂量也不大可能超过 10mSv[1,2,19,36]，典型年有效剂量为 2 ~ 4mSv[1,39] 或 1 ~ 4mSv[16]。护士、技师、麻醉师等辅助支持人员所受剂量通常低于介入医师的剂量。介入医师所受年有效剂量虽然远低于剂量限值（见表 6-5），但可能显著高于其他医学放射工作人员（包括放射科、放疗科工作人员）所受剂量。根据联合国原子辐射影响问题科学委员会（UNSCEAR）2008 年报告，全世界医学放射工作人员的职业照射年平均有效剂量为 0.5mSv[60]。美国 2006 年的数据表明，绝大多数接受个人剂量监测的医务人员在辐射环境中暴露的时间极少，71% 的个人剂量计读数低于最低探测水平（MDL），另外 24% 的个人年有效剂量在 MDL 至 1mSv 之间 [2]。

特定组织或器官（例如眼晶状体、皮肤、手和足）的风险与这些组织所受剂量相关。对这些组织设定剂量限值（见表 6-5）旨在防止确定性效应（组织反应）。如果剂量低于相应剂量限值，就不会发生组织反应。

不同类型的介入程序所致术者眼晶状体剂量差异很大，每次程序从 10μSv 至几个 mSv 不等。最高的数值与未使用天花板悬吊式铅屏和铅眼镜以及使用床上 X 射线管配置的透视系统相关 [44]。如果工作负荷较重，或者经常使用床上管配置的透视系统实施介入操作，没有采取必要的眼防护措施，眼晶状体年剂量有可能超过相应限值 [5,44]。一些研究也提示如果没有采取有效的手防护措施，年介入操作量在几百例至上千例时，术者手部剂量也有可能超过相应限值 [2,4]。

6.5.4　个人剂量档案

用人单位应当为每一位放射工作人员建立并终生保存个人剂量监测档案，并允许放射工作人员查阅、复印本人的个人剂量监测档案 [22,45]。

介入放射工作人员所使用的剂量计的数量、类型和佩戴位置不同，个人剂量档案应记载的信息也可能有差异。至少应当包括根据佩戴在防护围裙之内和（或）防护围裙之外的一个或两个剂量计的读数估算得到的有效剂量 E，以及利用佩戴在防护围裙（或甲状腺铅领）之外领部水平的剂量计读数估算的眼晶状体当量剂量。如果佩戴指环式或腕式剂量计，还应记录手的当量剂量 [2,16,24,44]。

当剂量计丢失、损坏或因故得不到读数时，应尽量确定其名义剂量，并将名义剂量及其确定方法记入监测记录。应根据具体情况合理选择以下方法之一确定名义剂量：用同时间佩带的即时剂量计记录的即时剂量估算剂量；用同一监测周期内从事相同工作的同事接受的平均剂量；用工作人员前 12 个月中受到的平均剂量；用同时间场所监测的结果推算剂量；用年管理限值的一个适当分数 [24,46]。

个人剂量监测技术服务机构应当在每个监测周期结束后 1 个月内将个人剂量监测报告送达委托单位，同时报告当地卫生行政部门 [45]。用人单位应当及时通知每一位放射工作人员本监测周期和年度的受照剂量信息 [16,39]。如果工作人员涉及多点执业，应对其所有执业地点的个人剂量监测结果加以汇总，以确保其所受剂量不超过剂量限值 [39]。

6.5.5　职业照射剂量的监控

医院辐射防护专（兼）职管理人员或医学物理师应当对个人剂量记录进行逐例定期分析，以保证工作人员所受剂量不超过剂量限值，并评估履行特定职责的人员所受剂量是否与预期水平相一致，确保防护最优化。工作人员的受照剂量水平，应当与其本人过去的剂量记录相比较，并与本院或外院工作类型和工作负荷近似的工作人员的平均剂量水平进行比较 [16,39]。

程序类型和技术条件不同，术者在每一次程序中所受剂量有很宽的变异范围。每次心血管介入程序中，术者不同身体部位受照剂量的典型范围为：防护服（含甲状腺铅领）之外的颈部为 5 ~ 500μSv（最高值发生于未使用天花板悬吊式铅屏的场合），防护围裙之内的腰部或胸部为 < 1 ~ 50μSv，手部为 < 50 ~ > 2000μSv[16]。

心血管医师在每次介入程序中有效剂量范围为 0.02 ~ 38.0μSv[53]，同类程序所致有效剂量可存在 1 ~ 3 个数量级（10 ~ 1000 倍）的差异。不同程序之间的复杂程度差异很大，个人防护用品和室内屏蔽的使用情况也千差万别，可能是导致术者剂量范围宽泛的主要原因[1]。近年来，由于技术改进，诊断性冠状动脉造影和心脏消融程序的术者剂量有一定程度的降低；但是，由于当前的经皮冠状动脉介入治疗（PCI）程序复杂程度普遍高于早年，没有发现 PCI 程序所致术者剂量的降低趋势[1,53]。心血管 FGI 程序中术者辐射剂量水平受到多种因素的影响（表 6-6）。

表 6-6   心血管 FGI 程序中术者辐射剂量的影响因素 [17]

类别	固定因素	程度 a	可变因素	程度 a
患者	临床问题 / 复杂度	+		
	病灶特征	+		
	体型	+		
操作者	身高 / 性别	+	程序技术	++
	经验 / 技能	+	导管选择	+
	工作负荷	+	患者入路	+
		+	相对于患者的位置	++
			对辐射照射的意识	+
			防护围裙	+++
			甲状腺屏蔽	+++
			铅眼镜	++
			天花板悬吊铅屏	+++
			床侧屏蔽	+++

注："+"操作者剂量改变小于 100%；"++"操作者剂量可改变 2 ~ 3 倍；"+++"操作者剂量可有最高可达一个数量级的变化

每次非心血管介入程序中，术者不同身体部位受照剂量的典型范围为：防护服（含甲状腺铅领）之外的颈部为 3 ~ 450μSv，防护围裙之内的腰部或胸部为< 1 ~ 32μSv，手部为 48 ~ 1280μSv[39]。每次非心血管介入治疗程序中，术者典型有效剂量范围为 0.1 ~ 101μSv[61]。

遗憾的是，绝大多数已发表的数据仅提供了每次程序中的剂量，而且绝大多数文献仅给出介入医师（术者）剂量，术者助手、护士、技师和其他工作人员的剂量数据很少。每次程序的职业照射剂量，在不同程序类型之间、甚至同一程序类型之间均可能存在巨大差异，因此，很难由这些典型数据推导出工作人员的月剂量或年剂量[1-2,16,39]。介入放射医师或介入心脏病医师的典型年有效剂量为 2 ~ 4mSv[1,39] 或

$1 \sim 4\text{mSv}^{[16]}$。

6.5.6　对异常个人剂量数据的调查

在任何时间范围内，履行特定职责的工作人员存在特定的预期职业照射剂量范围。例如，介入医师的预期剂量显著高于全职 X 射线摄影技师的预期剂量。如果一名工作人员的个人剂量明显高于或低于预期范围，或者个人剂量计读数突然明显增高或降低，都应进行调查[2,16,39]。

介入手术室（导管室）的工作人员可大致分为两类。一类可称为"刷手人员"，在 X 射线机开启射线束时位于患者附近一臂之长距离内，穿戴无菌手术罩衣；另一类称为"巡回人员"，虽然在 X 射线束开启时身处机房内，但通常距离患者较远，往往不需要穿戴无菌手术罩衣。对于这两类人员要设置不同的预期剂量范围，如果其剂量计读数超过各自的预期剂量范围（或过高，或过低），就应进行调查；如果个人剂量计读数在预期范围之内，则无需调查。如果辐射防护条件得到改善，或者技术方法和人员习惯发生变化，对预期剂量范围上限值可能需要作出适时的合理调整[2]。

如果个人剂量计读数显著低于预期水平，应当立即启动正式调查。例如，如果领部剂量计读数低于本人以往平均剂量或同组工作人员平均剂量的 75%，应当调查剂量计的佩戴位置是否正确，以及是否存在很少佩戴或经常不佩戴个人剂量计的情况。工作人员忘记佩戴剂量计或为回避辐射安全监管而故意不戴剂量计的情况相当普遍[2]。

对异常高剂量的调查，有助于及时发现辐射防护中的薄弱环节，促进防护最优化，不仅能够改善当事人的安全，也有助于改善患者和其他工作人员的辐射安全。世界卫生组织（WHO）2000 年推荐的介入医师个人剂量调查水平（月剂量）为：有效剂量 0.5mSv，眼晶状体当量剂量 5mSv，手或足当量剂量 $15\text{mSv}^{[28]}$，这些数值约为当时标准[22,56,58] 相应剂量限值的 3/10。由于国际基本安全标准[23] 大幅度降低了眼晶状体的当量剂量限值（表 6-5），需要对眼晶状体剂量的调查水平作出必要的修改。由于 $H_p(3)$ 剂量计尚未普遍可及，利用佩戴在防护服（含甲状腺铅领）之外衣领或颈部水平的能报告 $H_p(0.07)$ 或 $H_p(10)$ 的剂量计，可提供对眼晶状体当量剂量的近似估算（未考虑铅眼镜提供的辐射衰减，通常会高估眼剂量）[16,24]。Duran 等[16] 和 IAEA[24] 近期建议将领部剂量计读数 2mSv（月剂量）作为眼晶状体剂量的调查水平。如果一名工作人员的剂量数值超过调查水平或明显高于预期范围，应当立即启动调查，由辐射防护管理人员或医学物理师与该工作人员直接沟通，以查明出现异常高剂量的原因，并提出必要的改进意见[2,16,39]。

对于高剂量或异乎寻常的低剂量数值的调查，首先要查明剂量计提供的剂量数据是否正确。这种不正确的剂量结果的潜在来源可能包括：剂量计可能佩戴在错误的位置；同一剂量计有时戴在铅围裙之内，有时戴在铅围裙之外；错戴了其他人的剂量计；剂量计不使用时存放于有辐射源照射的环境；所存放的个人剂量计环境中有辐射源的照射；部分工作时间或全程忘记佩戴或故意不佩戴剂量计（异常低剂量读数）。如果怀疑异常剂量结果是由上述某一原因所致，应找出原因加以改进，并对该工作人员下一次剂量监测周期的结果进行对比分析，以确认问题已经得到满意的解决 [2,16,39]。

如果确认工作人员正确佩戴和存储了剂量计，应进一步仔细询问是否存在可以解释剂量增加原因的工作状态的变化：是否在监测期间开始引入新类型的操作？是否有程序技术或设备设置的改变？如果有程序技术或设备设置的改变，这些新方法是否需要增加患者剂量或更接近患者操作？程序的工作负荷或复杂程度是否增加？有时上述一些原因是暂时性的，如果工作负荷恢复到常态，设备设置加以校正，或者对新操作或新技术积累了一定经验，则在下一个个人剂量监测周期中，个人剂量的读数可能会恢复到预期正常水平，这需要与预期剂量范围加以比较得到证实 [2,16,39]。

如果发现高剂量的原因不是暂时性的，或者无法明确地识别出异常高剂量的可能原因，则需要由合格的专业人员（如医学物理师、资深介入医师或影像技师）在一系列的代表性介入程序期间观察该介入医师工作习惯（例如，与患者之间的相对位置和距离）、设备设置条件（尤其是可能影响患者剂量或 P_{KA} 的设置）、个人防护用品和室内屏蔽装置的使用情况以及介入程序复杂性程度等，力求查明造成个人剂量偏高的原因。观察者应具备丰富的辐射防护经验和技能，熟悉特定设备的操作。旁观者清，当局者迷，外来的观察者往往会有不同的视角，更容易发现操作者本人或同组人员不易识别的问题 [2,16,39]。

在查明异常高剂量的原因之后，应立即采取必要的纠正行动。佩戴一个可提供辐射剂量水平即时反馈的直读式剂量计，对受到劝告改变工作习惯的个人是一个有用的教育性工具。在充分实施防护最优化的前提下，通常无需对介入放射工作人员的工作负荷作出强制性限制 [2,16,39]。

调查结束后，应及时形成书面调查报告，报告中要包括说明异常情况的原因、剂量测量或验证、采取的纠正或减缓行动和为避免事件再发生做出的指令或建议。必要时，调查报告应提交质量保证与辐射安全委员会进行审议，有时需要通知监管部门 [24]。

6.6　职业健康监护

对放射工作人员健康要求总的原则是，保证其身体和心理健康以及体质能力足以胜任正常和异常情况下的工作，不至于引发导致危害工作和公众安全与健康的误操作。职业健康监护应以职业医学的一般原则为基础，主要目的是评价放射工作人员对于其预期工作的适任和持续适任的程度，并为事故照射的医学处理和职业病诊断提供健康本底资料 [62-66]。

　　放射工作人员的职业健康监护主要包括职业健康检查和职业健康监护档案管理等内容。职业健康检查包括上岗前、在岗期间、离岗时、受到应急照射或事故照射时的健康检查，以及职业性放射性疾病患者和受到过量照射放射工作人员的医学随访观察[45,62]。用人单位应当按照国家有关法规的要求，建立健全本单位放射工作人员的职业健康监护制度，保证职业健康监护工作的落实。用人单位应委托经省级卫生行政部门批准的具有放射工作人员职业健康检查资质的医疗机构对本单位放射工作人员进行职业健康检查[45,62]。

　　放射工作人员上岗前，应进行上岗前职业健康检查，符合放射工作人员健康标准[67]的，方可参加相应的放射工作。用人单位不得安排未经上岗前职业健康检查或者不符合放射工作人员健康标准的人员从事放射工作[45,62]。

　　用人单位应当组织上岗后的放射工作人员定期进行职业健康检查。放射工作人员在岗期间职业健康检查的周期为 1 ~ 2 年，但不得超过 2 年。必要时，可适当增加检查次数[45,62]。对于介入放射工作人员，应当特别注意对眼晶状体[24,44]、手部和下肢皮肤的检查，及时发现可能的辐射损伤；必要时，应结合受检者个人剂量资料，慎重作出特定放射工作继续适任性的判断。用人单位对职业健康检查机构认定不宜继续从事放射工作的人员，应及时调离放射工作岗位，并安排合适的非放射工作岗位；对需要复查和医学观察的放射工作人员，应当及时予以安排。

　　如果工作人员眼晶状体年剂量未超过 20mSv，不需要在常规检查之外追加特殊检查。在工作人员眼晶状体累积剂量超过 500mSv 时，应当安排定期的视力检查，评定其继续从事预期任务（例如，介入操作）的胜任程度，不应将这种视力检查视为一种辐射防护措施[11,44]。

　　放射工作人员脱离放射工作岗位时，用人单位应当及时安排其进行离岗时的职业健康检查，以评价其停止放射工作时的健康状况[45,62]。

　　鉴于辐射诱发白内障的潜伏期可长达 20 年以上[8]，从保护劳动者职业健康权益的角度出发，对眼晶状体累积剂量接近或达到阈剂量的工作人员，离岗后安排适当期限的医学随访也是必要的[68]。

　　职业健康检查专业人员有义务接受放射工作人员对健康检查结果的质疑或咨询，要如实地向放射工作人员解释检查结果和提出的问题，解释时应考虑放射工作人员的文化程度和理解能力。主检医师应当向下列放射工作人员提供必要的职业健康咨询和医学建议：怀孕或可能怀孕的以及哺乳期的女性放射工作人员；已经或可能受到明显超过个人剂量限值照射的放射工作人员；可能对自己受到辐射照射的情况感到忧虑的放射工作人员；由于其他原因而要求咨询的放射工作人员[24,62-66]。

　　职业健康检查机构应当自体检工作结束之日起 1 个月内，将职业健康检查报告提交委托单位。用人单位应当在收到职业健康检查报告的 7 日内，如实告知放射工作人员，并将检查结论记录在《放射工作人员证》中[45,62]。

　　用人单位应当为放射工作人员建立并终生保存职业健康监护档案。职业健康监护档案应包括以下内容：职业史、既往病史、职业照射接触史、应急照射、事故照射史；历次职业健康检查结果及评价处理意见；职业性放射性疾病诊断与诊断鉴定、治疗、医学随访观察等健康资料；怀孕声明（如有）；工伤鉴定意见或结论。放射工作人员有权查阅、复印本人的职业健康监护档案，用人单位不得拒绝或者提供虚假档案材料[45,62]。

6.7 减少职业照射剂量的建议

6.7.1 概述

降低患者剂量的同时，将导致介入医师和其他工作人员所受的散射辐射剂量成比例降低。因此，使用降低患者剂量的技术也有助于降低介入诊疗工作人员的职业照射剂量，这是一个"双赢"的情形，医患双方均受益。除此之外，还需要附加使用其他的防护工具和方法进一步降低职业照射水平，例如个人防护用品、室内防护装置、距离防护。这两类技术的要点列于表 6-7，在下文中予以详细描述。

表 6-7 安全实践要点 [16,39]

- 利用所有可用信息来规划介入程序
- 尽可能减少透视时间
- 尽可能减少图像采集帧数
- 使用可用的降低患者剂量的技术
- 使用合理的成像链几何布局
- 使用准直
- 站在低散射辐射区域
- 使用防护屏蔽
- 使用合适的成像设备
- 使用性能受控于质量保证计划的成像设备
- 接受必要的培训
- 佩戴个人剂量计并了解自己的剂量

6.7.2 利用所有可用信息来规划介入程序

在可行时，应利用患者术前影像检查资料（例如超声、MR、CT）确定相关解剖和病变信息，规划介入操作方案。如使用得当，术前的诊断性成像有助于缩短介入程序的时间，减少并发症发生率，减少透视时间和影像采集的数量[39,69]。

6.7.3　尽可能减少透视时间

应当仅在需要体内引导装置实时成像和观察运动现象时进行透视。透视前，将目标区置于照射野中央，在调整患者位置和视野大小时，注意不要开透视。除非介入医师正在观察监视器，不应进行透视。尽可能使用短促间歇透视，避免持续透视。查看末帧保持图像（LIH）可代替额外的透视曝光，供术中研究、会诊或教学之用。利用虚拟准直功能，可以在调节准直器叶片时，在临床图像上以图形显示准直器叶片的位置，这一特征消除了准直调节过程中的透视的必要性 [16,19]。

6.7.4　尽可能减少图像采集帧数

影像采集过程中的剂量率显著高于透视的剂量率，图像采集帧数也会显著影响患者和术者的剂量。图像采集总帧数取决于采集时间（运行序列数量和每次运行的时间）及采集帧率。在临床可接受水平下应尽可能减少运行序列数量和每次运行的时间。许多介入透视设备的采集帧率是可调的。一般而言，帧率越低，给定运行时间内患者剂量也就越低。但是，帧率的选择应满足具体临床目的所需的影像质量要求。例如，如果所用设备在 7 帧 / 秒或 15 帧 / 秒时的影像质量能够满足临床要求，则可以使用这样较低的帧率，而不使用 25 帧 / 秒或 30 帧 / 秒。PCI 程序中，电影的标准帧率是 25 帧 / 秒，虽然这符合我们的视觉习惯，但一般情况下 12.5 ～ 15 帧 / 秒就足够看清楚。在大多数情况下，通过预先编程使用变化帧率采集（而不用固定帧率），可以在图像采集帧数最小化的同时不遗漏重要信息。关于特定设备不同采集选项对剂量 / 影像质量的影响，应寻求资深医学物理师的意见 [16,19]。

6.7.5　使用可用的降低患者剂量的技术

降低患者剂量的技术主要包括：①低剂量率透视模式；②低脉冲频率透视选项；③采集时每图像帧低剂量设置；④低帧率影像采集选项；⑤ X 射线束谱滤过；⑥增加 X 射线束能量。其中①～④典型情况下是用户可选择的选项，⑤和⑥则取决于设备安装时的具体配置。介入科室内影像处理能力的改进可在相当程度上弥补照射水平降低所致的图像质量下降。一些名词术语很容易混淆，因此，有必要寻求医学物理师的咨询，以准确全面地了解可用的选项和模式及其对剂量率和影像质量的潜在影响。在此基础上，针对特定设备和特定临床需求，作出恰当的选择。尖端不透 X 射线的导管更易于观察。对较小的儿童（体重低于 20kg 或 X 线路径长度小于 15cm），或较大儿童或成人的较小部位（例如肢体，X 线路径长度小于 15cm），可考虑卸除防散射滤线栅；但是，应当注意到卸除滤线栅在减少剂量的同时，可能会在一定程度上降低影像质量 [2,16,19,70]。

6.7.6　使用合理的成像链几何布局

单向系统或双向系统的每一成像平面，影像接收器（影像增强器或平板探测器）应当尽可能靠近患者身体，X 射线管尽可能远离患者身体。在前向（PA 位）投照时，应尽可能升高导管床床位，使患者背部（X 射线束入射面）尽可能远离 X 射线管。在侧位或斜位投照时，应特别注意成像链几何布局，使影像接收器（影像增强器或平板探测器）尽可能靠近患者身体，而 X 射线管尽可能远离患者身体。如果没有严格意义上的必要性，应避免使用可能需要高剂量率的 C 形臂角度[1,2,16,19]。

6.7.7　使用准直

应当使用准直器，将 X 射线束限制到目标区。严格的准直有多重益处：由于受照组织体积的减少，降低了患者随机性效应的风险；减少到达影像接收器的散射辐射，改善影像对比度；减少工作人员受到的散射辐射；降低射束方向改变时或使用双面系统成像时可能的照射野重叠。一些心血管造影设备配置了结合有圆形和椭圆形叶片的双形准直器，可以提供对心脏轮廓的适形照射野准直。使用半透明或楔形滤过板也有助于改善影像质量，降低患者剂量和散射剂量。如有虚拟准直选项，应当使用[16,19,24,39]。

6.7.8　站在低散射辐射区域

站在距离 X 射线束尽可能远的位置，牢记平方反比律！不要将手置于 X 射线束路径中。使用延长管或持针器，使手保持在照射野之外。在可行时，使用高压注射器注射对比剂，在影像采集运行时，应尽可能后退，最好站在铅屏风之后，或者离开手术室（如可行）。在进行较大角度斜位或侧位投照时，X 射线束入射患者一侧的散射辐射强度最高。头左前斜位（表 5-5）投照，可使术者受到高水平的散射辐射。在进行这些投照时，术者应尽可能站在 X 射线管的对侧（影像接收器一侧）[1,2,16,39]。

6.7.9　使用防护屏蔽

使用所有可用的个人防护用品。在透视引导介入程序中，应当穿戴包裹型防护围裙和甲状腺铅领。天花板悬吊式铅屏可提供附加的显著剂量降低，尤其是对防护衣具未覆盖的头部（眼）和颈部。如果不能保证在术中全程持续使用天花板悬吊式铅屏，建议佩戴有侧屏蔽的铅眼镜。床下铅帘可显著降低下肢剂量，应当尽可能使用[16,39]。

6.7.10　使用合适的成像设备

透视设备可能外观很相似，然而，不同用途所需的硬件、软件和配置设定常存在显著差异。如果在特定介入程序中使用部件或配置不当的设备，可能对患者或术者产生潜在危害。例如，心血管介入设备通常配有尺寸相对较小的影像接收器，具备透视和电影摄影功能。介入放射学设备则配有较大尺寸的影像接收器，以适应较大身体面积成像的需要，典型情况下具有透视和数字减影血管造影（DSA）功能。如果在腹部介入操作中使用心血管设备，为满足大解剖范围成像的需要，往往需要更多的透视或影像采集运行，导致患者和术者辐射剂量的增加。反之，介入放射学设备配备的大尺寸影像接收器，则会使对患者心脏的观察受到限制，损害心血管程序的临床性能设备。供方的应用工程师、医学物理师和介入医师应当密切协作，使设备及其配置与拟议的操作类型匹配 [2]。

大多数 FGI 系统和移动式 C 形臂系统的配置是，X 射线管相对于影像接收器而言更靠近地面（床下管系统），这样的配置可避免操作者头颈部遭受最强的散射辐射照射，仰卧位患者的乳腺组织也很少受到入射束的照射。如果在 FGI 程序中使用床上管系统，会显著增加患者和工作人员的辐射风险，应引起充分警惕。不提倡使用床上管系统来实施 FGI 程序。移动式 C 形臂系统应当仅用于低工作负荷的部门和简单的介入程序。潜在高辐射剂量程序（表 5-4）应当使用符合 IEC 60601-2-43 标准 [13-14] 要求的透视设备 [1-2,16,24,39]。

6.7.11　使用性能受控于质量保证计划的成像设备

所使用的设备应当有完善的质量保证计划。应当由有资质的医学物理师验证临床各种操作模式中剂量率和剂量测量的准确性，合理配置透视和采集模式的剂量参数。在设备首次用于临床之前应进行这一性能测试，至少每年进行一次定期测试，以确保患者辐射剂量率与临床所需的影像质量水平相称，设备的性能持续保持在可合理接受的水平 [16, 39,69]。

必要时，应在物理师或服务工程师的协助下，对一些技术条件进行调校。这些因素包括：脉冲频率，脉冲宽度，透视和透视摄影过程中的脉冲峰值电压，线束滤过，透视和数字采集时影像接收器入射面的剂量设置，各种影像处理参数，视频帧平均（以减少图像噪声）等 [69]。

6.7.12　接受必要的培训

参与介入诊疗的所有专业技术人员，包括临床医师、放射医师和技师、麻醉师和护士等，上岗前皆应接受辐射防护和有关法规知识培训，考核合格后方可参加相应的工作；上岗后需要接受定期的再培训，培训的时间间隔不超过 2 年。如果工作人员拟进入或许会出现不同的危害或需要不同技能的区域，或者工作条件、程序或政策发生了变化，或者引进了新的设备、新技术或操作类型的情况下，工作人员需接受必要而适时的再培训，这种再培训应具有针对性 [45,71-72]。

任何一项 FGI 诊疗程序应由具备适合该程序相应放射学和临床资格要求的医师

实施，或在其监督指导下实施。操作或监督使用 FGI 设备的每一个人，都应接受安全使用特定设备的适时培训和再培训[2]。如有可用的医学模拟器材，应当考虑在开始临床实际操作之前，利用这些模拟器材进行新技能的训练[16,39]。

6.7.13　佩戴个人剂量计并了解自己的剂量

为确保工作安全，工作人员需要了解自己的职业照射剂量。应当在辐射工作期间全程、正确佩戴个人剂量计。如果工作时经常不戴剂量计，或未按要求正确佩戴剂量计，就无法保证剂量数据的准确性[16,39]。

6.8　管理职责

职业辐射防护的管理应提供适当水平的资源（例如人力资源、设施和设备），以确保辐射剂量得到满意的控制。医院和介入科室必须制定辐射防护计划，采用适当的管理结构、政策、程序、规则和组织安排，有效实施职业辐射防护。辐射防护计划应包括（但不限于）以下内容：职业照射防护与安全的责任分配和指定；辐射工作场所的分区（控制区和监督区）；辐射工作中相关人员应遵循的规则和程序；提供个人防护用品、辅助防护设施（室内屏蔽设备）的安排；个人监测和工作场所监测的安排；辐射防护与安全教育培训计划[16]。参考文献［70］提供了心导管室全面辐射防护计划（包括职业辐射防护）的指南。在一个电生理室，经过全面辐射防护计划的实施，术者平均受照剂量减半[73]，进一步证明了辐射防护计划的必要性和有效性。

质量保证是任何监测计划的一个基本组分。对职业照射剂量应当进行定期分析和评估。如果一名工作人员的个人剂量明显高于或低于预期范围，或者个人剂量计读数突然明显增高或降低，都应进行及时调查。对防护围裙，应每年 X 射线透视检查一次，每日或每周目测检查一次，以及时发现可能的断裂和破损。由于防护围裙的实际衰减当量数值与标称值相比存在很宽的差异范围，有必要确定防护围裙验收检测的标准化方法[74-75]。应当确保所有工作人员受到与其职责相称的足够水平的防护培训，为安全文化素养的提高提供所需条件[16,23-24,39]。

参考文献

［1］ International Commission on Radiological Protection. Radiological protection in cardiology. ICRP Publication 120. Ann ICRP, 2013, 42（1）：1-125.

［2］ National Council on Radiation Protection and Measurements. Radiation dose management for fluoroscopically guided interventional medical procedures. NCRP Report No. 168. Bethesda: NCRP, 2010.

［3］ Rehani MM, Ortiz-Lopez P. Radiation effects in fluoroscopically guided cardiac interventions—keeping them under control. Int J Cadiol, 2006, 109: 147-151.

[4] Efstahopoulos EP, Pantos I, Andreou M, et al. Occupational radiation doses to the extremities and the eyes in interventional radiology and cardiology procedures. Br J Radiol, 2011, 84: 70-77.

[5] Martin CJ. What are the implications of the proposed revision of the eye dose limit for interventional operators? Br J Radiol, 2011, 84: 961-962.

[6] IAEA, ILO, ISRRT, ISR, IOMP, PAHO, WHO. Applying radiation safety standards in diagnostic radiology and interventional procedures using X rays. Safety Reports Series No. 39. Vienna: IAEA, 2006.

[7] Wiper A, Katira A, Roberts D H. Interventional cardiology: it's a hairy business. Heart, 2005, 91: 1432.

[8] 国际放射防护委员会. 关于组织反应的声明及正常组织器官的早期和晚期辐射效应：辐射防护中的组织反应阈剂量. 国际放射防护委员会第 118 号出版物. 刘强, 李峰生, 高玲, 等, 译. 北京：中国原子能出版社, 2014.

[9] International Commission on Radiological Protection. Avoidance of radiation injuries from medical interventional procedures. ICRP Publication 85. Ann ICRP, 2000, 30（2）：1-67.

[10] International Commission on Radiological Protection. Radiological protection in fluoroscopically guided procedures outside the imaging department. ICRP Publication 117. Ann ICRP, 2010, 40（6）：1-102.

[11] Lopez PO. Radiation protection of the staff in interventional procedures. [2014-12-04]. http://www-ns.iaea.org/tech-areas/communication-networks/orpnet/documents/cn223/9-ortiz-lopez-presentation.pdf.

[12] Schueler BA. Operator shielding: how and why. Tech Vasc Interventional Rad, 2010, 13: 167-171.

[13] International Electrotechnical Commission. Medical electrical equipment. Part 2-43: Particular requirements for the safety of X-ray equipment for interventional procedures. IEC 60601-2-43: 2000. Geneva: IEC, 2000.

[14] International Electrotechnical Commission. Medical electrical equipment. Part 2-43: Particular requirements for the safety of X-ray equipment for interventional procedures. IEC 60601-2-43: 2010. 2nd ed. Geneva: IEC, 2010.

[15] 中华人民共和国国家质量监督检验检疫总局. 中国国家标准管理委员会. 医用电气设备　第 2-43 部分：介入操作 X 射线设备安全专用要求: GB 9706.23—2005/IEC 60601-2-43: 2000. 北京：中国标准出版社, 2005.

[16] Duran A, Hian SK, Miller DL, et al. Recommendations for occupational radiation protection in interventional cardiology. Catheter Cardiovasc Interv, 2013, 82: 29-42.

[17] Kim KP, Miller DL. Minimising radiation exposure to physicians performing

fluoroscopically guided cardiac catheterisation procedures: a review. Radiat Prot Dosimetry, 2009, 133: 227-233.

[18] International Commission on Radiological Protection. Radiological protection in paediatric diagnostic and interventional radiology. ICRP Publication 121. Ann ICRP, 2013, 42（2）：1-63.

[19] Zhang GQ, Gao YZ, Chen SL, et al. Significantly reduced radiation dose to operators during percutaneous vertebroplasty using a new cement delivery device. BMC Musculoskeletal Disorders, 2014, 15: 260. http://www.biomedcentral.com/1471-2474/15/260.

[20] IAEA/RPOP. 十大要诀：X 射线透视中职业人员的放射防护. [2015-05-20]. https://rpop.iaea.org/RPOP/RPoP/Content/Documents/Whitepapers/poster-staff-radiation-protection-cn.pdf.

[21] International Atomic Energy Agency. Radiation protection in paediatric radiology. Safety Reports Series No.71. Vienna: IAEA, 2012.

[22] 中华人民共和国国家质量监督检验检疫总局. 电离辐射防护与辐射源安全基本标准：GB 18871—2002. 北京：中国标准出版社, 2002.

[23] EU, FAO, IAEA, ILO, OCED/NEA, PAHO, UNEP, WHO. Radiation protection and safety of radiation sources: international basic safety standards. IAEA Safety Standards Series No. GSR Part 3. Vienna: International Atomic Energy Agency, 2014.

[24] International Atomic Energy Agency. Radiation protection and safety in medical uses of ionizing radiation. Draft Safety Guide No. DS399. 2014-11-25 [2015-03-03]. http://www-ns.iaea.org/downloads/standards/drafts/ds399.pdf.

[25] Vano E, Gonzalez L, Fernandez JM, et al. Influence of patient thickness and operation modes on occupational and patient doses in interventional cardiology. Radiat Prot Dosimetry, 2006, 118: 325-330.

[26] 医学名词审定委员会, 放射医学与防护名词审定分委员会. 放射医学与防护名词. 北京：科学出版社, 2014.

[27] Vano E, Gonzalez L, Fernandez JM, et al. Occupational radiation doses in interventional cardiology: a 15 year follow-up. Br J Radiol, 79: 383-388.

[28] World Health Organization. Efficacy and radiation safety in interventional radiology. Geneva: WHO, 2000.

[29] Orme NM, Rihal CS, Gulati R, et al. Occupational health hazards of working in the interventional laboratory: a multisite case control study of physicians and allied staff. J Am Coll Cardiol, 2015, 65（8）：820-826.

[30] 国家药品监督管理局. 医用诊断 X 射线辐射防护器具　第 3 部分：防护服和性

腺防护器具：YY 0318—2000. 北京：中国标准出版社，2000.

[31] 中华人民共和国卫生部. 医用诊断 X 射线个人防护材料及用品标：GBZ 176—2006. 北京：中国标准出版社，2006.

[32] Dragusin O, Weerasooriya R, Jais P, et al. Evaluation of a radiation protection cabin for invasive electrophysiological procedures. Eur Heart J, 2007, 28: 183-189.

[33] Savage C, Carlson L, Clements J, et al. Comparison of the zero gravity system to conventional lead apron for radiation protection of the interventionalist. J Vasc Interv Radiol, 2009, 20: s53.

[34] Pelz DM. Low back pain, lead aprons, and the angiographer. Am J Neuroradiol, 2000, 21: 1364.

[35] 唐峰，林庆德. 数字减影血管造影 X 线机（DSA）设备技术学. 北京：中国医药科技出版社，2011.

[36] National Academy of Sciences（U.S.A）. Health risks from exposure to low levels of ionizing radiation: BEIR VII Phase 2. Washington DC: National Academy Press, 2006.

[37] National Council on Radiation Protection and Measurements. Risk to the thyroid from ionizing radiation. NCRP Report No.159. Bethesda: NCRP, 2008.

[38] The Council of the European Union. Laying down basic safety standards for protection against the dangers arising from exposure to ionising radiation, and repealing Directives 89/618/Euratom, 90/641/Euratom, 96/29/Euratom, 97/43/Euratom and 2003/122/Euratom. Council Directive 2013/59/EURATOM of 5 December 2013. Official Journal of the European Union, 17.1.2014: L13/1 ～ L13/73.

[39] Miller DL, Vano E, Bartal G, et al. Occupational radiation protection in interventional radiology: a joint guideline of the Cardiovascular and Interventional Radiology Society of Europe and the Society of Interventional Radiology. Cardiovasc Intervent Radiol, 2010, 33: 230-239.

[40] 胡盼盼，卓维海，孔燕，等. 铅眼镜对介入放射工作人员眼晶状体的防护效果研究. 中华放射医学与防护杂志，2014, 34（12）：927-930.

[41] Fetterly KA, Magnuson DJ, Tannahill GM, et al. Effective use of radiation shields to minimize operator dose during invasive cardiology procedures. J Am Coll Cardiol Intv, 2011, 4（10）：1133-1139.

[42] Klein LW, Maroney J. Optimizing operator protection by proper radiation shield positioning in the interventional cardiology suite. J Am Coll Cardiol Intv, 2011, 4（10）：1140-1141.

[43] Ertel A, Nadelson J, Shroff AR, et al. Radiation dose reduction during radial

cardiac catheterization: evaluation of a dedicated radial angiography absorption shielding drape. ISRN Cardiology, Volume 2012, Article ID 769167. doi: 10.5402/2012/769167.

[44] International Atomic Energy Agency. Implications for occupational radiation protection of the new dose limit for the lens of the eye. TECDOC No. 1732. Vienna: IAEA, 2013.

[45] 中华人民共和国卫生部 . 中华人民共和国卫生部令第 55 号 . 放射工作人员职业健康管理办法 . 2007-06-03. http://www. nhfpc. gov. cn/mohzcfgs/pgz/200804/ 29276. shtml.

[46] 中华人民共和国卫生部 . GBZ 128—2002. 职业性外照射个人监测规范 . 北京 : 中国标准出版社 , 2002.

[47] International Atomic Energy Agency, International Labour Office. Assessment of occupational exposure due to external sources of radiation. Safety Standards Series No. RS-G-1.3. Vienna: IAEA, 1999.

[48] National Council on Radiation Protection and Measurements. Use of personal monitors to estimate effective dose equivalent to workers for external exposure to low-LET radiation. NCRP Report No. 122. Bethesda：NCRP, 1995.

[49] 尉可道 . 介入放射学中职业性照射个人监测 // 外照射个人监测技术培训班教材 . 珠海 : 中国疾病预防控制中心辐射防护与核安全医学所 , 2014: 166-179.

[50] 孔燕 , 卓维海 , 陈波 . 介入放射学工作人员个人剂量监测方法研究进展 . 中华放射医学与防护杂志 , 2011, 31（5）：614-616.

[51] 薛娴 , 岳保荣 , 尉可道 . 介入放射学职业人员眼晶状体剂量的测量与评估 . 中华放射医学与防护杂志 , 2013, 33（1）：108-110.

[52] Martin CJ. Personal dosimetry for interventional operators: when and how should monitoring be done? Br J Radiol, 2011, 84: 639-648.

[53] Kim KP, Miller DL, Balter S, et al. Occupational radiation doses to operators performing cardiac catheterization procedures. Health Phys, 2008, 94: 211-227.

[54] International Commission on Radiological Protection. Pregnancy and medical radiation. ICRP Publication 84. Ann ICRP, 2000, 30（1）：1-39.

[55] Balter S, Lamont J. Radiation and the pregnant nurse. Cath Lab Dig, 2002, 10: e1. [2015-05-08] . http://www.cathlabdigest.com/article/357.

[56] 国际放射防护委员会 . 国际放射防护委员会 1990 年建议书 . 国际放射防护委员会第 60 号出版物 . 李德平 , 孙世荃 , 陈明 , 等 , 译 . 北京 : 原子能出版社 : 1993.

[57] 国际放射防护委员会 . 国际放射防护委员会 2007 年建议书 . 国际放射防护委员会第 103 号出版物 . 潘自强 , 周永增 , 周平坤 , 等 , 译 . 北京 : 原子能出版社 ,

2008.

[58] FAO, IAEA, ILO, OCED/NEA, PAHO, WHO. International basic safety standards for protection against ionizing radiation and for the safety of radiation sources. Safety Series No. 115. Vienna: IAEA, 1996.

[59] 中华人民共和国卫生部 . 血源性病原体职业接触防护导则：GBZ/T 213—2008. 北京：中国标准出版社 , 2008.

[60] United Nations Scientific Committee on the Effects of Atomic Radiation. Sources and effects of ionizing radiation. UNSCEAR 2008 Report. Vol Ⅰ. New York: United Nations, 2010.

[61] Kim KP, Miller DL, de Gonzalez AB, et al. Occupational radiation doses to operators performing fluoroscopically-guided procedures. Health Phys, 2012, 103 （1）：80-99.

[62] 中华人民共和国卫生部 . 放射工作人员职业健康监护技术规范：GBZ 235— 2011. 北京：中国标准出版社 , 2011.

[63] 国际放射防护委员会 . 工作人员辐射防护的一般原则 . 国际放射防护委员会第 75 号出版物 . 张延生 , 张静 , 译 . 北京：原子能出版社 , 2000.

[64] 国际原子能机构 , 国际劳工局 . 职业辐射防护：安全导则 . 安全标准丛书 No.RS-G-1.1. 维也纳：国际原子能机构 , 1999.

[65] 刘长安 , 苏旭 , 孙全富 . 放射工作人员职业健康监护 . 2 版 . 北京：原子能出版 社 , 2007.

[66] International Atomic Energy Agency. Health effects and medical surveillance. IAEA-PRTM-3（Rev.1）. Vienna: IAEA, 2004.

[67] 中华人民共和国卫生部 . 放射工作人员健康标准：GBZ 98—2002. 北京：中国 标准出版社 , 2002.

[68] 刘长安 , 李小娟 , 高玲 . 辐射诱发白内障阈剂量判断：变化在即 . 中华放射医学 与防护杂志 , 2011, 31（3）：249-251.

[69] Stecker MS, Balter S, Towbin RB, et al. Guidelines for patient radiation dose management. J Vasc Interv Radiol, 2009, 20: S263-S273.

[70] Chambers CE, Fetterly K, Holzer R, et al. Radiation safety program for the cardiac catheterization laboratory. Catheter Cardiovasc Interv, 2011: 77: 546-556.

[71] 中华人民共和国国家卫生和计划生育委员会 . 医学放射工作人员放射防护培训 规范：GBZ/T 149—2015. 北京：中国标准出版社 , 2015.

[72] International Commission on Radiological Protection. Education and training in radiological protection for diagnostic and interventional procedures. ICRP Publication 113. Ann ICRP, 2009, 39（5）：1-68.

[73] Lakkireddy D, Nadzam G, Verma A, et al. Impact of a comprehensive safety

program on radiation exposure during catheter ablation of atrial fibrillation: a prospective study. J Interv Card Electrophysiol, 2009, 24: 105-112.

[74] Christodoulou EG, Goodsitt MM, Larson SC, et al. Evaluation of the transmitted eXposure through lead equivalent aprons used in a radiology department, including the contribution from backscatter. Med Phys, 2003, 30: 1033-1038.

[75] Finnerty M, Brennan PC. Protective aprons in imaging departments: manufacturer stated lead equivalence values require validation. Eur Radiol, 2005, 15: 1477-1484.

7

工作人员辐射防护培训

7.1 必要性和目的

在控制正常和潜在照射时，对与放射工作有关的所有人员提供与放射防护相关的信息和培训，被认为是实施辐射防护最优化原则的一项不可或缺的要求[1]。申请、实施或协助放射诊疗程序的医生和其他医务人员，都应接受与其职责相对称的辐射防护培训[2]。对放射科、核医学科和放射治疗科专业人员的辐射防护培训，是作为其职业教育的一个组成部分，历来受到重视。医学生和一般临床医师则很少有机会接受必要的辐射防护培训。

在过去，由于放射诊疗设备仅限于具备充分的辐射防护知识和技能的放射科、核医学科和放射治疗科专业人员使用，普遍认为没有必要对非放射诊疗科室的临床医师和其他医务人员提供辐射防护培训。虽然 X 射线透视已有逾百年的应用历史，但早期仅涉及对解剖结构、运动现象或对比剂在体内通过的观察，操作是由放射科医师或技师来实施的。虽然透视引导下的介入诊疗程序最早是由放射科医师开展起来的，但心血管、血管外科、神经外科、泌尿科、消化科、骨科、妇科、麻醉科和儿科等专业的非放射学医务人员相继涉足该领域。起初，临床医师实施的 FGI 程序是利用放射科的设备，在放射科专业人员的协助指导下完成的。随着时间推移，越来越多的透视设备或安装于放射科之外的临床科室，或在手术室使用移动式透视设备。在放射科之外环境中使用透视设备的临床医师，往往没有受到必要的辐射防护培训；辅助人员可能缺乏必要的辐射风险意识和基本防护技能，技师可能仅熟悉一两种设备；安全文化的缺陷也会增加患者和工作人员的辐射风险[3-4]。

辐射防护培训的目的是为了提高各类医务人员对辐射安全重要性的认识，增强防护意识，掌握防护技术，最大限度地减少不必要的照射，避免事故发生，保障工作人员、患者以及公众的健康与安全，确保电离辐射的医学应用获取最佳效益[5]。通过培训，医务人员应做到：对电离辐射医学应用的利与害有正确的认识，防止麻痹思想和恐惧心理；了解有关放射防护法规和标准的主要内容，掌握放射防护基本原则和方法；了解、掌握减少工作人员和患者所受照射剂量的原理和方法，以及有关防护设施与防护用品的正确使用方法；了解可能发生的异常照射及其应急措施[5]。

电离辐射的医学应用除了涉及职业照射和公众照射的防护之外，还涉及患者和受检者的防护与安全、诊断和治疗的质量保证等需要高度重视的问题，因此，在医学放射工作人员的防护培训中，应强调受检者与患者的防护，医疗照射的正当性判断、防护最优化分析和质量保证必须列为培训的重要内容[5]。

依据所从事介入诊疗科目的不同，介入医师应在卫生行政部门认定的培训基地接受规定期限的系统培训（例如，综合或外周血管介入不少于 6 个月；心血管疾病或神经血管介入不少于 12 个月）。培训期间，应在上级医师指导下，独立完成规定数量的诊疗科目病例，并经考核合格；在上级医师指导下，参加相应介入诊疗科目患者的全程管理，包括术前评价、诊断性检查结果解释、与其他学科共同会诊、介入诊疗操作、介入诊疗操作过程记录、围术期处理、重症监护治疗和手术后随访等。参与介入诊疗程序的专业护士及其他技术人员应经过相关专业系统培训并考核合格[6-9]。必须强调，不得以临床经验或专业培训抵消或代替正式的辐射防护培训，反之亦然[10]。参与介入诊疗的所有专业技术人员，包括临床医师、放射医师和技师、麻醉师和护士等，上岗前皆应接受辐射防护和有关法规知识培训，考核合格后方可参加相应的工作[5,11]。

7.2 课程

涉及 X 射线诊断程序的专业人员所需的医学知识范围各不相同，可以包括 X 射线诊断的整个专业领域（例如放射医师、介入放射学医师），也可以只涉及某一个分支专业（例如心血管医师、血管外科医师、神经外科医师和骨科医师）。各种类别医务人员在放射学方面的培训应该包括具体的医学和辐射防护主题，也应为实施诸如 X 射线透视、儿科放射学或介入放射学等专门程序的工作人员安排辐射防护方面的专门培训。

对介入诊疗工作人员提供的辐射防护培训，应考虑目标受众的具体类型和知识背景，课程内容多寡和深度取决于受众的职业角色和职责。国际放射防护委员会（ICRP）第 113 号出版物[12]建议，讲授的知识点及其深度（初级、中级或高级）、课时数量和培训形式等应切合不同类别工作人员的实际需求，介入相关人员的辐射防护培训要求见表 7-1。

表 7-1　对不同类别介入人员的辐射防护培训要求[12]

培训内容	人员类别						
	DR	CDI、MDI	MDX	MDA	MD	MP	NU
原子结构，X 射线产生，辐射与物质的相互作用	中级	初级	初级	初级	—	高级	初级
原子核结构和放射性	中级	初级	—	—	—	高级	—
电离辐射量和单位	中级	中级	中级	初级	初级	高级	初级

续表

培训内容	人员类别						
	DR	CDI、MDI	MDX	MDA	MD	MP	NU
X 射线机的物理特征	中级	中级	中级	初级	—	高级	—
辐射探测的基本知识	中级	初级	初级	—	—	高级	初级
正当性判断的原则与方法	高级	高级	高级	高级	中级	高级	初级
放射生物学基本知识，辐射生物学效应	高级	中级	中级	初级	初级	高级	初级
辐射致癌和遗传效应的风险	高级	中级	中级	初级	初级	高级	初级
确定性效应（组织反应）的风险	高级	高级	中级	初级	初级	高级	初级
辐射防护的一般原则（包括最优化）	高级	高级	中级	中级	初级	高级	中级
辐射防护的实用方法	高级	高级	中级	中级	初级	高级	中级
患者的辐射防护	高级	高级	高级	中级	初级	高级	中级
工作人员的辐射防护	高级	高级	高级	中级	初级	高级	中级
不同程序的典型剂量	高级	中级	中级	初级	初级	高级	—
胚胎和胎儿受照的风险	高级	初级	中级	初级	初级	高级	初级
质量控制和质量保证	中级	中级	初级	—	—	高级	—
国家法规、标准，国际标准	中级	高级	中级	初级	初级	高级	初级
建议培训学时数（h）	30～50	20～30	15～20	8～12	5～10	150～200	8～12

注：DR：诊断放射学专业人员，含开展介入诊疗的放射科专业人员；CDI：开展介入诊疗的心血管医师；MDI：其他专业（例如血管外科、神经外科）的介入医师；MDX：在职业活动中使用 X 射线透视的其他专业（例如泌尿外科、消化科、骨科、神经外科、妇科、麻醉科等）的医师；MDA：参与透视引导下医疗操作的麻醉师；MD：转诊医师（开具诊断检查或介入程序申请单的医师）和医学生；MP：影像专业医学物理师；NU：参与透视引导下医疗操作的护士；初级：对原则有初步的了解和认识；中级：能将所学基本知识和技能很好地用于所从事的实践活动；高级：对所涉议题有深入细致的理解，足以对他人提供培训

任何一项 FGI 诊疗程序应由具备适合该程序相应放射学和临床资格要求的医师实施，或在其监督指导下实施。操作或监督使用 FGI 设备的每一个人，都应当接受安全使用特定设备的适时培训和再培训。与仅限于低剂量透视引导介入操作的医师相比较，实施潜在高辐射剂量程序的介入医师应受到更加充分的辐射防护培训[10]。除了通用模块之外，开展 FGI 诊疗程序的放射科专业人员（介入放射医师）、心血管医师、血管外科医师和神经外科医师，辐射防护课程培训应包括表 7-2 所列的专题内容[12-13]。

表7-2　透视引导介入（FGI）操作人员辐射防护培训课程应包括的内容[12-13]

课程模块	内容
介入放射学中应用的 X 射线系统	在常规 X 射线束中高附加滤过（例如铜滤过）的影响 虚拟准直和楔形滤过板的重要性 X 射线发射的连续和脉冲操作模式 在使用脉冲束时栅控 X 射线管的优势 路图的概念 时间积分及其对影像质量的益处 影像接收器与患者距离改变时剂量率的变化
介入放射学专用剂量学量	空气比释动能 - 面积乘积（P_{KA}）的定义及其单位 透视中入射剂量和入射剂量率的定义 参考点空气比释动能（$K_{a,r}$）的定义及其与入射剂量之间的关系 P_{KA} 与有效剂量之间的关系 患者入射表面剂量与出射表面剂量、影像接收器输入面剂量之间的关系
介入放射学中的辐射风险	介入放射学、介入心脏病学中可能会观察到的组织反应 皮肤辐射损伤的剂量 - 效应关系 晶状体浑浊（白内障）的剂量 - 效应关系 受照后不同类型组织反应可能的出现时间规律、所需的随访和患者监控 介入程序中随机性效应的风险及其年龄依赖性的分析
介入放射学中工作人员的辐射防护	在介入诊疗中对工作人员受照剂量影响最显著的因素 C 形臂位置对工作人员剂量的影响 应用不同透视模式对工作人员剂量的影响 个人防护用品（防护服、甲状腺铅领、铅眼镜、防护手套等）的应用 使用天花板悬吊铅屏的利弊 床下铅帘对下肢的防护作用 其他附加防护设备（床侧屏蔽板、一次性防护垫等）的合理选用 接受个人监测并在合适的位置佩戴个人剂量计的重要性
介入放射学中患者的辐射防护	程序中透视时间、影像采集数量与患者所受剂量之间的关系 使用不同透视模式对患者剂量的影响 焦点至皮肤距离以及患者身体至影像接收器输入面距离对患者剂量的影响 在数字采集和电影模式中通过调整帧率可实现的患者剂量降低 不同类型程序中得到每帧图像所致患者入射剂量的典型数值举例 不同放大模式对患者剂量的影响 应当在病历中记载的患者受照史和剂量参数
介入放射学中的质量保证	讨论在设备性能参量中，哪些不易随时间推移而受损，哪些需要定期质量控制检测以及影像质量的评价方法 为比较不同情况下患者入射剂量或影像接收器入射面剂量设定简单易行标准的重要性 在质量保证计划中定期核查患者剂量并与诊断参考水平进行比较的重要性 适用于介入放射学实践的国家、地方法规、标准 有关国际组织（WHO、ICRP、IAEA 和 EC 等）对介入放射学的有关建议或指南 关于限制使用高剂量模式的国际指南

课程模块	内容
介入放射学程序中的防护最优化	使用对比剂时管电压（kVp）和管电流（mA）对图像对比度和患者剂量的影响 介入 X 射线设备提供的各种特性对患者剂量和影像质量的影响 介入程序中辐射防护最优化的重要性 考虑了介入程序复杂度并与患者剂量相关的诊断参考水平的重要性及其应用 在每一个介入诊疗室内定期进行患者剂量核查的重要性 讨论在可能达到确定性效应阈剂量的长时间操作中改变 C 形臂投照角度的可行性 记录每一例患者所受辐射剂量的重要性

注：适用于表 7-1 中 DR、CDI 和 MDI 类人员

在职业活动中使用 X 射线透视的其他专业（例如泌尿外科、消化科、骨科、神经外科、妇科、麻醉科等）医师的辐射防护培训，至少应涵盖表 7-3 所列内容。透视引导程序中辅助支持人员（例如麻醉师和护士）的培训，应至少包括表 7-3 中以 * 标记的内容[12]。

表 7-3　在手术室使用移动式透视设备的人员的辐射防护培训课程应包括的内容[12]

课程模块	内容
X 射线系统	X 射线发射的连续和脉冲操作模式 X 射线管与患者距离，或 X 射线管与影像接收器距离改变时，剂量率的变化 空气比释动能 - 面积乘积（P_{KA}）、入射剂量和入射剂量率的定义及其单位 P_{KA} 与有效剂量之间的关系 移动式透视设备使用中随机性效应的风险
工作人员的辐射防护	C 形臂位置（床上管或床下管）及不同投照方向对工作人员剂量的影响 * 使用个人防护用品（防护服、甲状腺铅领、铅眼镜等）的作用 * 接受个人监测并在合适的位置佩戴个人剂量计的重要性 *
患者的辐射防护	程序中透视时间、影像采集数量与患者所受剂量之间的关系 * 使用不同透视模式对患者剂量的影响 * X 射线管至皮肤距离（焦皮距）对患者皮肤剂量的影响 * 应当在病历中记载的患者受照史和剂量参数 与患者剂量相关的诊断参考水平的重要性

注：适用于表 7-1 中 MDX 类人员；对术中辅助人员（表 7-1 中的 MDA 和 NU 类）建议的内容用 * 标记

除了课堂培训之外，对介入医师和其他使用透视设备的医师应提供实际或模拟操作的培训和动手练习，时间宜占总课时数的 20% ～ 40%[14]。对透视设备的操作练习应在资深医师的监督和指导下进行，旨在熟悉具体设备的机械性能、成像链、各种控制键和操作模式的使用、辐射剂量显示、辐射屏蔽器具和个人防护用品的使

用、CPR 配置、供电中断后的应急处置措施等，可以用模体来说明不同操作模式下剂量率的差异、站在不同位置时工作人员受照水平以及降低医患双方辐射风险的可行方法等 [10]。

在介入诊疗中负责透视设备设置、规划和操作的放射技师，应接受系统的技术培训和辐射防护培训。技术培训应当包括设备控制、特性和各种操作模式的使用，尤其是那些可能影响剂量和剂量率的因素。由于系统配置日益为具体临床任务专业化设计，放射技师对临床目标和所需影像性能应有足够的了解 [10]。

在透视引导程序中执行辅助支持任务的其他人员（术者助手、护士、麻醉师等），应当熟悉与其职责相关的辐射风险和防护方法，通过培训使他们能很好地保护自己和他人 [3-4,12]。

医学物理师应接受全面、深入的高级培训（表 7-1），并充分理解临床应用的实际需求和存在的问题，以期能够胜任对医务人员的辐射防护培训和指导 [3-4,12]。

开具放射诊疗程序申请单的临床医师（转诊医师），应保证为患者提供有效的诊治，包括防止患者受到不必要的辐射照射。因此，对临床医师（包括医学生）也应提供适当的辐射防护专题培训（表 7-1），使他们对放射诊疗程序的利益和辐射风险有清醒的认知，在正当性判断这一环节履行"看门人"的应尽职责 [3-4,12]。

7.3 培训类型和时限要求

ICRP 第 113 号出版物对不同类别人员推荐的培训课时数（表 7-1），仅是作为便于培训活动实施和监控的参考性指南，而非强制性要求 [3-4,12]。

我国有关法规和标准要求：①放射工作人员上岗前应当接受辐射防护和有关法律知识培训，考核合格方可参加相应的工作。培训时间不少于 4 天。②放射工作单位应定期组织本单位的放射工作人员接受辐射防护和有关法律知识培训。放射工作人员两次培训的时间间隔不超过 2 年，每次培训时间不少于 2 天 [5,11]。③医学院校学生进入与放射工作有关的专业实习前，应接受辐射防护基本知识的培训 [5]。对培训时间"一刀切"的规定不尽合理，宜结合受训人员的知识背景、辐射风险水平、工作性质和职责等实际情况，酌情慎重确定所需的培训时长 [12]。必要时，可在培训之前对受训人员的知识背景进行预评估。

上岗前培训内容应包括有关辐射防护和安全法规的基础知识及要求，以及紧密结合具体岗位情况的有关危害因素分析、安全规定、行为指南等。培训程度应该使受训人员的知识水平达到能够胜任委派给他们的职责，对影响医疗质量、患者和工作人员剂量的决定因素有很好的了解，并且在遇到紧急情况时能做出有效的响应。工作人员也应具备参加操作所需要的适当资格和经验 [6-10]。

对以前受过培训的人员，应进行必要的定期再培训和再考核，培训内容应根据需要进行更新。即使从完成初始培训后工作没有发生变化，工作人员也需要定期接受再培训，以强化和更新他们安全和防护理论和实践方面的知识，并且使他们不致忽视工作场所的危害。

如果工作人员拟进入或许会出现不同的危害或需要不同技能的区域，或者工作条件、程序或政策发生了变化，或者引进了新的设备、新技术或新操作类型的情况下，工作人员肯定需要接受必要而适时的再培训，这种再培训应具有针对性。在从事不经常进行的活动之前再培训也特别重要[15-17]。

再培训计划应尽可能包括以下一些专题：复习辐射防护与安全知识；设施、设备、软件或实践类型的变化；内部的监察或检查的结果；新的或修订过的法规、标准或规程；来自操作经验和良好的习惯做法的反馈；从相似设施发生的操作失误、事件和事故中得到的教训；热门的话题或事件的讨论等[15-17]。

7.4　培训计划的制定

在制定辐射防护培训计划时，应考虑受训人员的类别、所担负的工作任务和工作条件、现有水平和素质等因素而有针对性地进行。

培训计划至少应包括下列几个部分的内容：培训目的、培训内容和要求、选用或编写的教材、课时安排和实施、考核要求和办法、效果评价和总结等。

国家培训大纲应包括下列内容：准备培训计划（包括培训目的，培训科目，受训人员的选择标准，教师的选择标准，评价受训人员表现的程序等）；估计所需资源（例如教师、设备和设施）；选择和认证中心和（或）课程；确定新的培训资源（国家的或国际性的）的可获得性，以弥补在培训需求分析时确认的不足[16-17]。

培训教材应能及时反映有关科学技术和管理法规的发展，经验的积累，设备和技术、操作规程上的变化，以便不断地提高培训水平和满足再培训的要求。

对于外周血管疾病介入、心血管疾病介入和神经血管介入等诊疗的技术培训，是在培训基地、使用国家卫生行政部门统一编写的培训大纲和培训教材规范化实施的[6-9]。遗憾的是，对于介入诊疗工作人员的辐射防护培训，我国目前既没有统一的培训大纲，也没有适宜的培训教材。在分析我国实际情况和需求、总结培训工作经验教训的基础上，充分考虑国内、国外有关组织的建议[3-4,10,12-14,18-20]，编写介入诊疗工作人员辐射防护培训大纲和培训教材，应及早纳入议事日程。

学术团体和行业协会应积极参加有关培训大纲的制定，促进和支持辐射防护教育培训的开展。相关专业的学术会议应尽可能纳入有针对性的辐射防护培训模块，可作为继续医学教育的必要内容[3-4,12]。

7.5　培训形式

辐射防护培训应根据培训对象的具体情况及其工作性质采取相应方式，例如课堂教学、现场实习、在职培训、个人学习、远程网络教育等。应根据实际情况充分利用各种音像教材、演示材料、案例资料等[5]。

课堂教学可以基础知识为主，较系统讲授共同性内容；也可以某方面专题为内容举办培训班。课堂教学包括大组和小组两种形式。大组适于授课，小组则适于讨论和操作练习。

个人学习适于分散进行。应由所在单位负责组织并选择合适教材，提出统一要求，各人自由安排进度和增补学习内容，以个人阅读书面教材、演算习题为主。

现场培训是指结合岗位现场的工作条件进行的培训。它可以结合实际操作条件重复实践，应以实际操作为主，侧重培养学员掌握防护技能。

利用网络进行远程教育是现代教育的一项特色。实际上，介入诊疗相关工作人员对防护知识的再学习也可以很好地利用网络资源。国际原子能机构（IAEA）患者辐射防护专网（https://rpop.iaea.org）针对介入放射学、介入心脏病学、其他专业透视应用分别提供了成套的 PPT 培训教材[19]。欧盟委员会赞助的多媒体和音像介入放射学辐射防护培训项目（MARITR）包括了 80 课文本、350 幅照片、30 段视频和25 套 PPT[14,21]。这些资料均可以免费下载。应当考虑提供在线辐射防护培训和考试系统的可能性[3,12]。

7.6　培训工作的实施和监督检查

放射诊疗机构的主要负责人，应对本单位的辐射防护培训负责，保证为培训提供必要师资、专项经费和时间，从组织上落实辐射防护培训计划的制定与实施，并定期核查培训效果[5]。

辐射防护培训应由符合省级卫生行政部门规定条件的单位承担，培训单位可与放射工作单位共同制订培训计划，并按照培训计划和有关规范或标准实施和考核。培训计划应能适应不同培训重点的要求，以满足不同设施的运行要求[11]。

在培训中承担教育培训工作的人员必须在该科目方面具有较高的理论水平和较丰富的实践经验，以便能从理论上和实际应用上对有关问题进行解释[12]。

辐射防护基本知识应列为医学放射工作人员的业务考核的内容。新参加医学放射工作的人员，应经过当地卫生行政部门认可的辐射防护培训，经考核合格后方能上岗。每两年应对在岗的医学放射工作人员进行一次辐射防护知识与技能的考核。用人单位应将每次培训情况及考核结果记录在《放射工作人员证》中[5,11]。

用人单位应当建立并按照规定的期限妥善保存本单位放射工作人员的辐射防护培训档案[5,11]。培训档案的记录内容应当包括每次培训的教学人员和课程名称、培训时间和地点、参加人员简况、考试或考核的内容和成绩等资料[5]。

上级主管部门应当对培训工作进行定期监督检查，它包括：检查培训计划是否确实在有效地进行；必要的记录是否得到建立和保存；培训工作人员是否够用；师资水平是否合格；以及检查课程和教材，听课、考核受训人员达到的实际水平等。

参考文献

[1] 国际放射防护委员会. 工作人员辐射防护的一般原则. 国际放射防护委员会第 75 号出版物. 张延生, 张静, 译. 北京: 原子能出版社, 2000.

[2] International Commission on Radiological Protection. Radiological protection in medicine. ICRP Publication 105. Ann ICRP, 2007, 37 (6): 1-63.

[3] International Commission on Radiological Protection. Radiological protection in fluoroscopically guided procedures outside the imaging department. ICRP Publication 117. Ann ICRP, 2010, 40 (6): 1-102.

[4] International Commission on Radiological Protection. Radiological protection in cardiology. ICRP Publication 120. Ann ICRP, 2013, 42 (1): 1-125.

[5] 中华人民共和国国家卫生和计划生育委员会. 医学放射工作人员放射防护培训规范: GBZ/T 149—2015. 北京: 中国标准出版社, 2015.

[6] 中华人民共和国卫生部. 卫办医政发 [2011]107 号. 卫生部办公厅关于印发《心血管疾病介入诊疗技术管理规范（2011 年版）》的通知. 2011-08-12. http://www.moh.gov.cn/mohyzs/s3586/201108/52674.shtml.

[7] 中华人民共和国卫生部. 卫办医政发 [2012]89 号. 卫生部办公厅关于印发神经血管介入诊疗技术管理规范的通知. 2012-07-09. http://www.moh.gov.cn/mohyzs/s3585/201207/55438. shtml.

[8] 中华人民共和国卫生部. 卫办医政发 [2012]8 号. 卫生部办公厅关于印发外周血管介入诊疗技术管理规范的通知. 2012-07-09. http://wsb.moh.gov.cn/mohyzs/s3585/201207/55437.shtml.

[9] 中华人民共和国卫生部. 卫办医政发 [2012]87 号. 卫生部办公厅关于印发综合介入诊疗技术管理规范的通知. 2012-07-09. http://www.moh.gov.cn/mohyzs/s3585/201207/55436. shtml.

[10] National Council on Radiation Protection and Measurements. Radiation dose management for fluoroscopically guided interventional medical procedures. NCRP Report No. 168. Bethesda: NCRP, 2010.

[11] 中华人民共和国卫生部. 中华人民共和国卫生部令第 55 号. 放射工作人员职业健康管理办法. 2007-06-03. http://www. nhfpc. gov. cn/mohzcfgs/pgz/200804/29276. shtml.

[12] International Commission on Radiological Protection. Education and training in radiological protection for diagnostic and interventional procedures. ICRP Publication 113. Ann ICRP, 2009, 39 (5): 1-68.

[13] European Commission. Guidelines for education and training in radiation protection for medical exposures. Radiation Protection No.116. Luxembourg: Publications

Office of the European Union, 2000.

[14] Vano E. Mandatory radiation safety training for interventionalists: the European perspective. Tech Vasc Interventional Rad, 2010, 13: 200-203.

[15] 刘长安, 苏旭, 孙全富. 放射工作人员职业健康监护. 2 版. 北京 : 原子能出版社 , 2007.

[16] 国际原子能机构. 辐射防护和辐射源安全使用培训. 安全报告丛书第 20 号. 杨河涛 , 刘森林 , 张海霞 , 译. 北京 : 原子能出版社 , 2003.

[17] 国际原子能机构 , 国际劳工局 , 泛美卫生组织 , 等. 建立辐射防护和辐射源安全使用的能力. 安全标准丛书 No.RS-G-1.4. 维也纳 : 国际原子能机构 , 2005.

[18] World Health Organization. Efficacy and radiation safety in interventional radiology. Geneva: WHO, 2000.

[19] Rehani MM. Training of interventional cardiologists in radiation protection: the IAEA's initiatives. Int J Cardiol, 2007, 114: 256-260.

[20] European Commission. Guidelines on radiation protection education and training of medical professionals in the European Union. Radiation Protection No.175. Luxembourg: Publications Office of the European Union, 2014.

[21] European Commission. MARTIR（Multimedia and Audiovisual Radiation Protection Training in Interventional Radiology）, CD-ROM. Luxembourg: Publications Office of the European Union, 2002. http://ec.europa.eu/energy/nuclear/radiation_protection/publications_en.htm（go to publication 119）.

8

质量保证大纲

8.1 引言

质量保证（quality assurance，QA）是指对履行规定要求建立信心的管理系统职能，更为确切的定义是为了对某一物项、过程或服务能够满足（例如许可证中规定的特定质量要求建立充分的信心）所需采取的有计划和有系统的行动[1]。质量保证大纲（quality assurance programme，QAP），又称质量保证计划，是质量文件的一种，表述质量管理体系如何应用于特定过程、产品、项目或合同，并规定由谁、什么时候、应使用哪些程序和相关资源做什么、做到什么程度的纲要性文件，致力于提供能满足质量要求的信心。介入放射学的 QAP 应涵盖为对介入诊疗全部过程能够达到最优化质量要求（即用患者和工作人员最低可接受的辐射照射水平获得适当的介入诊疗信息一致的产品）建立充分的信心所需采取的一切有计划的和系统性的行动[2]。

介入放射学中的 QAP 除了包括临床方面之外，还应包括患者和工作人员辐射防护的所有安排。本章只讨论辐射防护方面的问题。这种辐射防护 QAP 有两个基本目的，一是定期评价患者所接受辐射剂量，二是对工作人员职业照射剂量进行监测和控制。这种辐射防护 QAP 应包括（但不限于）下列要点：设施设计；X 线设备（选择标准）；辐射防护器械；剂量测量装置的可获得性；人力资源的可获得性及其职责；辐射防护培训（初训和复训）；患者剂量核查和报告；对高辐射剂量患者的临床随访；影像质量和程序评估；工作人员的辐射剂量监测与管理[2]。

在医学物理师的协助下，介入医师应对介入诊疗过程中的辐射防护 QAP 承担管理责任。辐射防护顾问（或辐射安全防护官员）也应参与职业照射辐射剂量的监督管理。辐射防护 QAP 应至少每年复审一次并适时修订更新[2]。QAP 的内审也是必要的。为及时发现薄弱环节，内审时应关注下列问题：是否从上年起提交了患者辐射剂量报告？是否已有对受到高辐射剂量患者随访的程序安排？操作人员是否知晓 X 线设备质量控制检测的结果？是否定期复查工作人员的个人剂量？是否对工作人员建立了辐射防护持续培训计划？

8.2 设备采购

设备采购计划的第一步就是起草一份设备规格及临床需求说明书（表 8-1）[2-3]。在拟定介入放射学设备说明书时，应详述并分析拟购买设备的需求及用途。在此阶段，主要应考虑是购买单一用途（心血管造影、周围血管造影，或主要用于儿童介入诊疗等）的专用介入放射学系统，还是可以施行广泛介入操作类型的设备。因此，该设备说明书应客观描述拟定用途，并对工作负荷作出大概估计。详细的设备规格报告应包括一般用途及特殊用途，也应该包括影像质量、辐射剂量和辐射防护措施方面的基本要求。设备必须具有适当的剂量监测性能，从介入医师操作位必须易于看到剂量显示。应当明确规定设备应符合的国际电工委员会（IEC）、国际原子能机构（IAEA）的相应标准和国家标准[1,4-13]。应当确保将实际使用该设备的介入医师的参与[2]。

表 8-1   设备选购时应考虑的重要事项[2-3]

临床需求分析	工作负荷
设备技术要求	一般要求
	主机组件
	功能要求
	特殊要求
计算机性能	图像显示矩阵
	处理时间
	内存、图像存储
	医学影像存储与传输系统（PACS）连接
	医院信息管理系统（HIS）连接
系统性能	影像质量
	患者剂量
	剂量控制措施
	用户优化剂量设置和协议的能力
用户手册	技术培训
	操作培训
国家和国际标准的符合性	电气安全
	机械安全
	辐射安全
	机房设计和屏蔽
服务与保障	维护计划
	质量控制计划
	软件升级服务协议
	服务计划的依据
运行成本	预计 5 年内的耗材费用

采购过程中所涉及的主要阶段列于表 8-2，所有环节都是非常重要的，忽视其中任何一环都可能招致不必要的麻烦。应当寻求资深采购专家的意见和支持。应当要求供应商对招标文件及设备规格说明作出回应，对各个供应商的回应进行仔细评估。首先要确定哪些设备符合具体要求，然后再确定哪种设备最好，合同应包括所有的相关条款及情况说明[3]。在进行费用估算时，应当考虑表 8-3 所列内容，在可能的情况下，应在供货主合同中纳入这些事项及其费用；否则，将会遗漏许多事项，一旦发货付款，难以补救。除了技术方面的考虑外，还必须满足必要的运行、培训和维护要求。如果没有进行设备使用的专门培训，可能会导致长时期、系统性的患者和工作人员不必要的辐射照射。对质量控制检测也应提供充足的预算[14]。

表 8-2　采购过程的分期[14]

设备的临床和技术需求分析
确定设备的技术规格
对合适的供应商招标
投标分析
签署合同
设备安装
验收检测、调试和可接受性检测
现场应用培训

表 8-3　放射设施成本预算应考虑的内容[14]

设备采购和安装
建设（包括结构屏蔽）费用
改装期间替代服务的提供（酌情考虑）
辐射防护装置（悬吊式铅屏、侧向屏蔽板、床下铅帘、落地铅屏、防护服、铅眼镜、甲状腺铅领等）
辅助设备、配件
质量保证所需测试设备
持续运行、维护、验收检测和质量控制费用
人员培训和继续教育

购买不合适、不完善或低配置的设备，或签署不完善的服务合同，虽然会显著减少初期费用，然而，设备采购成本削减付出的长期代价可能包括临床选项较少、影像质量和辐射剂量管理受限及设备可靠性差[15]。

8.3　设施

介入设施的设计、X 射线设备的选型、安装及现有设备的升级，都是非常复杂和费用不菲的过程。这些过程的规划均应充分考虑辐射防护。为确保设施的合理设计，建筑师和设计师应充分了解操作者的临床需求和设备的环境要求，并与利益相关方进行有效交流[15]。在规划论证中，应确保资深介入医师、放射技师和医学物理师的积极参与[2,15]。

介入导管室（操作室）应有足够的使用面积和层高（适合天花板悬吊式 C 形臂、监视器和防护屏等的安装），合适的辐射屏蔽（包括门窗），布局便于人员出入，合理配置辐射防护设备（天花板悬吊式铅屏、床下铅帘、侧向屏蔽板、落地铅屏等）。控制室应有足够的使用面积和宽幅铅玻璃观察窗。设计和建设应充分考虑临床需求、操作类型、工作负荷和未来可能的变化，参考有关学术团体的建议[15-18]和其他医院的成熟经验，遵守国家相关法规和标准的要求[8,19-24]。

GBZ 130—2013[8] 规定，介入 X 射线设备机房所有方向的屏蔽防护铅当量厚度均不应小于 2mm。在屏蔽厚度设计和施工时，应在满足 GBZ 130—2013[8] 中规定的屏蔽防护铅当量厚度基础上，依据机房结构、X 射线设备技术参数、工作负荷和建设单位的年有效剂量管理目标值进行具体核算。如屏蔽防护核算值大于标准规定的屏蔽防护铅当量厚度，则应按照核算值进行施工[25]。

建设单位应当在可行性论证阶段和竣工验收前分别委托具备相应资质的放射卫生技术服务机构编制放射诊疗建设项目职业病危害放射防护预评价报告和职业病危害控制效果放射防护评价报告，按照国家和地方卫生行政部门的要求，接受职业病危害放射防护评价审核和放射防护设施竣工验收[19,24]。未取得《放射诊疗许可证》或未进行诊疗科目登记的，不得开展放射诊疗工作[19]。

医疗机构应定期对放射诊疗工作场所和防护设施进行放射防护检测，保证辐射水平符合有关规定或者标准[8,19]。

8.4　设备质量控制检测

8.4.1　基本概念

质量控制（quality control，QC）是通过对 X 射线设备的性能检测和维护，对 X 射线影像形成过程的监测和校正行动，保证影像质量[26]。质量控制检测包括验收检测、状态检测及稳定性检测。

验收检测（acceptance test）是指 X 射线设备安装完毕或重大维修后，为鉴定其性能指标是否符合约定值而进行的 QC 检测。

状态检测（status test）是对运行中的设备，为评价其性能指标是否符合要求而定期进行的 QC 检测。

稳定性检测（constancy test）是为确定 X 射线设备或在给定条件下获得的数值相对于一个初始状态的变化是否符合控制标准而进行的 QC 检测。

8.4.2　质量控制检测基本要求

质量控制检测中应优先考虑非介入测量。质量控制检测中任何时候都不应超过 X 射线管组件最大功率额定值。检测用计量仪器应根据有关规定进行检定，检测结果应有溯源性。用于检测的模体尺寸应至少大到在所适用检测条件下足以使全部有用线束得到衰减[26]。

（1）验收检测要求：X 射线设备安装完毕或重大维修后，应进行验收检测。设备状态检测中发现某项指标不符合标准，但无法判断原因时，应采取进一步的验收检测方法进行检测。X 射线设备验收检测前，应有完整的技术资料，包括订货合同或双方协议、供货方提供的设备手册或组成清单、设备性能指标、使用说明书或操作维修规范。验收检测应按照相关标准，或按照购买合同所约定的技术要求进行检测。验收检测应由供方和医院协助有资质的第三方共同实施[26]。验收检测涉及对设备所有规格和性能的验证，尤其是辐射防护性能。在通过验收之后，设备调试应由合格医学物理师或在其监督下实施，对期望临床用途的所有参数和使用条件均应仔细调试，并确定稳定性检测的基线值[2,15]。

验收检测有助于识别和消除不合格的组件，发现和纠正性能方面的缺陷，也为回答下列问题提供了一个良好的功能测试时机[2,15]：现有软件配置是否可以激活设备的全部功能？必要的设施系统（例如通风、空调、照明、供电等）是否能够充分支持成像设备的实际使用？设施设计是否满足成像设备的应用需求？成像设备是否合理配置到 PACS 和 HIS 网络中？所选择的每一种解剖编程是否能够针对特定成像需求恰当地调节设备功能？

参与验收检测的医学物理师应当既充分了解操作者的临床需求，也了解设备影像捕捉和处理参数方面的设计能力和局限性。这将有助于医学物理师协助供方应用工程师和设计工程师开发临床所需的附加解剖编程设置（例如儿科应用）。可以用模体测试默认的和现场开发的解剖编程[15]。应当逐一检测不同透视模式时的剂量率、采集模式（DSA 或电影摄影）中每帧图像的剂量，合理设定不同操作模式下影像接收器入射面的空气比释动能率，优化影像处理控制参数将会进一步改善显示器上的影像质量[2,15]。

YY/T 0740—2009[11] 规定了具有介入操作功能的医用血管造影 X 射线机的专用技术条件。对于加载因素及控制，需要检测 X 射线管电压、X 射线管电流、加载时间、电流时间和防过载等。对于成像性能，需要检测影像接收器入射面的透视空气比释动能率、影像接收器入射面的摄影空气比释动能率、透视入射空气比释动能率、摄影空气比释动能、X 射线野自动跟踪接受野、伪影、空间分辨率、低对比度分辨率、动态范围、影像均匀性（仅限于数字平板探测器）、图像亮度稳定度、

DSA 模式中的伪影、DSA 对比灵敏度、DSA 动态范围、图像采集数率、成像时间、透视恢复时间和网络传输时的透视功能。

JJG 1067—2011[10] 规定的数字减影血管造影（DSA）系统 X 射线辐射源首次检定项目（相当于验收检测）见表 8-4。

表 8-4　数字减影血管造影（DSA）系统 X 射线辐射源检定项目一览表 [10]

检定项目	首次检定	后续检定	使用中检查
空气比释动能率	+	–	+
辐射输出的质（半值层，HVL）	+	–	–
模拟血管最小尺寸	+	+	+
空间分辨率	+	+	+
低对比度分辨率	+	+	–
对比度线性	+	–	–
减影性能影响	+	+	–
X 射线管电压	+	+	+
X 射线管的焦点（狭缝法）	+	–	–

注："+"表示应检项目；"–"表示可不检项目

（2）状态检测要求：X 射线诊断设备应每年进行状态检测。稳定性检测结果与基线值的偏差大于控制标准，又无法判断原因时也应进行状态检测。验收检测合格的 X 射线诊断设备在一段试运行期后应进行状态检测，并建立相关参数的基线值。状态检测应由有资质的单位实施检测[26]。

JJG 1067—2011[10] 规定的 DSA 系统 X 射线辐射源后续检定项目（相当于状态检测）见表 8-4，周期为 1 年。

（3）稳定性检测要求：状态检测合格的 X 射线设备，在使用中应按标准进行定期的稳定性检测。每次稳定性检测应尽可能使用相同的设备并作记录；各次稳定性检测中，所选择的曝光参数及检测的几何位置应严格保持一致。原则上稳定性检测应由医院自身实施检测[26]，在我国多数医院难以做到。世界卫生组织（WHO）建议，介入放射学设备应每月进行一次下列项目的稳定性检测：参考点空气比释动能，参考点空气比释动能率，空间分辨率，照射野尺寸，准直，低对比分辨率，X 射线管和发生器参数，硬拷贝装置[18]。JJG 1067—2011[10] 规定的"使用中检查"（表 8-4）相当于稳定性检测，但未规定周期。

对于介入用 X 射线设备自带或加装的剂量测量系统，应在验收和状态检测中通过检查和功能试验确定其指示的准确性是否符合标准要求[4-5,7,13]，并按照有关规定进行检定或校准。

WS 76—2011[26] 不适用于 DSA 和移动式 C 形臂 X 射线机的 QC 检测。应当尽早出台适用于介入 X 射线设备的卫生行业标准，规范 QC 检测的项目、周期、技术要求和检测方法。

QAP 应当包括对影像质量和程序方案的定期评估。可以依据临床标准[27-28]、利用合适的测试工具实施影像质量评估[2]。在使用数字影像接收器时，获取所需水平的影像质量，可选择的辐射剂量动态范围很宽。很容易设定过高的剂量率，因为这样做不会损害影像质量，影像检查也不容易发现。介入医师应了解所使用的每一种成像模式中获取足够诊断信息所需的剂量水平，在放射技师、医学物理师和服务工程师的协助下，合理设置透视系统的剂量，使影像质量和辐射剂量之间保持恰当平衡[2]。

8.4.3 检测结果评价及处理

在 QC 检测中，应预先设定可接受性（acceptability）标准：适合所有拟议临床操作；仅可用于某些限定类型的操作；禁止用于任何临床操作[15]。

评价各类检测结果时应与相应的标准或合同进行比较。检测结果不符合相应标准或合同时按照如下程序处理：任何一项检测结果不符合相应标准或合同时，应立即重复该项检测；重复检测结果仍不符合相应标准或合同时，应认真检查检测设备及检测方法的可靠性；如有必要，应采用进一步的检测方法进行验证。

经验证，确实不符合相应标准或合同时，应采取以下措施：可校正的设备参数及几何条件应立即进行校正；涉及系统部件性能，或可能涉及部件性能时，应增加检测频率，进一步判断不符合标准的原因。

检测中被查明的可能影响影像质量和患者剂量的问题必须加以校正。如无法校正，应考虑更换部件、限制使用范围或更换设备[26]。

8.4.4 质量控制的记录和资料保存

X 射线设备的各类检测结果、发现的问题、采取的措施及其效果的记录，应在设备使用期间长期保存。设备转让时，记录应随同设备一起转移。设备淘汰时，应根据记录的利用价值决定处理措施。当设备的整套资料存放在负责设备管理或维修部门时，使用部门必须有设备使用说明书。X 射线设备操作者应能随时查阅到所用设备的质量控制最新检测结果[26]。

8.5 人力资源的可及性及其职责

规定员工的任务和职责是 QAP 中的一项重要内容。为避免过度繁重的人均工作负荷，应配备数量能满足临床需要的医师、护士和放射技师。人员的临床经验、培训和技术资质应符合相关法规和标准的要求[18-23]。介入诊疗实践中，应有合适的技术支持人员，例如网络专家、维修服务人员和医学物理师[2]。应充分保证医学物理师的积极参与，他们应当与介入医师密切合作，确保采购、配置和使用合适的设备，参与 QC 检测和影像质量评估，指导介入医师在辐射剂量和影像质量之间达成适当的平衡，监督介入诊疗所涉及的所有人员的教育培训 [2,29]。

QAP 应涵盖工作人员职业照射剂量的监测与分析。应当确保工作人员佩戴经过校准的个人剂量计。除了 X 射线设备自带或加装的用于评价患者剂量的剂量测量装置之外，参与介入诊疗的工作人员应当佩戴合适的个人剂量计。附加的电子剂量计对于实习生和经验不足的员工的辐射防护培训也可能是有用的。QAP 应确保工作人员严格遵守个人剂量监测的规定，在辐射工作中全程、正确佩戴个人剂量计，还应包括对所有异常剂量数值的调查程序 [2]。放射工作人员的个人剂量监测、职业健康监护及其档案管理与保存应当符合国家相关法规和标准的要求 [30-32]。

8.6 培训

QAP 应包括辐射防护培训。必须强调，不得以临床经验或专业培训抵消或代替正式的辐射防护培训，反之亦然 [15]。参与介入诊疗的任何工作人员都应在上岗之前接受辐射防护培训，上岗后应接受定期的再培训 [30,33]。讲授的知识点及其深度（初级、中级或高级）、课时数量和培训形式等应切合不同类别工作人员的实际需求 [34]，详见第 7 章的讨论。在新设备安装、设备大修或改装、软件升级、引进新技术或开展新类型的操作时，应安排相关人员接受必要的设备使用培训。应特别注意对住院医师和接受专科培养医师的辐射防护培训。分析患者剂量和工作人员剂量监测结果的专题讨论会，是一项有用的质量保证活动，也可以作为一个极佳的教育方法 [2]。

8.7 对有可能发生皮肤辐射损伤的患者的随访

QAP 应当确保制定对存在辐射诱发皮肤损伤风险的患者临床随访的启动水平及随访程序 [2-3,15,18]。显著辐射剂量水平（substantial radiation dose level，SRDL）是一组合适选择的参考值，用于在介入程序中启动附加的剂量管理行动，或用作确定是否需要对患者进行术后随访的剂量阈值。但既不意味着辐射水平超过 SRDL 将必然会导致损伤，也不意味着低于 SRDL 就绝对安全。SRDL 的一般建议值包括：峰值皮肤剂量（P_{KA}）3000mGy，参考点空气比释动能（$K_{a,r}$）5000mGy，总透视时间 60min，空气比释动能-面积乘积（P_{KA}）500Gy·cm^2（假定皮肤照射野面积为 100cm^2（表 5-7）。对于其他照射野面积，应当按照程序中的实际照射野面积等比例地调整 P_{KA} 值，例如，当实际照射野面积为 50cm^2 或 25cm^2 时，以 P_{KA} 表示的 SRDL 应分别调整为 250Gy·cm^2 或 125Gy·cm^2）[2,15,35]。对于心血管程序而言，取决于照射野面积和特定方案，P_{KA} 取 125～250Gy·cm^2 更为恰当 [2]。这些数值提示在单次介入程序中峰值皮肤剂量可能会超过 2000mGy。SRDL 用于启动对一般患者可能出现的临床相关损伤的术后随访。建议介入诊疗部门可能需要有针对性地考虑选择较低的 SRDL 数值，特别是在患者皮肤先前受过辐射照射的情形下 [36]。

如果超过相应启动水平（SRDL），应当将患者受到的辐射剂量和电离辐射效应的可能性告知其负责医师，并安排适当的随访。如果介入术后估算剂量接近组织反应的阈剂量，介入医师或其团队成员应通知患者留意可能的相关症状和体征，并交代清楚一旦出现相关效应时患者应当采取哪些行动。对剂量超过 SRDL 的病例的随访安排和定期评估应当纳入 QAP[2,15]。

8.8 患者剂量核查

8.8.1 概述

患者剂量报告是 QAP 的重要组成部分。符合 IEC 60601-2-43：2010[5] 要求的透视系统可在介入程序结束时提供患者剂量结构报告（示例见图 5-15）。在介入程序结束时应生成患者剂量报告并存档，术后应及时将辐射剂量数据记载到介入手术记录单和患者病历中[2]。如果 X 射线系统不能提供此类患者剂量报告，应人工记录病历号、介入程序名称和剂量数据。如果只能提供打印的纸质报告，应将相关数据及时录入电子数据库，以便进一步分析。如果可提供电子格式的报告，报告文件应与影像文件一起存档。如果任何一名操作者剂量记录率低于 95%，则应立即接受附加的辐射安全培训[35]。

对于透视引导介入程序，应当测量、记录和定期核查的量包括：P_{KA}，$K_{a,r}$（如有），透视时间，影像采集序列数量，采集帧数[15]。2006 年中期之后生产的透视设备广泛提供了 $K_{a,r}$ 测量功能[13]。剂量核查应当包括与已确立的诊断参考水平的比较，用以评估具体操作者或机构的性能表现。由于存在诱发皮肤组织反应的风险，FGI 程序（尤其是潜在高辐射剂量程序）的剂量核查需要额外的分析[2]。

8.8.2 诊断参考水平

诊断参考水平（diagnostic reference level，DRL），又称医疗照射指导水平（guidance level for medical exposure），是指医疗业务部门选定并取得审管部门认可的剂量、剂量率或活度值，用以表明一种参考水平，高于该水平时则应由执业医师进行评价，以决定在考虑了特定情况并运用了可靠的临床判断后是否有必要超过此水平[1-2,37-40]。

DRL 仅适用于诊断性医疗照射（包括诊断放射学、介入放射学和诊断核医学程序）的防护与安全最优化和质量控制评价。将 DRL 用于放射治疗和核医学治疗过程是不适当的，因为对每个患者逐个选定靶组织剂量应是制定治疗计划的一个部分：靶组织剂量必须大到足以有效，同时应尽可能降低非靶组织的剂量。

政府必须确保作为卫生主管部门、相关专业机构和监管机构之间协商的结果，制定一套关于医学成像程序引起的医疗照射的 DRL[1,37]。

如果可靠的临床判断要求采用更大的照射，则可以灵活地加以应用。

　　DRL 是通过广泛的影像质量和剂量（或活度）调查数据推导的。它是以现行良好实践为基础，根据观察到的患者或参考患者的剂量分布的某个百分位数而选定的。考虑到当地的医疗实践和可获得设备的性能等具体情况，DRL 应具体到地区、国家或医院（本地）。因此，审管机构应鼓励和支持专业机构实施地方性、乃至全国范围的调查，以确定典型的剂量和活度。DRL 的制定应该由相关专业机构与审管机构磋商，并遵循基本安全标准的相应要求 [38-39]。

　　确定 DRL，应遵循下列指导原则：①地区、国家或当地的目标要清楚界定，这包括对医学成像任务、临床和技术条件的规范程度；②要根据有关地区、国家或当地的数据来选择 DRL 值，允许有一定的灵活性；③诊断参考水平所用的量应容易测量，易于通过实用方法得到；④ DRL 所用的量既是患者组织剂量相应变化的适宜的量度，因也是给定医学成像任务的患者危险度相应变化的适宜量度；⑤清楚地阐明应用于实践的 DRL 方式 [38-39]。

　　国家诊断参考水平（NDRL）应基于本国一系列有代表性的医疗机构对特定患者群组所推行的有代表性的典型实践中诊断放射学检查程序的大规模影像质量和患者剂量调查。对于每一医疗机构，每一指定标准检查程序，选取至少 20 例典型患者为样本 [41]。以每一医疗机构的平均剂量（或中位剂量）数据为基础得到全国的剂量数据分布。通常取全国调查数据中典型患者剂量分布的第 75 百分位数（P_{75}）作为 NDRL，因此，NDRL 并非最理想的剂量，但有助于识别那些可能异乎寻常的实践——提示剂量超过该数值的 25% 的医疗机构还存在进一步降低患者剂量的可能性。制定和应用 NDRL 旨在提高医务人员对于患者剂量的意识和警觉性、实施剂量核查以及在比较的基础上改进患者辐射防护，并保持良好的诊断质量。为保障其持续有效性，应当对 NDRL 数值进行定期复审，一般应 3 ～ 5 年复审一次；当进一步的调查数据表明全国的实践和技术发生变化时，对 NDRL 应适时修订 [41-42]。

　　每一医疗机构应对每一项高频检查类型确定典型剂量水平，取得每一患者群组的代表性样本（至少 10 例）的平均剂量数值，将这些平均值作为本地诊断参考水平（LDRL）或机构参考水平。透视引导介入程序中患者剂量变异很大，可能有两三个数量级的差异，建立 LDRL 的样本数应在 50 例以上 [2]。将 LDRL 与 NDRL 及其他医疗机构相应数值进行比较，如果高于后者，则应进行调查，判断所做检查是否符合临床需要的正当性，以及是否可以作出适当技术改变以减少剂量。LDRL 应至少每年复审 1 次，并在定期趋势监测剂量核查认为有必要时作出修订（例如，每 3 年 1 次，或所用设备或技术发生重大变化时） [42]。

　　国际放射防护委员会（ICRP）第三分委员会对 DRL 的附加建议 [39] 指出，DRL 可以用于：①通过降低未经正当性分析的高、低值的出现频率，在地区（区域）、国家或本地水平上，来改进对一般医学成像观测结果的分布；②鼓励获得较窄范围的值，对较为特殊的医学成像任务而言，这代表了良好的实践；③对特定的医学成像方案，鼓励获得最佳范围值。当实际观测值明显超出选定的上、下限值时，要进行适当的核查并采取行动。一般来讲，此过程有助于避免患者接受不必要的组织剂量，即有助于避免与辐射随机性效应相关的不必要风险。

DRL 是调查水平（investigation level）的一种形式，可作为影像质量和患者剂量最优化的重要辅助工具[38-40]。当施行某种检查时，如果受检者的剂量或活度反复地和显著地超过相应 DRL，则应实施本地核查，对该医疗过程和设备进行检查，以判断防护是否已达到适当的最优化；如果未达到最优化，则应在确保获取必需的诊断信息的同时，尽量降低患者所受照射。反之，如果剂量或活度显著经常低于相应 DRL，而照射不能提供有用的诊断信息和给患者带来预期的医疗利益，就应对所获影像的质量进行地区性核查，按照需要采取纠正行动。

DRL 既不是剂量限值，也不是剂量约束。只适用于患者和受检者的医疗照射，而不适用于职业照射和公众照射。

DRL 是对专业判断水平的补充，而不是在医疗的好与坏之间提供一条区分线，其数值不能用于管理或商业目的[39]。这些水平只适用于典型患者，因此，在实践中应用这些数值时，要考虑身材和年龄。正如 ICRP[38-39] 所言，"它们的应用应有灵活性，以便容许根据正确的临床判断使用较大的剂量"，具体患者受到的剂量超过DRL，并不一定违反要求。然而，反复地和显著地高于 DRL 则可能提示存在重大问题，并可能是由事故性医疗照射所致，这种情况需要进行调查，必要时采取纠正行动。

对 X 射线透视引导的介入放射学程序，DRL 原则上可用来改进对患者的剂量管理以及避免不必要的随机性辐射风险。但是，即使对一个特定的介入程序，观测到的患者剂量分布也很离散，可能存在数倍、数十倍乃至数百倍的差异，因为对于每一个程序的操作，X 射线透视照射的持续时间长短和复杂性程度，在很大程度上取决于患者、设备、操作人员的技术水平和介入程序本身复杂性等具体的临床情况。一个可能的方法就是不仅要考虑通常的临床和技术因素，还要考虑程序的相对"复杂度"。基于这些原因，可能需要多个量值（即多个诊断参考水平；除剂量值外，还有总透视时间和图像采集帧数），才能充分估算患者剂量和随机性效应的风险[2,15,39]。

美国国家辐射防护与测量委员会（NCRP）第 172 号报告中[40]，在介入放射学中建议使用参考水平（reference level，RL）这一专用术语，虽然其概念和推导方法与诊断放射学中所使用的诊断参考水平（DRL）类似，但实际内容有差别。可由 X 射线透视引导的介入程序中对患者的直接测量或记录的量（不一定是剂量学量）推导 RL。Miller 等[43] 和 NCRP[40] 对美国一些非心血管介入程序建议的 RL 见表 8-5，采用 $K_{a,r}$、P_{KA}、透视时间和图像采集帧数这一组的相关量作为 RL，这些量值是基于美国介入放射学程序辐射剂量调查（RAD-IR）数据的第 75 百分位数（P_{75}）给出的。

表 8-5　Miller[43] 等对美国一些非心血管介入程序建议的参考水平

程序	参考水平			
	K_{a,r}（Gy）	P_{KA}（Gy·cm²）	透视时间（min）	图像采集帧数
经颈静脉肝内门体分流术（TIPS）	3.00	525	60	300
经皮穿刺胆汁引流术	1.40	100	30	20
经皮肾造瘘术				
梗阻的治疗	0.40	40	15	12
取石术	0.70	60	25	14
肺动脉造影	0.50	110	10	215
下腔静脉滤器置入	0.25	60	4	40
肾动脉或其他内脏动脉腔内成形术				
不置入支架	2.00	200	20	210
置入支架	2.30	250	30	200
髂动脉腔内成形术				
不置入支架	1.25	250	20	300
置入支架	1.90	300	25	350
支气管动脉栓塞术	2.00	240	50	450
肝动脉化疗栓塞术	1.90	400	25	300
子宫纤维瘤栓塞术	3.60	450	36	450
其他肿瘤栓塞术	2.60	390	35	325
胃肠出血的定位和治疗	3.80	520	35	425
颅内栓塞术				
动静脉畸形（AVM）的治疗	6.00	550	135	1500
动脉瘤的治疗	4.75	360	90	1350
肿瘤的治疗	6.20	550	200	1700
经皮椎体成形术	2.00	120	21	120
盆腔动脉栓塞术（创伤或肿瘤的治疗）	2.50	550	35	550
脊柱栓塞术（动静脉畸形或肿瘤的治疗）	8.00	950	130	1500

　　欧洲 SENTINE 联盟对冠状动脉造影（CA）和经皮冠状动脉腔内成形术（PTCA）两种程序建议的 RL 列于表 8-6。SENTINE 联盟指出，考虑程序的复杂度和患者体型，需要进行更多的研究，以确定所提议 RL 的"容许限值"[44]。

表 8-6　欧洲 SENTINEL 联盟对心血管程序推荐的参考水平[44]

程序	参考（指导）水平		
	P_{KA}(Gy · cm²)	透视时间（min）	图像采集帧数
冠状动脉造影（CA）	45	6.5	700
经皮冠状动脉腔内成形术（PTCA）	85	15	1000

国际原子能机构（IAEA）组织的由多个国家参加的一项国际项目，探索了建立 CA 和经皮冠状动脉介入治疗（PCI）的 RL 的可行性，推荐的 RL 列于表 8-7；针对不同复杂度指数（compleXity indeX，CI）的 PTCA 程序推荐的 RL 见表 8-8[45]。将某一操作者或某一医院的剂量数据与 IAEA 推荐的 RL 进行比较时，需要留意当地确定的 CI 与 IAEA 使用的 CI 之间可能的差异。目前，对于心脏电生理消融、起搏器置入和其他非心血管程序，还没有根据复杂度定量而调整 RL 数值的成熟方法[2]。

表 8-7　IAEA 对心血管程序推荐的参考（指导）水平[45]

程序	参考（指导）水平		
	P_{KA}(Gy · cm²)	透视时间（min）	图像采集帧数
冠状动脉造影（CA）	50	9	1000
经皮冠状动脉介入治疗（PCI）	125	22	1700

表 8-8　IAEA 针对不同复杂度指数（CI）的 PTCA 程序推荐的参考（指导）水平[45]

复杂程度分组	参考（指导）水平		
	P_{KA}(Gy · cm²)	透视时间（min）	图像采集帧数
简单（CI=1）	100	15	1500
中等（1 < CI ≤ 2）	130	20	1650
复杂（CI > 2）	200	32	2250

RL 可用作透视引导介入诊疗活动的质量改进工具，医院和介入医师应定期收集其实践中的与患者辐射剂量相关的数据，例如 $K_{a, r}$、P_{KA}、透视时间和图像采集帧数等，每种程序最好收集 50 例以上的数据，将平均剂量与相应的 RL 数据进行比较。如果平均剂量高于 RL，应首先对设备进行调查，如果设备符合标准要求且功能良好，则应进一步对临床方案和操作技术进行调查，必要时采取纠正行动。IAEA 对非洲、亚洲和欧洲 20 个国家介入程序患者剂量调查结果显示，发展中国家实施的 PTCA 程序中有 62% 的患者剂量超过已确定的 RL，提示存在很大的进一步优化的空间[46]。如果平均剂量显著低于 RL，可能提示操作欠佳、影像质量差、复杂度

较低、过度的技术设置或极严格的剂量管理措施等各种情况，也应进行调查，以查明原因，按照实际需要采取纠正行动[2,15,40,43-45]。过度降低剂量可能会导致影像质量不良和临床结果损失。IAEA 对 CA 和 PCI 程序推荐的行动水平见表 8-9，是取调查值分布的第 10 百分位数（P_{10}），如果当地的平均值低于表中所列行动水平，应当进行介入程序的质量核查[45]。

表 8-9　IAEA 对心血管程序推荐的行动水平（第 10 百分位数，P_{10}）[45]

程序	行动水平		
	P_{KA}（$Gy \cdot cm^2$）	透视时间（min）	图像采集帧数
冠状动脉造影（CA）	15	2	500
经皮冠状动脉介入治疗（PCI）	25	5	400

8.8.3　剂量资料汇总分析

NCRP 第 168 号报告[15] 建议，医院应当记录和动态收集汇总每一例特定 FGI 程序中与患者剂量相关的数据（$K_{a,r}$、P_{KA}、透视时间和图像采集帧数等），形成医院的机构数据集（facility data set，FDS），可以与咨询数据集（advisory data set，ADS）进行比较。通过对多个医院特定 FGI 程序的剂量数据的汇总可产生地方、国家或国际层面的 ADS。ADS 应包括这些医院接受特定 FGI 程序的所有病例的剂量数据，而不是选择性的抽样数据。DRL 的推导中仅选用 P_{75} 和 P_{10} 值，ADS（一般呈对数正态分布）则应包括并使用足够的数据以反映整体分布的特征。

应当将医院 FDS 数值的中位数（P_{50}）与 ADS 的 P_{75} 进行比较。平均值受到分布的高剂量尾端的强烈影响，不宜用平均值进行这种比较。ADS 的 P_{75} 可以对应于 RLs。如果 FDS 的 P_{50} 超过 ADS 的 P_{75}，应当实施调查。如果本医院 FDS 的 P_{50} 超过 ADS 的 P_{50} 或低于 ADS 的 P_{25}，也可能需要调查。低于 ADS 的 P_{25} 可能是操作欠佳、影像质量差或极为严格的剂量管理所致。超过 ADS 的 P_{75} 则可能反映设备性能欠佳、配置不当、操作技术欠优化或临床复杂度较高。这些分析与 DRL 的分析过程类似，唯一的差别在于 RL 是由特定程序的全部病例导出，而 DRL 是由抽样数据导出的[15,40]。

如果需要调查，建议首先对设备进行调查。如果设备运行良好且符合技术规格的要求，则应进一步检查程序方案和操作技术。之所以推荐上述顺序，是因为设备评估相对容易而对操作者的评估比较困难[15,40]。

这种分析可以扩展到医院中的每一个操作者和每一个导管室，将具体操作者或导管室的数据与本院 FDS 或 ADS 数值进行比较，也可用于 SRDL 的调查[15,40]。对同一医院的同一程序类型，如果某一程序中患者剂量超过剂量分布直方图的 P_{95}，则应进行核查，可能会揭示出操作中存在的一些问题，例如，本可以用更少的电影采集、更短的透视时间或更好的准直达成临床目的从而减少不必要的辐射照射 [35]。

8.8.4 对高剂量介入程序的评估

由于 FGI 程序中患者剂量呈现对数正态分布的特征，需要对高剂量"尾端"进行深入评估，因为"尾端"代表了患者剂量可能足以高至诱发组织反应的情形，值得特别关注 [2]。

介入医师应及时识别辐射剂量超过 SRDL 的病例，并定期向科室负责人和质量管理人员报告。为确保受到高剂量的患者得到恰当的指导和随访，应至少每月报告一次 [2,47]。对于实施大量程序或经常涉及高剂量程序的导管室，建议每周报告一次 [47]。

对每一例剂量超过 SRDL 的介入程序，报告应包括患者病历号、辐射剂量相关数据、程序类型、导管室名称、操作者姓名、患者先前介入程序的信息（对估算皮肤总剂量是必要的）以及任何特别情况的说明。报告旨在确保所有受到高辐射剂量的患者得到适当的告知，制定并执行恰当的随访计划 [2,47]。

在科室质量保证会议上应对可能出现辐射损伤的病例进行讨论，判断患者接受的辐射剂量是否与临床目的相称。讨论应包括所有临床诊断信息、随访安排和结果。除非已经确认损伤并非辐射照射所致，应当对患者所接受的介入程序进行核查，判断临床过程中辐射应用是否合理 [2,48]：程序是否具备临床正当性？是否在术前考虑了患者早先接受的放射诊疗程序（如有）的剂量及其时间间隔？术前体检中是否包括了对相关部位皮肤早先辐射损伤迹象的检查？如果考虑有可能发生组织反应，是否在知情同意环节告知了患者组织反应的可能性？在术中辐射应用是否妥当（应由资深医学物理师分析辐射剂量分布、技术参数和其他相关因素），是否全程监测了患者剂量？在术后是否告知患者组织反应的可能性，是否安排了适当的随访？

对诱发皮肤辐射损伤的 FGI 程序的分析可能得到下列结论：①检查出组织反应，或组织反应很可能是不可避免的；不需要采取任何纠正行动。②虽然本可以采用更为优化的临床或技术条件来减轻组织反应的严重程度或改善对组织反应的检出，但总体实践符合公认的标准要求；存在可供使用的辐射剂量最优化的方法，应在程序中执行这些最优化措施。③辐射应用不符合公认的标准要求；临床显著的组织反应本可以避免，严重程度本可以轻一些，或者未检出已出现的组织反应；需要采取适当的纠正行动 [48]。

8.8.5 皮肤剂量的评估

对患者皮肤剂量分布的抽样评估，有益于证实是否采取了辐射防护的实用措施（例如，恰当的准直、使用楔形滤过、避免同一部位皮肤的重叠照射），也有利于确定所实施的介入程序中 $K_{a,r}$、P_{KA} 与峰值皮肤剂量之间的相关度 [49]。可以利用特殊胶片、直接布放于患者体表的一些剂量计和其他方式测量皮肤剂量[45,49-50]。资深物理师应为实施这些测量提供指导意见。在不远的将来，可能会研发出可提供实时皮肤剂量估算和皮肤剂量分布图的自动测量方法[2,50-51]。

参考文献

[1] EU, FAO, IAEA, ILO, OCED/NEA, PAHO, UNEP, WHO. Radiation protection and safety of radiation sources: international basic safety standards. IAEA Safety Standards Series No. GSR Part 3. Vienna: International Atomic Energy Agency, 2014.

[2] International Commission on Radiological Protection. Radiological protection in cardiology. ICRP Publication 120. Ann ICRP, 2013, 42（1）：1-125.

[3] International Commission on Radiological Protection. Avoidance of radiation injuries from medical interventional procedures. ICRP Publication 85. Ann ICRP, 2000, 30（2）：1-67.

[4] International Electrotechnical Commission. Medical electrical equipment. Part 2-43: Particular requirements for the safety of X-ray equipment for interventional procedures. IEC 60601-2-43: 2000. Geneva: IEC, 2000.

[5] International Electrotechnical Commission. Medical electrical equipment. Part 2-43: Particular requirements for the safety of X-ray equipment for interventional procedures. IEC 60601-2-43: 2010. 2nd ed. Geneva: IEC, 2010.

[6] IAEA, ILO, ISRRT, ISR, IOMP, PAHO, WHO. Applying radiation safety standards in diagnostic radiology and interventional procedures using X rays. Safety Reports Series No. 39. Vienna: IAEA, 2006.

[7] 中华人民共和国国家质量监督检验检疫总局 . 中国国家标准化管理委员会 . 医用电气设备　第 2-43 部分：介入操作 X 射线设备安全专用要求：GB 9706.23—2005/IEC 60601-2-43: 2000. 北京：中国标准出版社 , 2005.

[8] 中华人民共和国国家卫生和计划生育委员会 . 医用 X 射线诊断放射防护要求：GBZ 130—2013. 北京：中国标准出版社 , 2013.

[9] 中华人民共和国国家质量监督检验检疫总局 . 中国国家标准化管理委员会 . 医用成像部门的评价及例行试验　第 3-3 部分：数字减影血管造影（DSA）X 射线设备成像性能验收试验：GB/T 19042.3—2005/IEC 61223-3-3: 1996. . 北京：中国标准出版社 , 2005.

[10] 国家质量监督检验检疫总局 . 医用诊断数字减影血管造影（DSA）系统 X 射线辐射源：JJG 1067—2011. . 北京：中国计量出版社 , 2011.

[11] 国家食品药品监督管理局 . 医用血管造影 X 射线机专用技术条件：YY/T 0740—2009. 北京：中国标准出版社 , 2009.

[12] 国家食品药品监督管理局 . 移动式 C 型臂 X 射线机专用技术条件 : YY/T 0744—2009. 北京 : 中国标准出版社 , 2009.

[13] U.S. Food and Drug Administration（FDA）. Performance standards for ionizing emitting product: fluoroscopic equipment. 21 CFR Part 1020.32. 2013-04-01. http:// www.accessdata.fda.gov/scripts/cdrh/cfdocs/cfcfr/CFRSearch.cfm?fr=1020.32.

[14] International Atomic Energy Agency. Radiation protection in paediatric radiology. Safety Reports Series No.71. Vienna : IAEA, 2012.

[15] National Council on Radiation Protection and Measurements. Radiation dose management for fluoroscopically guided interventional medical procedures. NCRP Report No. 168. Bethesda: NCRP, 2010.

[16] Strauss KJ. Interventional suite and equipment management: cradle to grave. Pediatr Radiol, 2006, 36（Suppl 2）：221-236.

[17] American College of Cardiology/American Heart Association Ad Hoc Task Force on Cardiac Catheterization（ACC/AHA）. ACC/AHA guidelines for cardiac catheterization and cardiac catheterization laboratories. J Am Coll Cardiol, 1991, 18: 1149-1182.

[18] World Health Organization. Efficacy and radiation safety in interventional radiology. Geneva: WHO, 2000.

[19] 中华人民共和国卫生部 . 卫生部令第 46 号 . 放射诊疗管理规定 . 2005-06-02. http://www.moh.gov.cn/mohyzs/s3576/200804/29301.shtml.

[20] 中华人民共和国卫生部 . 卫办医政发 [2012]87 号 . 卫生部办公厅关于印发综合介入诊疗技术管理规范的通知 . 2012-07-09. http://www.moh.gov.cn/mohyzs/s3585/201207/55436.shtml.

[21] 中华人民共和国卫生部 . 卫办医政发 [2011]107 号 . 卫生部办公厅关于印发《心血管疾病介入诊疗技术管理规范（2011 年版）》的通知 . 2011-08-12. http://www.moh.gov.cn/mohyzs/s3586/201108/52674.shtml.

[22] 中华人民共和国卫生部 . 卫办医政发 [2012]8 号 . 卫生部办公厅关于印发外周血管介入诊疗技术管理规范的通知 . 2012-07-09. http://wsb.moh.gov.cn/mohyzs/s3585/201207/55437.shtml.

[23] 中华人民共和国卫生部 . 卫办医政发 [2012]89 号 . 卫生部办公厅关于印发神经血管介入诊疗技术管理规范的通知 . 2012-07-09. http://www.moh.gov.cn/mohyzs/s3585/201207/55438.shtml.

[24] 中华人民共和国卫生部 . 卫监督发 [2012]25 号 . 卫生部关于印发《放射卫生技术服务机构管理办法》等文件的通知 . 2012-04-12. http://www.nhfpc.gov.cn/zhjcj/s3577/201204/ac65ad13ac8c42528d4299dd05144569.shtml.

[25] 上海市卫生和计划生育委员会 . 上海市卫生计生委关于印发《上海市贯彻实

施〈医用 X 射线诊断放射防护要求〉（GBZ 130—2013）及相关标准的意见》
的 通 知 . 2014-09-19. http://www.shanghai.gov.cn/shanghai/node2314/node2319/
node12344/u26ai40284.html.

[26] 中华人民共和国卫生部 . 医用常规 X 射线诊断设备影像质量控制检测规范 :
WS 76—2011. 北京 : 中国标准出版社 , 2011.

[27] Bernardi G, Padovani R, Morocutti G, et al. A method based on DIMOND quality
criteria to evaluate imaging in diagnostic and interventional cardiology. Radiat Prot
Dosimetry, 2001, 94: 167-172.

[28] Bernardi G, Padovani R, Morocutti G, et al. Quality criteria for cardiac images in
diagnostic and interventional cardiology. Br J Radiol, 2001, 74: 852-855.

[29] Meghzifene A, Vano E, Le Heron J, et al. Roles and responsibilities of medical
physicists in radiation protection. Eur J Radiol, 2010, 76: 24-27.

[30] 中华人民共和国卫生部 . 中华人民共和国卫生部令第 55 号 . 放射工作人员职
业健康管理办法 . 2007 年 6 月 3 日发布 .

[31] 中华人民共和国卫生部 . 职业性外照射个人监测规范 : GBZ 128—2002. 北京 :
中国标准出版社 , 2002.

[32] 中华人民共和国卫生部 . 放射工作人员职业健康监护技术规范 : GBZ 235—
2011. 北京 : 中国标准出版社 , 2011.

[33] 中华人民共和国国家卫生和计划生育委员会 . 医学放射工作人员放射防护培训
规范 : GBZ/T 149—2015. 北京 : 中国标准出版社 , 2015.

[34] International Commission on Radiological Protection. Education and training
in radiological protection for diagnostic and interventional procedures. ICRP
Publication 113. Ann ICRP, 2009, 39（5）：1-68.

[35] Stecker MS, Balter S, Towbin RB, et al. Guidelines for patient radiation dose
management. J Vasc Interv Radiol, 2009, 20: S263-S273.

[36] National Cancer Institute. Interventional fluoroscopy: reducing radiation risks
for patients and staff. NIH Publication No. 05-5286. Bethesda: National Cancer
Institute, 2005. http://www.cancer.gov/images/Documents/45bae965-697a-4de8-
9dae-b77222e0e79d/InterventionalFluor.pdf.

[37] 中华人民共和国国家质量监督检验检疫总局 . 电离辐射防护与辐射源安全基本
标准 : GB 18871—2002. 北京 : 中国标准出版社 , 2002.

[38] International Commission on Radiological Protection. Radiological protection in
medicine. ICRP Publication 105. Ann ICRP, 2007, 37（6）：1-63.

[39] 国际放射防护委员会 . 辐射与你的患者 : 执业医师指南 . 刘长安 , 高磊 , 译 .
北京 : 北京大学医学出版社 , 2006.

[40] National Council on Radiation Protection and Measurement. Diagnostic reference

levels and achievable doses in medical and dental imaging: recommendations for the United States. NCRP Report No.172. Bethesda: NCRP, 2012.

[41] International Atomic Energy Agency. Radiation protection and safety in medical uses of ionizing radiation. Draft Safety Guide No. DS399. 2014-11-25 [2015-03-03]. http://www-ns.iaea.org/downloads/standards/drafts/ds399.pdf.

[42] IAEA/RPOP. Information for health professionals: diagnostic reference levels （DRLs） in CT. [2015-05-20] https://rpop.iaea.org/RPOP/RPoP/Content/InformationFor/HealthProfessionals/1_Radiology/ComputedTomography/diagnostic-reference-levels.htm.

[43] Miller D, Kwon D, Bonavia GH. Reference levels for patient radiation doses in interventional radiology: proposed initial values for U.S. practice. Radiology, 2009, 253 （3）：753-746.

[44] Padovani R, Vano E, Trianni, et al. Reference levels at European level for cardiac interventional procedures. Radiat Prot Dosimetry, 2008, 129: 104-107.

[45] International Atomic Energy Agency. Establishing guidance levels in X-ray guided medical interventional procedures: a pilot study. Safety Reports Series No. 59. Vienna : IAEA, 2009.

[46] Tsapaki V, Ahmed NA, AlSuwaidi JS, et al. Radiation exposure to patients during interventional procedures in 20 countries: initial IAEA project results. Am J Roentgenol, 2009 , 193 （2）：559-69.

[47] Miller DL, Balter S, Schueler BA, et al. Clinical radiation management for fluoroscopically guided interventional procedures. Radiology, 2010, 257: 321-332.

[48] National Council on Radiation Protection and Measurement. Outline of administrative policies for quality assurance and peer review of tissue reactions associated with fluoroscopically-guided interventions. NCRP Statement No.11, December 31, 2014. Bethesda: NCRP, 2014. http://www.ncrponline.org/Publications/Statements/Statement_11.pdf.

[49] International Atomic Energy Agency. Patient dose optimization in fluoroscopically guided interventional procedures. IAEA-TECDOC-1641. Vienna: IAEA, 2010.

[50] International Atomic Energy Agency. Diagnostic radiology physics: a handbook for teachers and students. Vienna: IAEA, 2014.

[51] Miller DL, Balter S, Dixon RG, et al. Quality improvement guidelines for recording patient radiation dose in the medical record for fluoroscopically guided procedures. J Vasc Interv Radiol, 2012, 23: 11-18.

附录

纪念长安

很欣慰长安的著作要出版了。虽然担心我们粗糙的文笔会词不达意，也还是很欣慰能有机会说说长安。长安离开我们也有大半年了，但很多时候仍然觉得他还在，就在互联网的那一头，就在电话的那一端，他一身迷彩、笑呵呵、走路风风火火的样子也成了我们永远的回忆。

长安和我们是老乡，都是陕西人，他来自渭南。他生长在一个幸福温暖的家庭，从小就很聪明，读书成绩优异，在当地也小有名气，是父母的绝对骄傲。因为我们在同一个大学，一个专业，住在一个楼里，自然而然我们就慢慢熟了起来。他走路总是很快，永远一副赶路的架势，在不宽且有些阴暗的楼道里颇引人注目。长安的兴趣非常广泛，博览群书，脑子很快。我们似乎总也跟不上长安的思路，对他读书的速度和范围充满惊奇。长安对很多问题，包括社会和政治问题，有着广泛的兴趣，对其中的许多话题都有独特的见解。长安如果从政，应该会是一个杰出的领导者。但长安忌恶如仇，和政客毫不搭边。他对朋友非常真诚，倾情付出，从不虚情假意。相处时间久了，我们了解长安是一个地地道道的"仁者"，他想通过自己的努力帮助别人，帮助成千上万的人。也因此，我们说他就是一个无所畏惧的革命青年。

仁者医心。虽然我们都不是临床专业的学生，我们都是抱着做医生的梦想来到大学的，长安继续着他当医生的梦想。等到临床学习阶段，长安勤奋读书，总是早出晚归，永远穿着白大褂，总是泡在医院里。这也为他日后真的成为一名医生打下了坚实的基础。遗憾的是长安做医生的道路并不一帆风顺，毕业后先是去了北京郊区的一个防疫站，后来在临床岗位又因为身体原因离开了。中国少了一个医术高明、医德高尚的杰出医生，却也阴差阳错非常幸运地有了一个杰出的辐射防护专家。

作为我国辐射防护领域的杰出专家，长安更好地实现了他的"医心"。他当临床医生时，每次只面对一个病人。成为辐射防护领域的专家后，他通过著作、授课（培训），用相关知识武装了许许多多辐射防护专业人员和普通群众，每次面对成千上万的"病人"。汶川大地震后他深入震区腹地，日本核事故后他及时编辑有关资料，为国内辐射事故紧急处理提供了重要借鉴，及时科普有关知识，不但显著提高了大众对辐射危害的认识，也及时消除了大众恐慌。在长安的博客里，他提供了众多的辐射防护资料（国家标准、政策），耐心回答网友的各种问题。他在不长的辐射防护研究经历里，出版了十余部专著、译著，起草了十余项国家标准，发表了百余篇论文，开展了无数次专题授课和科普讲座。他的学识、学品和人品在圈内得到了广泛认同。

和长安的最后一次见面是在 2014 年夏天，在这之前我们好多年没有见过面。作为一个陕西人，长安自然爱吃陕西饮食，尤其爱吃浆水面，所以长安带着家人和我们去了一家他们常去的陕西餐馆。这是一家正宗的陕西餐馆，餐馆老板、厨师、服务员都是土生土长的陕西人，在这里吃饭就好像回到了陕西老家。长安一家三口熟练地点菜，里里外外透着甜蜜、关心和幸福。我们愉快地谈起以前在大学的故事，谈起了我们在北京站如何面对危险安然通过的往事，这也纠正了我多年的错误记忆（原来你的勇敢被大大低估了）。

没有想到那是我们的最后一次相聚，也成了珍贵的回忆。人过留名，燕过留声。悲痛惋惜之余，我们觉着应该庆祝长安不平凡的一生。他的一生是奉献的一生，所以他的一生重如泰山。

长安，今夜我们在梦里吼一声秦腔！

李升绪

2016 年 3 月

思　念

　　长安 1968 年生于陕西富平，我们既是同乡又是同行，都从事辐射防护专业工作。虽然我比他大十几岁，却很谈得来，算是忘年之交了。他是陕西富平一所重点中学的优秀学生，1987 年以优异成绩考入北京医科大学，成为那个时代的天之骄子。大学毕业后他先后在防疫站、北医三院和中国 CDC 辐射防护与核安全医学所从事放射病、核应急事故处置、放射防护法规政策和标准研究，年纪轻轻就获得研究员职称。

　　长安平时努力钻研业务，乐于帮助同事，有着中国知识分子重名不重利的共性特征，业界许多朋友和同事都曾受益于他的指导和帮助，他在放射防护业具有很高的知名度和影响力。我只要到北京，无论私事还是公干，必去北京的原子能出版社的小书店转悠一下，因为那时候还没有网络，放射防护又是个小专业，一些专业书籍在外地较难买到，在那里第一次看到他写的书《执业医师指南——辐射与你的患者》，觉得实用而且有新意就买了下来。后来他又相继出版了很多专业优秀书籍，如《核事故中稳定性碘的预防》《福岛核灾——公共卫生启示录》《放射人员职业健康监护》和译作《ICRP118 号出版物》等，在行业内有着重要的参考价值。此后我们在业务工作中的交往越来越多，他总是有求必应。我经常收到他发给我的 ICRP、IAEA 出版物英文版和一些我需要而又找不到的文献资料。我编写的高等院校全国规划教材《医学辐射防护学》邀请他作为第一副主编，他对教材的框架结构和内容提出了很多建设性的意见。他为人率真，有时候我们为书中某些内容的取舍争得面红耳赤，原则问题他毫不让步，据理力争。我到国外探亲时将书稿电子版交给他再做核对和补充，让我吃惊的是他用了整整一个月的时间，将自己所掌握的国内外进展资料，毫无保留地充实到了我主编的教材之中，他在专业方面的无私和敬业精神令我肃然起敬，这让我对他的做事和为人有了更加深入的了解。我们吵过架、红过脸，但学术归学术，朋友归朋友。教材出版后，为了感谢他所付出的辛勤劳动，我曾邀请他携家眷到广东来休息一下，他都婉言谢绝了。

　　2014 年他完成了自己的新作《放射诊断中的医疗照射防护》，邀请我作为他的新书审稿人之一，这让我再一次感受到了他做学问严谨、细致的风格和为编写书籍翻阅资料所付出的艰辛与努力，正如国内专家评述的"尚未见到国内有如此翔实全面阐述放射诊疗防护的专著问世"。

　　我和长安的友谊一晃十几年过去了，今天长安的遗作《介入诊疗防护与安全指南》出版了。欣慰的是，出版社帮他完成了出版他一生中最后一部著作的心愿，但更难过的是，我失去了一个在业务上最值得信赖的良师益友、伙伴知己；也让我再次回忆起电话那端幽默诙谐的谈笑声，眼前仿佛出现他为编著这本书呷着浓浓的"陕西茯茶"，孜孜不倦地挑灯夜战的情景；回忆起他送女儿上课外辅导班时，自己在课室外等待期间仍不忘记带着 500 多页厚的 ICRP 出版物仔细研读、用红笔勾勾画画、争分夺秒获取知识的感人场景。

长安是一个生活简朴、单纯善良、才思敏捷、勤奋钻研、爱惜名誉胜过爱惜生命的中国知识分子。他宽厚仁爱、知识渊博、敏思好学、敬业奉献，工作和生活中够朋友、讲义气，又乐于助人。他有着西北人豪放、率直、任性、坚韧的性格，是个注重内涵的北方汉子。从他的网页文字和照片中能看到他对家庭、妻女及父母的爱恋。他低调做人，高调做学问，敢于表达自己的学术观点，对一些不求甚解的人横眉冷对，他耿直的性格和在学术上固执地坚持己见的工作风格，常引起个别人的不理解或误解，但这些丝毫不影响他在学术界的地位和影响力。

他帮助业界朋友，从知识分享到倾力相助，从来没有把功劳一人独享，得到了众多同事和朋友的信任和爱戴，圈内朋友们都称他为良师益友，他总是把国外的专业资料、行业标准刻录成光盘，免费发给同行参考和使用。四川发生地震时他两次去青川地震灾区，强调自己是搞公共卫生的，要尽一份绵薄力量，他双手腱鞘炎打着封闭仍坚持到灾区，在青川的重建中他尽职尽责，青川人民永远不会忘记。

长安刚直不阿，抱道不曲，踏实勤奋，业绩丰厚却从不高调，正如他自己所追求的"苟利国家生死以，岂因祸福避趋之"，这是他人生的座右铭，也是他做人的准则。

长安一生胸有大志却没能全部实现，令人嗟叹。在阅读他的遗著时，我们仍被那字里行间流露出的严谨和丰富的内容所折服，令人怀念。或许这种怀念并不像辐射那样具有能量，但却能翻山越岭、飘洋过海、穿越任何空间的障碍；这种感念可能不具备光学的速度，但却能追溯我们的友谊，让时光倒流，在时间隧道里穿梭驰骋。

一夜思朋泪，天明又复收。长安我们怀念你，你怀着极度的委屈和无奈，匆忙地走完了短暂的人生岁月，离开了为之呕心沥血、颇有建树的事业，留给大家的是无限的悲伤和痛惜，一个同事在怀念你的文章中以"长安大街再无长安"来表达对你的思念，但你未竟的事业将会有更多朋友和同事继续下去。

强永刚

2016 年 1 月 13 日

因为生命只有一次

北京的"长安"是一个标记性地名，更是对放射领域长久平安的一份祝愿。

"当读到一个叫'长安'的人以心血写就众多放射防护安全文字时，才知道，北京不仅有长安街，还有叫'长安'的学者，一个有良知的学者，一个有严谨科学态度的学者；一腔热血佑众生，一生正气献放射的学者。浮华的今天，真正有科学精神的学者才能静心书桌，守候孤独，听从内心的召唤，在黑暗中不屈不挠继续前行。"

没有想到上面这些 2015.05.05 的对话，赞美勤耕、颂扬博学、敬佩努力之词，竟然在时隔一个月后成为最后的追忆，成为祭奠之词。

长歌当哭，回忆长安老师最后 80 天的写作，逐日的写作与疲惫，希望在此，把一个学者的最后历程，一一展示给读者，在悲痛之余，把长安老师未竟的事业继续下去。

2015 年 3 月 2 日长安老师的日志记录《介入诊疗防护与安全指南》动笔。

"艰难中如期开工，写下最初的几段，不积跬步，无以致千里。"

作为粉丝的我自然期待着早日看见此书，希望让众多业内从业者，能够通过阅读文字内容，提高工作效率，做好自我的防护、公众的防护。借用星云大师的话询问长安老师："跟着理智走，要有勇气；跟着感觉走，就要有倾其所有的决心。"长安老师回答："倾其所有。"

随着文字的撰写，感受长安老师的辛苦，倾其所有的意义，不仅仅是在写字，更是在用生命来坚持一个信念。"苟利国家生死以，岂因祸福趋避之"这是长安老师的人生的座右铭，也是长安老师做人的真实写照。

3.18 日：雾霾。足不出户。未进午餐。写了四千多字。

3 月 24 日 18:57 启动一章，如打鸡血各种精神神经。关闭一章，身心萎顿，有瞬间抽真空感。如之奈何?

3 月 31 日 三月底了，一个月完成了四章，约五万字（含一些基础性旧作的修改补充）。后天开始"质量保证计划"一章，计划两周写完。状态不是很好，硬着头皮写下去。有个完整初稿再慢慢改。

5 月 4 日上午 7 点半至下午 5 点，未进午餐，未干他事，才写了一千多字，江郎才尽，黔驴技穷。凑合写完吧，以后封笔了。

2015 年 5 月 15 日 又到周末，强弩之末，几近竭厥，暂借长榻歇病躯。

2015 年 5 月 19 日 14:10 第 1 章已写完，六千字，委实潦草，真无精力了。明天写个前言，后天归并至一个文件生成目录。初稿已交尉可道教授审阅。

80 天一部专著，也只有长安老师才如此拼命。一位曾饱受射线伤害的韩先生，现今是一个射线设备的投资者、制造商，在得知此书的撰写后，主动热心资助，别无他求，只愿有可遵循的行业标准，让公众和从业人员有更好的安全保障指南。长安老师婉拒了："我的工作，是独立写作，不受任何外来的资助，也不受任何影响。一箪食，一瓢饮，一杯茶，一支笔，足以安身立命，夫复他求？"这就是长安老师，一个学者，一个有严谨科学素养的学者。不受外界干扰，只为心中的那份使命。

在那个艰难时刻，长安老师除了一身傲骨，两袖清风，没有其他的资源。不仅资金短缺，更是内忧外困。是写作的投入，让他身被掏空；是单位的困扰，让他心衰力竭。也因此，让长安老师不得不拼命，赶在工作调整期间完成，赶在生命的尽头之前完成。

面对长安老师的种种艰难，忍不住胡侃："在一个正常的社会，人只要有基本的道德意识，不骂人，不打架，不咬狗，不抢猫粮就活得很幸福了。"而长安老师却坦然："其实和谐社会很简单，每一个人不作恶即可。"

4 月 7 日的日志里："状态不佳也要写下去。不怨天尤人，不等不靠不要。"

学者的良心，做人的良知驱使他无法停歇，无暇顾及其他。

在一个明月当空，应该让人放松的夜晚，长安老师感叹："昨夜，明月当空，感人生短暂，做想做的事情，不做不想做的事情。""也时常假想明天就是世界末日。"

80 天紧张的写作中，阅读 ICRP126 是在路途中读完，集腋成裘。

"在人事处待岗三月，没闲着，在事情解决之前，一本书写完了。"

长安老师每写完一章，便发来一章，让人不忍读，也不得不读。不忍于他的拼命与疲惫，而内容如此精彩又让人急着读，读得人泪流满面。世间不乏传世之人，他们的才情，经世致用，而这些，是看着长安老师摒绝生死，忍顾亲情，用生命的坚持换来……

那个当年喜好吉他、远方和诗的阳光少年，梦想随着人生阅历一次次丰富而逐渐升华：十年北医三院临床医生生涯，深感要医治的不仅仅是一个个的个体，更是一个个群体，于是弃医从放，进入国家疾控中心放射防护研究所，担负起一个个国家标准的制定、修订，以求"长安"佑及大众。

1 月 8 日的日志里读出他的心急如焚。《医用电气设备 第 2-43 部分："介入操作 X 射线设备安全专用要求》的专标替换或更新的通标的要求优先于原相关要求。GB9706.23-2005 等同采用 IEC60601-2-43：2000。据了解 IEC60601-2-43：2010（第 2 版）的采标还没提上议事日程，60601-1 通标第 3 版的采标还在半途。等 IEC 60601-2-43:2010 第二版还得几年。"我总是禁不住登陆 IAEA 的网站，在 CT 扫描病人部分，从长安老师翻译的句子里，解读到长安老师的大爱之心，严谨的科学态度和科学精神。

强烈的使命感驱使长安老师，总是以百米冲刺的速度在跑，"时不我待，抢在下岗之前干完"。无论何种环境，他遵从学者的良知，听从内心的召唤，一步步艰难前行。爱医学，复爱世间人，把对事业的热爱融进书里，融进那些标准里。然而

"老黄牛牌加速器"也毕竟不是铁做的，众多的朋友劝慰长安老师暂且歇息，保重身体。有能力的人，应该承担更多的社会责任，他的存在不仅对于家人，更是众多放射工作者和公众的福音。而他也总是：尽人之本分，无他。有关学者良知，传道、授业、解惑，也是人之本分。有如一支蜡烛，照亮了黑夜，却燃烧完自己。"冬去春来花开早，闲凭东窗喜诵经"何尝不是他的心中渴望的宁静，灯下夜读，爱妻添茶，娇女陪伴是他最快乐的时光；每夜，替她们盖好被子，看她们熟睡的模样，心底的温馨，帮助他度过一个个工作上艰难的日子。而每周携妻女去老父母菜园，全家老少一起种菜、收获，天伦之乐，让他内心充满对妻子的感激——感激她永远无条件的支持他的一切，永远爱他胜过自己的生命。

一条路，能够走过多少坎坷；一颗心，能够容下多少悲喜；一份事业，能够承受多少伤痛？长安老师犹如颤抖在凛冽的冬天的在寒风中的最后一片叶子，去与留，已是不由自己。

在5月29日晚，最后一次收到长安老师的转自仓央嘉措的文字：

如果生命只有一次／该说的说了／该做的做了／何必等待下辈子。

就这样，一别永远。

长安老师已经走远，而在那些的文字里，总是恍惚看见长安老师的身影。他把太多的不舍，太多的留恋，付诸笔端；也把痛苦的求索，留给来者。

期待，未来，如长安老师所愿："长夜的尽头，总是温暖的阳光重逢。"

以上楷体字是长安老师的原话。

附上长安老师帮 IAEA 翻译的文字链接：https://rpop.iaea.org/RPOP/RPoP/Content/InformationFor/Patients/patient-information-computed-tomography/ct-chinese.htm

罗惠群

2016 年 3 月

纪念已在天堂的刘长安教授

　　与刘长安相识于 2011 年的春天。2011 年 3 月我有幸来到北医三院肿瘤化疗与放射病科工作，初识在这个科工作的"老同志"刘长安，给我的印象是不拘一格的研究者。因我在临床工作，刘长安在实验室工作，我们交集的时间是每周五中午传达院周会时间，每次刘长安发言都掷地有声，另人回味。偶尔来到实验室，看到刘长安的电脑旁边放着一摞摞关于放射性疾病诊治相关的文献及书籍，曾询问是否在进行实验研究，刘长安的回答是：进行软科学的探索中……

　　因我在放射病领域没有受到培训，可想而知，在放射病诊治学习过程中遇到了很多困难，很多内容我并不了解，但是我有个良师益友——刘长安教授，即使我提最浅显的问题，他都耐心解答，在他的帮助下，对放射病应急救治有了初步的认识，在 2007 年 7 月他让我校对（实际上让我学习）一篇关于放射性疾病救治过程中分类洗消的文章，我开始了解脏弹、放射性沾污等相关内容，这使得我在 9 月份作为替补队员被派送参加的卫生部组织的核与辐射应急演习中有了出色表现。虽然我没有参加演练前期的理论相关培训，到演练现场的第一天就被要求作出分类洗消的流程，但由于有了之前的知识，当天拿出了基本框架，在整个演练过程中，作为副组长直接指挥洗消组工作，本组工作得到了专家们的好评。刘长安教授给予我这样的帮助很多，是我在放射病学界的指导，我一直心存感激；刘教授乐观的态度，对困难不畏惧的精神感染着我。

　　当听到刘长安教授不幸的消息，简直不敢相信自己的耳朵，怎么可能？不到 1 个月前还在一起探讨问题，没有发现异样，此后低落的情绪一直萦绕着我……

　　天堂的你还天天奋笔疾书吗？
　　天堂的你还是那么吸烟吗？
　　天堂有放射病吗？
　　有应急任务吗？

　　仅以此文祭念我们的好朋友。

梁莉

2016 年 2 月

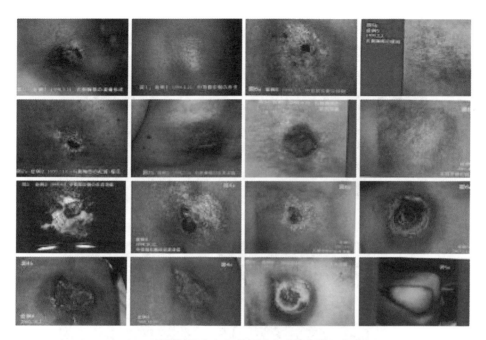

图 3-4　透视引导介入程序导致皮肤损伤的一些病例

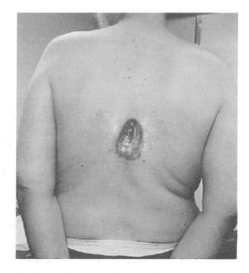

图 3-5　介入术后 21 个月时背部皮肤损伤照片（该患者 3 天内接受一次冠状动脉造影及 2 次冠状动脉扩张术。估计累积皮肤剂量为 15 ～ 20Gy。坏死组织切除后，拒行植皮术）

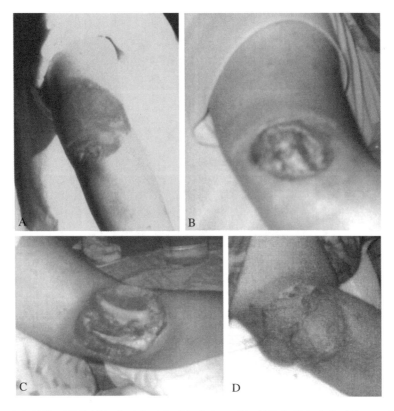

图 3-6　49 岁女性接受导管射频消融术后右肘部发生严重辐射损伤［术中右臂接近 X 射线管，透视时间约 20min。A. 3 周：边界清晰的红斑；B. 3 个月：组织坏死；C. 6.5 个月：深溃疡伴骨暴露；D. 外科皮瓣移植术后

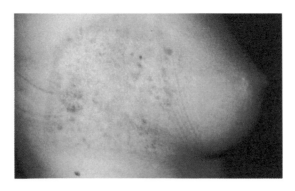

图 3-7　17 岁女性两次射频消融术后发生慢性放射性皮炎（病变与周围的正常皮肤有明显的边界，局部萎缩性硬结斑块，毛细血管扩张，色素沉着／缺失并存）

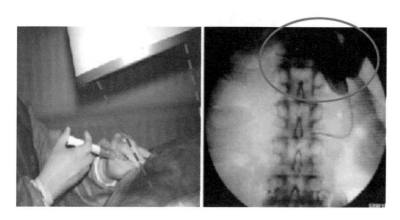

图 3-8　操作者的手进入主射线束中（左），透视影像上可看到操作者的手（右）

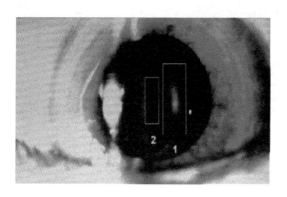

图 3-11　一位介入医师因长期不当使用陈旧的 X 线设备（床上管配置），在受到较高水平的散射辐射后，发生后囊下白内障（图中，1：后囊下浑浊；2：核旁点状浑浊）

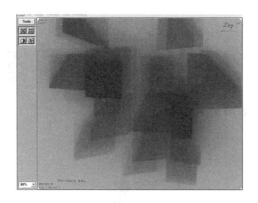

图 5-12　心脏介入程序中皮肤剂量分布图的示例

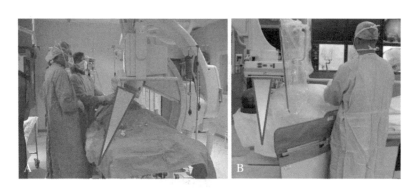

图 6-2　操作者的手相对于初始射束路径的位置。**A**．处于主射束中；**B**．在主射束之外

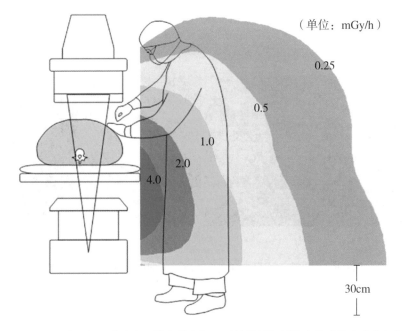

图 6-3　C 形臂透视系统（床下管）前向投照时的散射辐射等比释动能率分布示例

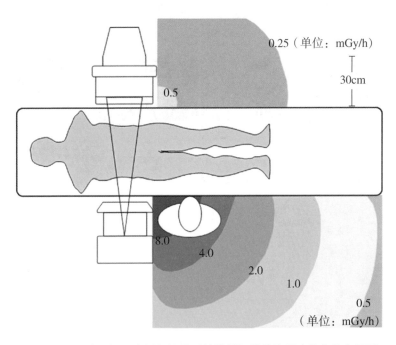

图 6-4　C 形臂透视系统侧向投照时的散射辐射等比释动能率分布示例

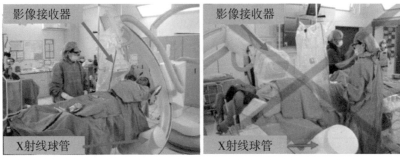

图 6-6　射线束为水平方向或接近水平方向时操作者的合理站位

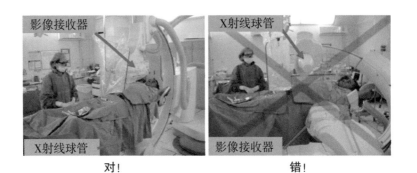

表 6-7　射线束为垂直方向或接近垂直方向时 X 射线管的合理位置